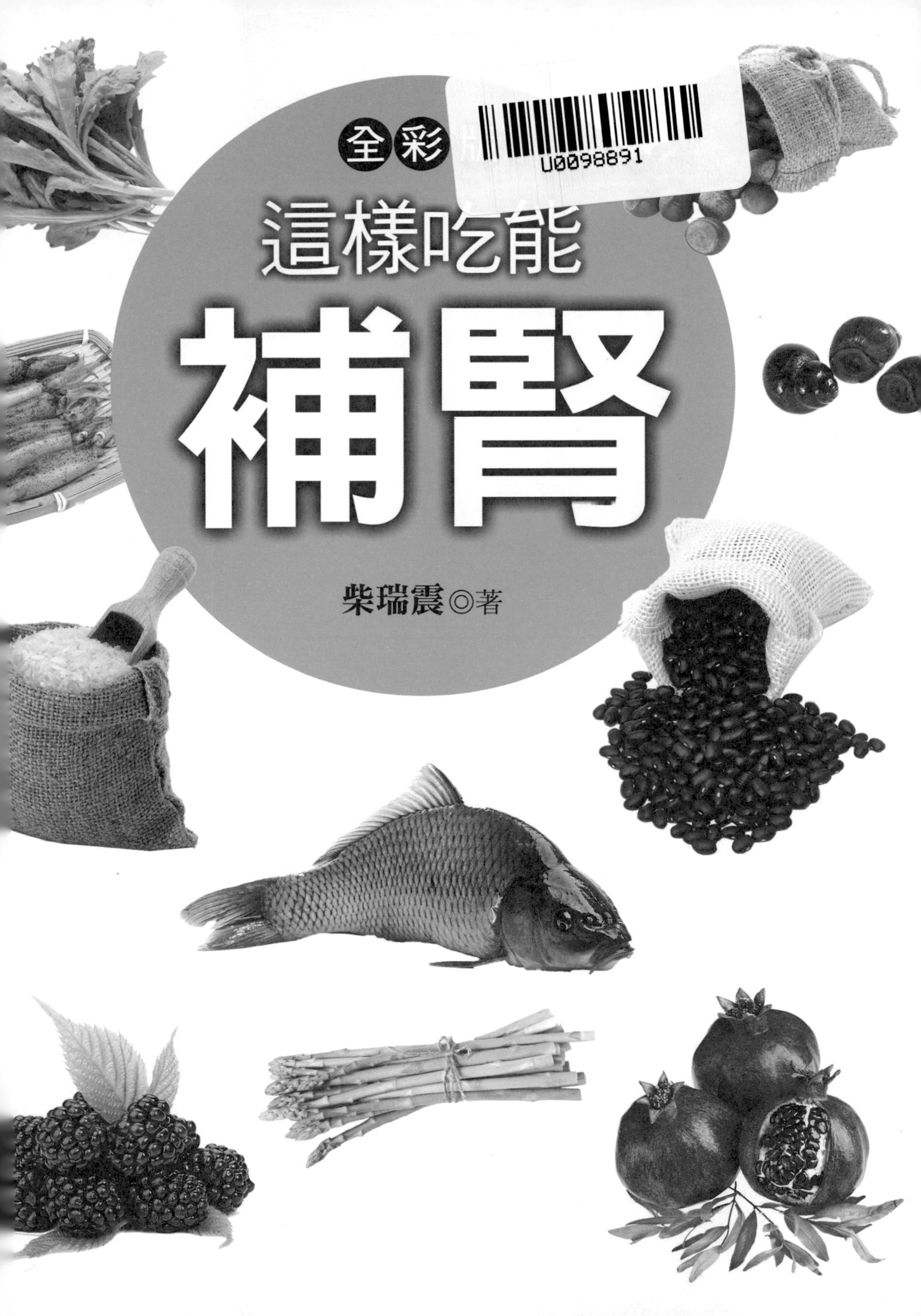
全彩
這樣吃能
補腎
柴瑞震◎著
U0098891

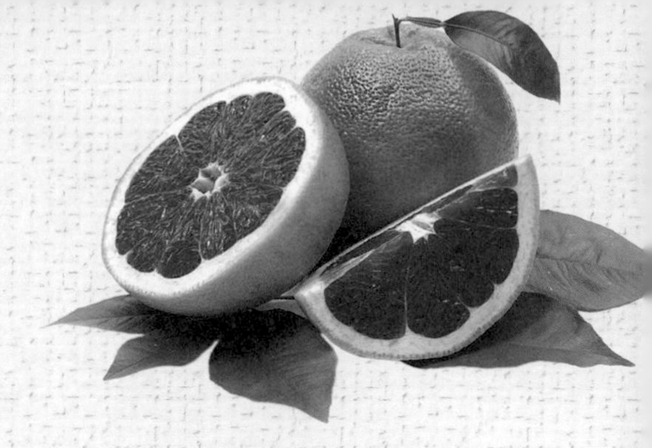

鋪天蓋地的補腎廣告，琳琅滿目的保健藥品，一股補腎風潮向我們席捲而來，但卻把我們領向「補腎即壯陽」的誤區。本書會讓您明白腎虛也分陰陽，帶您走出補腎誤區。

「命門總主乎兩腎，而兩腎皆屬於命門」；腎乃「先天之本」，「生命之根」，都是在講述腎對人體的重要性。中醫理論認為，人由精、氣、神三部分組成，精、氣為根本，而腎是它們的貯存之所，所以腎為人體五臟之根。

由於現代人緊張的生活節奏，激烈的競爭壓力，從而使很多人身心疲憊，作息不規律，過度勞累，加上環境汙染和藥物濫用，無一不在直接或間接傷害著我們的腎臟，最終導致腎虛。那麼既然藏精、藏氣之所的腎臟都已虧虛，又拿什麼來供給全身五臟六腑呢？

腎在體合骨，其華在髮，在志為恐，在液為唾，開竅於耳及前後二陰。腰膝酸軟、青年白髮、膽怯懦弱、性功能減退、遺精、尿頻、尿多或尿如脂膏、頭暈、耳鳴、耳聾，這是我們所理解的最典型的「腎虛」症狀，但實際上往往又不止於此。

腎虛和現代西醫認可的「亞健康」其實很相似，它們的定義都很抽象，如何以一堆症狀來確定自己是否真的腎虛呢？先不要妄下結論，與其憑空猜測，不如仔細讀讀本書，再給自己下一個定論吧！

對於「亞健康」，西醫治療方法顯得有些黔驢技窮，雖然亞健康真正影響

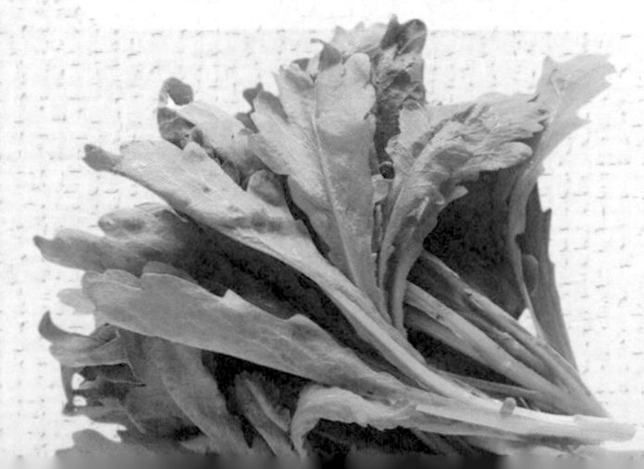

到生活的時候，西醫能開出一些對症的西藥，卻只是「亡羊補牢」，為時卻已晚。而對待腎虛，老祖宗卻給我們留下了寶貴的財產。

本書依照傳統中醫整體觀念、辨證論治的原則，結合現代營養學觀點，教您認識獨具補腎特色的日常食材，更有同步教學影片，一步步教您如何利用這些食材來食養補腎；針對部分人群的需要，也羅列了部分補腎的藥材、藥膳，藥食同源本一家，都是健康的基石。若再加上簡單的補腎運動，補腎養生便可收到事半功倍的效果。

總之，補腎也講究方法，補腎也要對症。本書將是您健康的參謀，補腎，跟著我們這樣吃就對了！

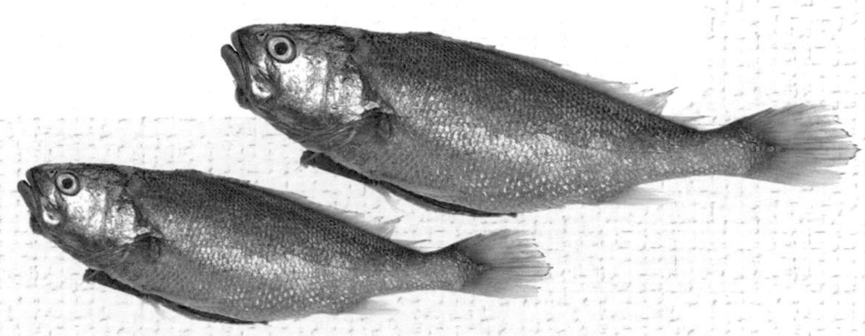

第1章 補腎養腎，必知常識

第2章 補腎食材來幫忙，「吃」出健康與活力

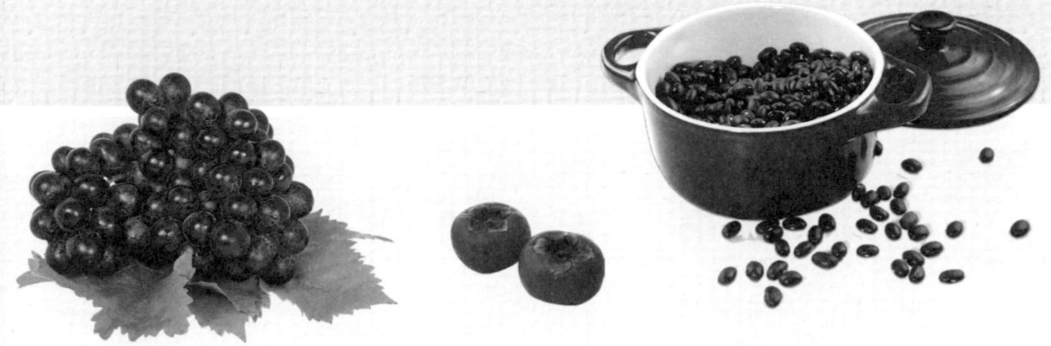

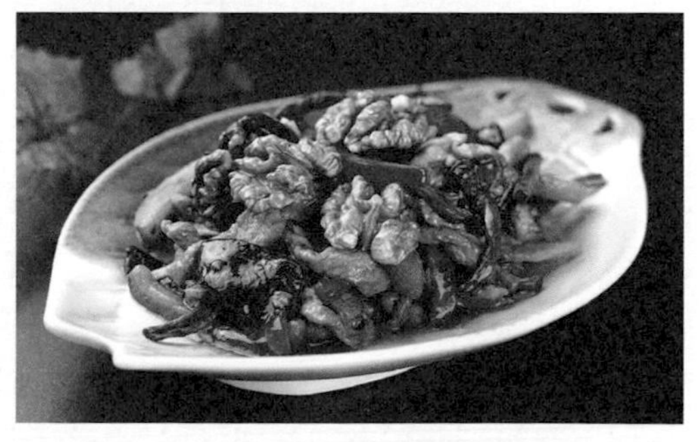

第3章 藥食同源本一家，藥膳補腎效果佳

第4章 對症調養各種腎虛所致疾病

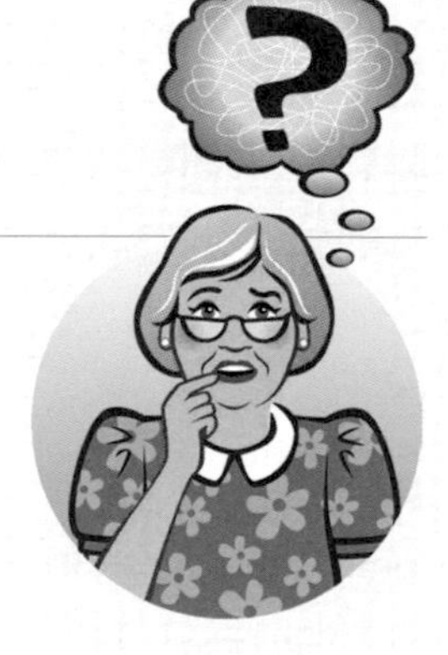

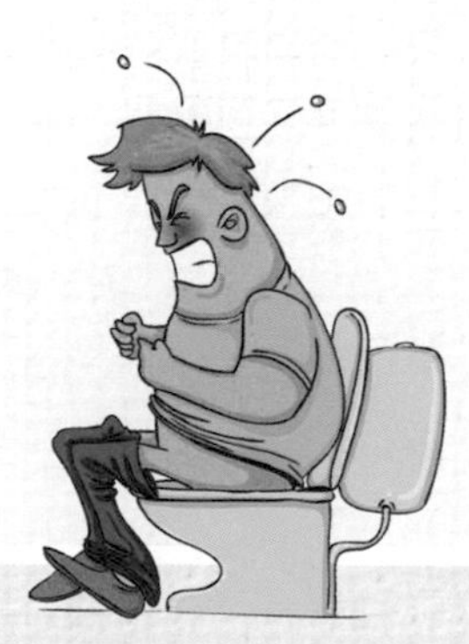

第5章 簡單運動來養腎，一學就會超輕鬆

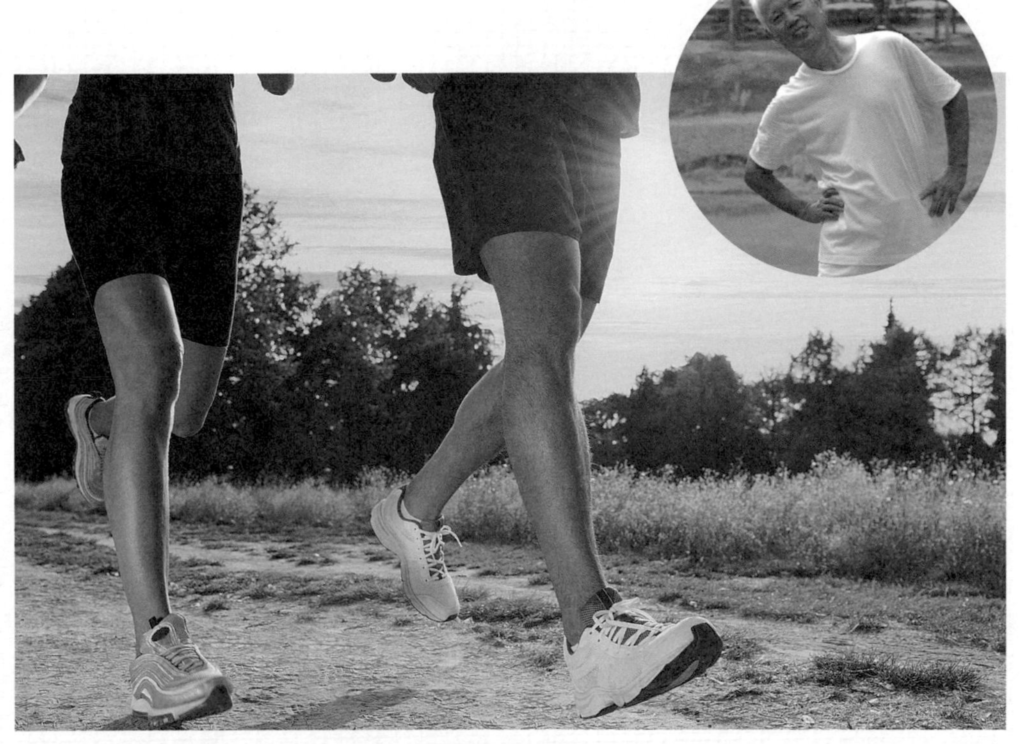

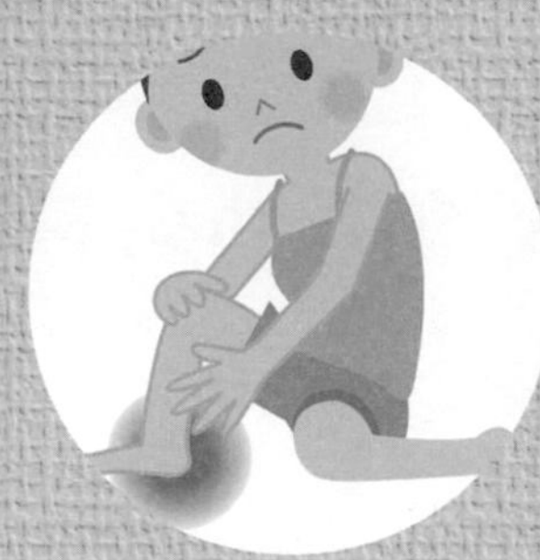

腎虛？

足跟一側或兩側疼痛

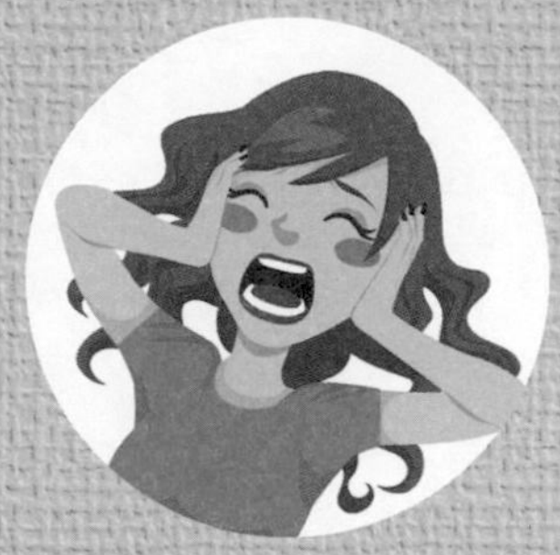

腎虛？

無緣無故感覺很恐懼

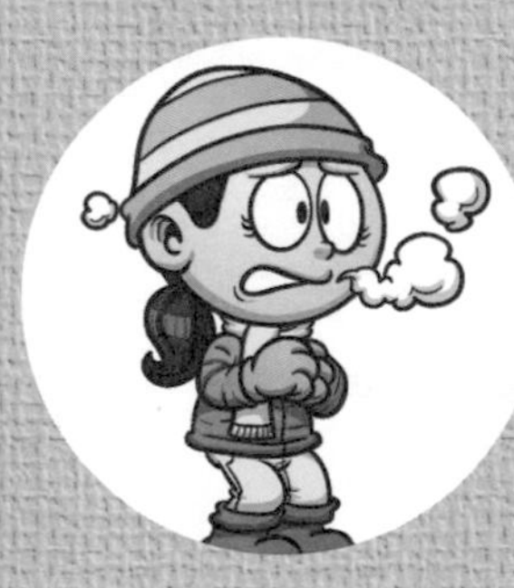

腎虛？

身體感到畏寒怕冷

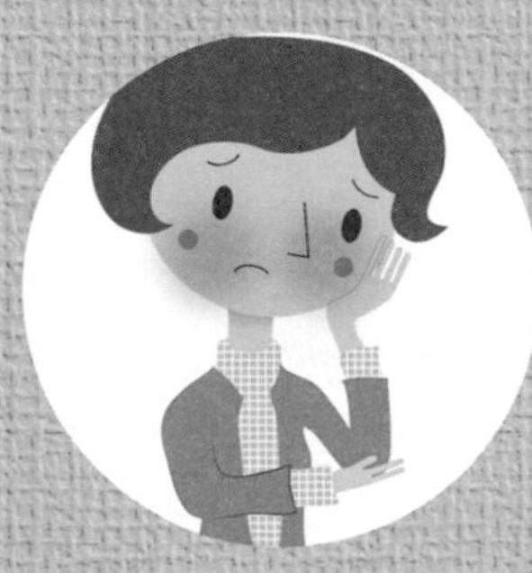

腎虛？

面色發黑，晦暗無光

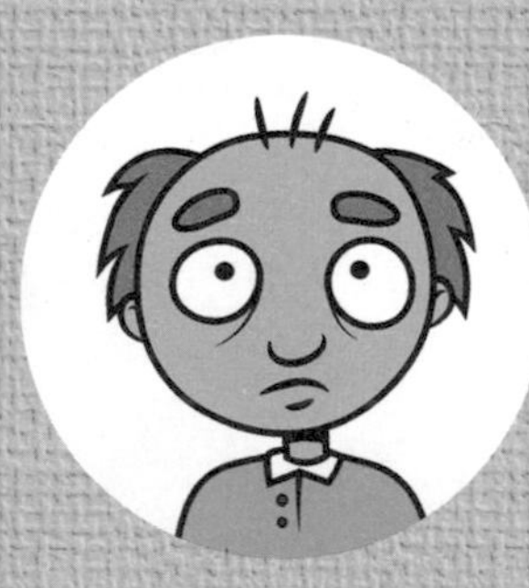

腎虛？

頭髮稀黃，脫髮增多

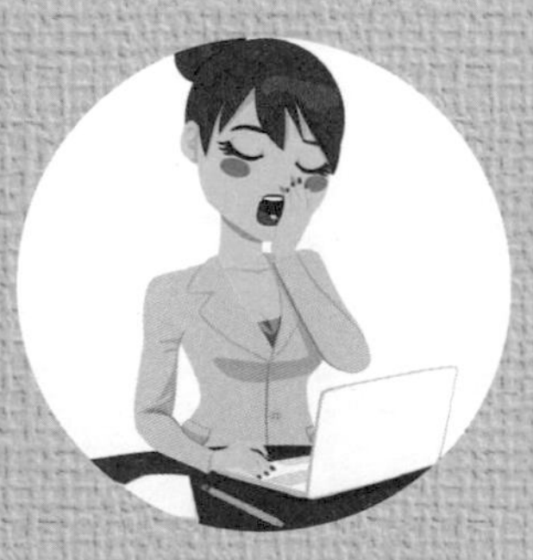

腎虛？

哈欠連連，精神委靡

第1章

補腎養腎，必知常識

中醫以為，腎主藏精，主生長、發育、生殖，主水液代謝等功能，被稱為「先天之本」。腎足，則人體健康、延年益壽；腎虛，則百病叢生、短命早衰。

從健康方面來看，人體的衰老與壽命的長短在一定程度上取決於腎氣的強弱，從這裡就不難理解「養生腎為先」的道理和意義了。

補腎養腎是身體健康的根本，現代人很多不正確的生活和飲食習慣容易造成腎虛，通過飲食調理則能改變腎虛的狀態，對我們的身體健康會大有裨益。

當然，在瞭解這些知識之前，對補腎養腎的一些常識，如腎虛的症型，哪些人容易腎虛，如何判斷身體是否出現了腎虛的症狀，等等，也是需要關注的。

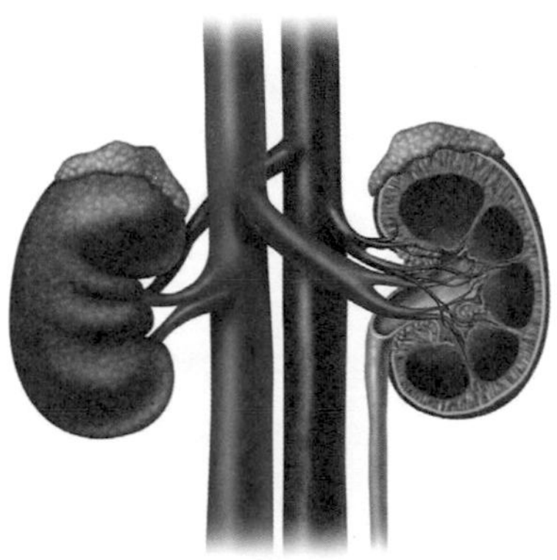

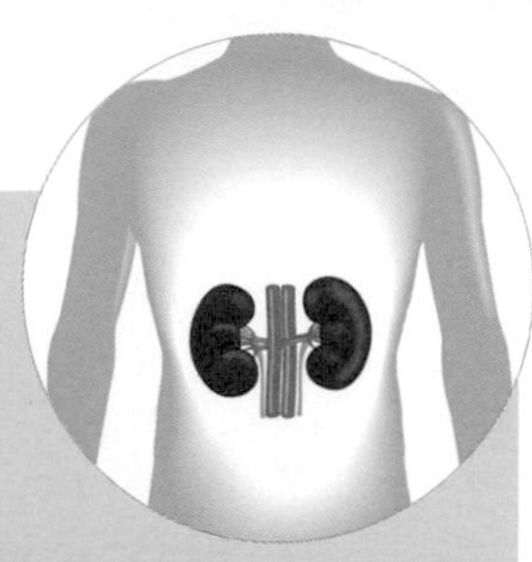

腎為「先天之本」，作強之官有「四主」

中醫認為腎是人體最重要的臟器，是機體生命活力的源泉，貯藏著稟受父母之精和繁衍下一代之精，故稱腎為「先天之本」。《黃帝內經》中也記載：「腎者，作強之官，技巧出焉。」其實，從中醫角度看腎的功能主要是四點：主藏精、主納氣、主骨骼生長、主水液代謝。

主精之藏，搭建良好的存儲系統

腎有一個俗稱，叫「腰子」，作為人體的一個重要器官，是人體賴以調節有關神經、內分泌免疫等系統的物質基礎。

腎位於腹腔腰部，左右各一，與六腑中的膀胱相表裡。當然，這裡說的「腎」，指的是中醫概念裡的腎，與西醫概念裡的腎有很大不同。中醫所說的腎不僅包括被稱為腎臟器官的「腎」，還包括被稱為「先天之本」的生命系統，它對人的生命具有重要意義，涵蓋了人的生殖、泌尿、神經、骨骼等各個系統，起著調節人體功能、為生命活動提供基本物質的作用。

腎的第一大功能是藏精。《黃帝內經 上古天真論》云：「女子……七七，任脈虛，太沖脈衰少，天癸竭，地道不通，故形壞而無子也。丈夫八歲，腎氣實，髮長齒更；……五八，腎氣衰，髮墮齒槁；……而天地之精氣皆竭矣。」其實，在人的整個生命過程中，包含了生、長、壯、老、死各個階段，與自然界的生、長、化、收、藏是相對應的，而每個階段，也與五臟對應。在五臟裡腎是屬水的，與自然界的生、長、化、收、藏中「藏」的過程是相對應的。在每個階段裡，其生理狀態的不同，決定於腎中精氣的盛衰。故《素問》說：「腎者主蟄，封藏之本，精之處也。」故平素應注意維護腎中精氣的充盛，維護機體的健康狀態。

人的日常工作和生活這些生命活動，都會消耗人體內的生命基本物質，所以要不斷補充生命物質。而補充進來的物質需要藏起來，以維持我們生命活動的需要，這些物質就藏在腎中。所藏的物質最重要的就是精氣。精分為先天之精和後天之精。腎主要是藏先天的精氣。腎還主管一個人的生殖之精，是主生殖能力和生育能力的，腎氣的強盛可以決定生殖能力的強弱。

腎主藏精，腎的精氣盛衰，關係到生殖和生長發育的能力。腎足則人體健康、延年益壽；腎虛則百病叢生、短命早衰。換句話說，補腎養腎關係著我們身體健康的根本。

主氣之納，一呼一吸與腎相關

俗話說「人活一口氣」，這個氣指的就是「呼吸」。呼吸對人體十分重要，在西醫概念裡是指機體與外界環境之間氣體交換的過程，而在中醫看來，呼吸是人生命活動的一種體現。

人的呼吸雖是由肺所主，但呼吸的過程離不開腎的參與。《類證治裁 喘證》中說：「肺為氣之主，腎為氣之根。肺主出氣，腎主納氣，陰陽相交，呼吸乃和。若出納升降失常，斯喘作矣。」氣是從口鼻吸入到肺，所以肺主氣。肺主的是呼氣，腎主的是納氣，肺所接收的氣最後都要下達到腎。換句話說，「呼氣」是肺的功能，「吸氣」就是腎的功能。

這裡還要提一下，呼吸之氣雖是由肺吸入，但呼吸的深淺卻與腎的納氣功能密切相關，同時也與腎「藏」的功能有關。「藏」的功能比較強，這就好比在存儲人體生命物質時建立起的「倉庫」越大，功能越完備，儲存的能力就越強，氣就能被藏住，在人體需要時可以提供的物質就越多，人體健康自然就越有保障。反之，如果腎「藏」的功能較弱或出了問題，氣自然就不能很好地被藏到腎之中。這是一個簡單的邏輯關係，大家細想一下就能明白了。也再次說明，養生補腎是人體健康的關鍵。

主骨之生，滋養骨骼還靠腎精

人體骨骼的生長與骨髓有關，骨骼的營養來源於骨髓，而骨髓是由腎精所化生的。所以腎精充足，骨髓才會充足，骨骼的營養才會充足，骨骼才會強壯，這是「腎主骨之生」的大致原理。

其實，腎主骨、生髓的生理功能，實際上是腎之精氣具有促進機體生長發育功能的一個重要組成部分。中醫學認為，腎藏精，精生髓，髓藏於骨腔之中，髓養骨，促其生長發育。因此，「腎」—「精」—「髓」—「骨」組成一個系統，有其內在聯繫。腎精充足，髓化生有源，骨質得養，則發育旺盛，骨質緻密，堅固有力。反之，如腎精虧虛，骨髓化生無源，骨骼失其滋養。特別是在小兒時期，骨骼就會發育不良或生長遲緩，骨軟無力等；對於成年人，則可見腰膝酸軟，步履蹣跚，甚則腳痿不能行動；相對於老年人，則骨質脆弱，易於骨折等。

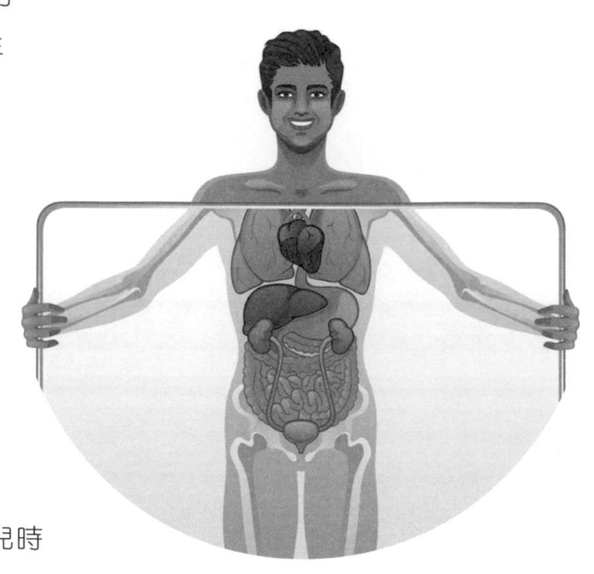

「髓」有骨髓、脊髓、腦髓之分，藏於骨腔內之髓稱為「骨髓」；位於脊椎管內之髓稱為「脊髓」；位於顱腔中的髓稱為「腦髓」。這三種髓，均由腎精所化生。因此，腎中精氣的盛衰，不僅影響到骨的生長與發育，而且也影響到髓的充盈和發育。中醫學認為腦為髓之海，因為脊髓上通於腦，聚而為腦髓。腎精充沛，髓海滿盈，腦得其養，則精力充沛，思維敏捷，耳目聰明，記憶力強。反之若腎精不足，髓海失充，在小兒則表現為大腦發育不全，智力低下或形成傻呆病；在成年人多表現為記憶力減退、精神委頓、思維緩慢、頭暈、眼花、失眠；嚴重者會發展成為健忘症。

《黃帝內經》中還有一種說法叫「齒為骨之餘」。牙齒屬骨的一部分，故稱齒為「骨之餘」。我們的牙齒是外在的骨頭，既然牙齒與骨同出一源，所以牙齒也依賴於腎中精氣所充養。牙齒的好壞反映了骨骼的好壞，也反映了腎氣的盛衰。腎精充足，則牙齒堅固、齊全。若精髓不足，則牙齒鬆動，甚或脫落。這就是很多老年人牙齒容易脫落的原因。

主水之謝，掌控全身水液代謝

腎主水之謝，是指腎氣具有主持和調節全身水液代謝的功能。《素問 逆調論》云：「腎者水臟，主津液。」這裡的津液主要指水液。水液代謝的輸布和排泄是一個十分複雜的過程，主要體現在兩個方面。

腎氣及腎陰腎陽對水液代謝過程中各臟腑之氣的功能，尤其是脾肺之氣的運化和輸布水液的功能，具有促進和調節作用。水液代謝過程中，胃、小腸、大腸中的水液，經脾氣的運化轉輸作用，吸收並輸送至肺，再經肺氣的宣發肅降作用輸布周身，以發揮滋潤和濡養作用，並將宣發至皮毛肌腠的水液化為汗液排泄；臟腑形體官竅代謝後所產生的濁液（廢水），由肺的肅降作用輸送到腎或膀胱，再經腎氣的蒸化作用，吸收可再利用者，而將剩餘的化為尿液排泄。

可見，機體水液的輸布與排泄，是在肺、脾、腎、胃、大腸、小腸、三焦、膀胱等臟腑的共同參與下完成的。但各臟腑之氣須在其陰陽協調平衡的狀態下才能正常參與水液代謝，而腎氣分化的腎陰腎陽是各臟腑陰陽的根本。腎氣及腎陰腎陽通過對各臟腑之氣及其陰陽的資助和促進作用，主司和調節著機體水液代謝的各個環節。

腎氣具有生尿和排尿作用。尿的生成和排泄是水液代謝的一個重要環節。水液代謝產生的濁液（廢水），通過三焦水道下輸於腎或膀胱，在腎氣的蒸化作用下，分為清濁。清者會被吸收，由脾氣的轉輸作用通過三焦水道上騰於肺，重新參與水液代謝；濁者則化為尿液，在腎與膀胱之氣的推動作用下排出體外。可見，只有腎陰腎陽協調平衡，腎氣的蒸化和推動作用發揮正常，輸於腎或膀胱的水液才能升清降濁，化生尿液和排泄尿液。

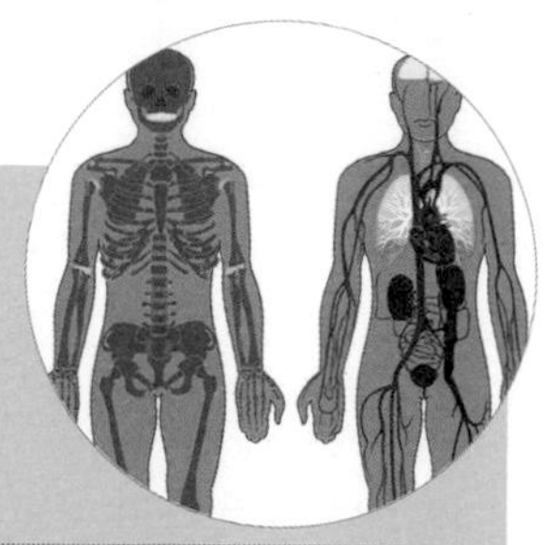

五臟一體，以補腎而養全身

人體是一個有機的整體，「五臟」涵蓋了心、肝、脾、肺、腎五個臟器，它們在生理功能上相互為用，形成一個體系，貯藏著人體生命活動所必需的各種精微物質，補腎自然也會有益於全身的健康。

心腎相交——養好心才能滋腎抗衰

「心腎相交」也可稱為「水火既濟」。中醫上認為，心屬火，位於上焦；腎屬水，位於下焦。心火下降於腎，溫煦腎陽，使腎水不寒；腎水上濟於心，資助心陰，制約心火，使之不亢。從而使心腎的生理功能協調平衡。心腎相交，亦為心腎陰陽互補。心陰與心陽、腎陰與腎陽之間互根互用，使每個臟腑的陰陽保持協調平衡，而心與腎之間相關的兩臟腑的陰陽，也存在著互根互用關係，從而使心腎陰陽保持著協調平衡。因此，在日常養生中，一定要注意讓心腎相交，心腎功能協調、相互平衡。

要養好心，子時要入眠，午時需小睡。「子時」是夜裡11點到次日1點這段時間，是一天中最黑暗的時候，這時人體中的陰氣最盛，陽氣初生，力量很弱小。所以在這個時候最容易入睡，而且睡眠質量最好。睡眠充足了，體內的陽氣才能生發起來。「午時」是上午11到下午1點這段時間，是心經當令之時，這也是上、下午更替、陽氣與陰氣的轉換點。此時的養生重點就是養陰，且儘量不要去干擾這個天地自然的陰陽交界過程。此時可靜坐一刻鐘，閉目養神，則心氣強。

肝腎同源——養肝就是養腎

「肝」與「腎」的關係極為密切，有「肝腎同源」、「乙癸同源」之說。其主要體現在三個方面。一是肝腎精血可相互化生：肝藏血，腎藏精，精與血之間存在著相互滋生和轉化的關係。腎精的充盛有賴於肝血的滋生，肝血的化生亦有賴於腎精的作用。所以說精能生血，血能生精。二是肝腎陰陽相互滋生、相互制約：肝腎陰陽，息息相通，相互滋生，相互制約，維持肝腎陰陽的充盛與平衡。三是疏泄與封藏相互制約、相互為用：肝主疏泄，腎主封藏。肝氣疏泄可使腎之封藏開合有度，腎之封藏則可制約肝之疏泄太過。二者相互制約，相互為用，既相反又相成，從而使女子月經來潮和男子泄精的生理功能保持正常。

「肝腎同源」理論源於《黃帝內經》，是指肝腎的結構和功能雖有差異，但其起源相同，生理病理密切相關。在先天，肝腎共同起源於生殖之精；在後天，肝腎共同受腎所藏的先後天綜合之精的充養。腎藏精，肝藏血，腎為肝之母。《張氏醫通》曰：「氣不耗，歸精於腎而為精，精不泄，歸精於肝而為精血。」此言肝血為腎精所化生，厥陰必待少陰之精足方能血充氣暢，疏泄條達。正所謂母子相生，精血同源。所以補養腎臟，自然離不開對肝臟的調和。

脾腎相濟——二臟安則百病不生

「脾」與「腎」是先天和後天之間的關係，這二者對於人體的生命活動都至關重要。腎藏精源於先天，主生長、發育與生殖，為「先天之本」；脾運化水穀精微，化生氣血津液，充養人體，為「後天之本」。兩者相互滋生，相互促進，為人體生命活動的根本。其次，脾腎相互扶持還體現在脾的運化與腎精、腎陽之間的相互依存關係上。脾主運化，吸收水穀精微，不斷充養腎精；而脾的運化功能，又必須得到腎陽的溫煦才能健運。

「脾腎相濟」還體現在水液代謝方面。脾運化水液，關係到人體水液的生成與輸布，又須有腎陽的溫煦；腎主水，主持全身水液代謝平衡，又須賴脾氣的制約。脾腎相互協同，相互為用，以保證人體水液代謝正常，百病不生。所以，日常生活中健脾補腎是需要同時進行的。

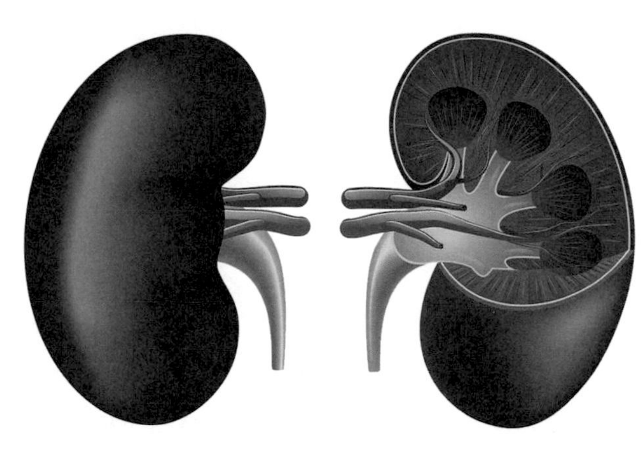

肺腎相生——「母子」和諧，身體康健

「肺」與「腎」的關係猶如「母子」。中醫認為肺屬金，腎屬水，肺主通調水道，為水之上源，腎為主水之臟，肺腎協同，以保證人體水液的正常輸布和排泄。根據五行理論，肺金和腎水是「母子關係」。「肺」與「腎」關係和諧可稱為「金水相生」。在生理功能中，肺和腎互相配合、互相影響，這就叫「肺腎相生」。

在病理方面，肺氣虛損可以導致腎氣衰弱，這是「母病及子」；相反，腎氣衰弱也可以導致肺虛，稱之為「子病累母」。這些都是「母子不和」的表現，所以，養生時還應關注「母子和諧」，這樣才能身體健康。

此外，「肺」與「腎」的關係還體現了呼吸運動方面的依存與協同。中醫認為，肺主氣，司呼吸，腎主納氣，維持呼吸深度，肺腎配合，共同完成呼吸功能。另一方面，肺在司呼吸中，肅降清氣，有利於腎之納氣，而腎氣充足，攝納有權，也有利於肺氣肅降。所以要補腎養腎，千萬離不開對肺的調補，只有肺腎同補，才能讓健康加分。

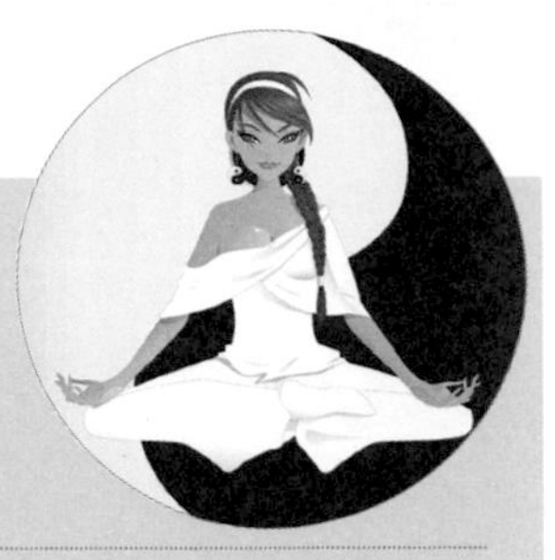

留意身體的異常，測測你是否腎虛！

腎的作用貫穿生命的始終，補腎養腎也應貫穿人的一生。生活裡，人們常有精神萎靡、腰膝酸軟、畏寒怕冷、脫髮白髮、抵抗力差、疲憊不堪、黑眼圈、水腫等問題，此時就應該考慮一下是不是腎虛了。

哈欠連連，精神委靡

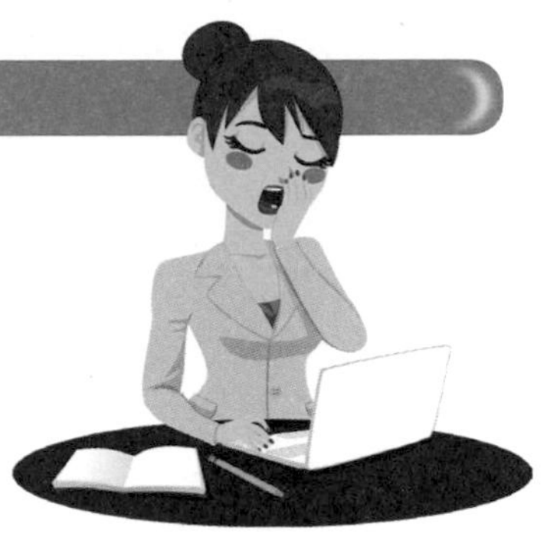

打哈欠是一種正常的生理現象，一般人在疲倦欲睡時，或在酣睡中被人叫醒時都會出現打哈欠的情形，這些屬於正常生理現象，不必擔心。但如果不拘時間，在不疲倦的時候也哈欠連連，經久不止，可能就說明有腎虛的危象了，應引起重視。

為什麼說打哈欠就可能腎虛了呢？因為腎是先天之本，腎中所藏的精氣是人體生命活動的原始動力，腎精充足，人的精神和形體就能得到充足的濡養，則精力充沛、體力充沛；如果腎中精氣不足，人的精神和形體得不到充足的濡養，則會精神萎靡、神疲乏力，常常哈欠連連。這類人同時還會伴有畏寒怕冷、四肢不溫等症狀。打哈欠所表現出的腎虛一般是腎陽虛證，這類人除了哈欠連連、神疲乏力外，還常常伴有面色蒼白無華、形寒肢冷、食少腹脹、大便溏瀉、夜尿增多（或者小便清長）等症狀；如果看看舌頭，還能發現舌質淡、舌苔白、口唇青紫等症狀。

非感冒期間，噴嚏頻頻

打噴嚏與打哈欠一樣，都是一種常見的生理現象。打噴嚏有兩種情況，一是急性打噴嚏，多發生於氣候突然變涼之時、身體受涼時以及感冒流行的時期，多與感冒症狀同時出現，感冒好了，噴嚏也就停止了，這種情況的打噴嚏屬於實證。急性打噴嚏是當外界的邪氣太盛，侵襲人體導致肺氣被鬱，衛氣得不到正常的宣發，被壓制到一定程度後便會集中「噴發」一次，這就出現了打噴嚏現象。

另一種情況是腎氣虛引起的打噴嚏。身體裡的衛氣就像人體的衛士一樣，是抵禦外邪的主要力量，它根源於人體的下焦腎，滋養於中焦脾，宣發於上焦肺。如果人體的腎氣虛弱，衛氣的來源就會不足，到達衛氣的宣發通道——肺的衛氣就少，肺就不能正常宣發衛氣，於是出現打噴嚏的現象。腎氣虛引起的打噴嚏，往往是噴嚏頻頻，經久不止，同時伴有疲乏無力、腰膝酸軟或疼痛、面色無華、怕冷、手足不溫等症狀，以過敏性鼻炎患者為多。

身體感到畏寒怕冷

畏寒怕冷是指人體不在外在因素、病毒性感染等情況下，出現比正常人更為畏懼寒冷、手足發涼的現象。畏寒怕冷是很多女性和老年人常出現的症狀，青少年比較少見。那為什麼說畏寒怕冷多半就是腎虛呢？

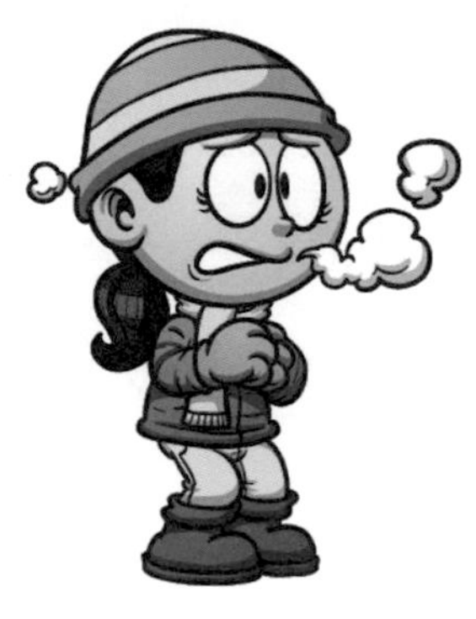

中醫認為畏寒怕冷是腎陽虛引起的，腎陽為全身陽氣的根本，生活活動全靠陽氣鼓動，人體陽氣充足，能夠抵禦寒冷，維持正常體溫，不至於畏寒怕冷；如腎陽不足，不能溫煦身體，就容易出現怕冷的感覺。除了畏寒怕冷之外，腎陽虛還會導致腰膝酸痛、頭暈目眩、精神萎靡、面色發白、小便清長頻數等症狀。男子會有陽痿、早洩、滑精的問題，女子會有白帶清稀、宮寒不孕的問題。

無緣無故感到口鹹

日常生活中有些人會無緣無故地感到「口鹹」，其實也沒有吃太多鹹味的東西，就是覺得嘴巴裡有一股子鹹味。這樣的口感異常，一般來說往往是身體傳遞給人的健康異常信號，如果無緣無故地覺得口鹹，很可能意味著有腎虛的問題。

那為什麼說感到口鹹就是腎虛呢？在中醫理論中，五行、五臟及五味都是相對應的。五臟（心、肝、脾、肺、腎）與五味（酸、苦、甘、辛、鹹）相對應。腎的五行屬水，五味中的鹹味也屬水，其五行屬性相同，中醫裡面「鹹」與「腎」相關。腎虛有腎陰虛和腎陽虛之分，腎陰虛的人除了口鹹外，往往還伴有咽乾口燥、頭昏耳鳴、腰膝酸軟、五心煩熱、失眠多夢等症狀；而腎陽虛的人除了口鹹外，往往還伴有全身倦怠、氣短乏力、畏寒肢冷、腰膝冷痛、腿軟無力、夜間尿頻等症狀。

唾液忽然增多或減少

中醫將汗、涕、淚、涎、唾稱為「五液」，並認為五臟相對於五液，汗為心之液，涕為肺之液，淚為肝之液，涎為脾之液，唾為腎之液。從五行的角度看，唾液屬腎。腎是先天之本，人體所有生命物質都來源於腎，並儲藏於腎。腎陰是人體陰液的根本，腎陽是人體陽氣的根本。人體所有的陰液都來源於腎，並儲藏於腎，以滋養身體。腎中所藏的陰液到達口中就可以滋潤口舌。唾液是腎精所化，對人體具有滋養作用。那為什麼說唾液過多或過少都可能是腎虛呢？

正常情況下，口中的唾液適中，讓人既不覺得口中乾燥，也不覺得口水過多，如果腎陰虛，腎中的陰液分泌不足，唾液就會變少；如果腎陽虛，腎中的陰液分泌過多，唾液就會變多。所以，無論是唾液過多還是過少，都可能有腎虛的問題。

如果唾液過多，同時伴有頭暈目眩、心悸氣短、面色發黑等症狀，看看舌頭，還能發現舌質淡嫩、舌苔白滑，基本可以斷定這是腎陽虛弱引起的唾液過多。如果唾液過少，除了口中乾燥、唾液少以外，常常還伴有心煩失眠、眩暈耳鳴、手足心煩熱、骨蒸潮熱、大便秘結、小便短黃、形體消瘦等症狀；如果看看舌頭，還能發現舌質紅絳、舌苔少或者無苔的現象，由此基本可以斷定這是腎陰虛引起的唾液過少。

無緣無故感覺很恐懼

人有喜、怒、思、憂、恐五種情緒，中醫把它們稱為「五志」。按照陰陽五行的說法，恐與五臟裡的腎同屬一行，「恐懼」屬腎。恐屬腎有兩方面的意思，一方面是說恐能傷腎，比如我們常說的「嚇得尿了褲子」，就是恐傷腎的表現：恐懼使腎受到傷害，腎控制水液正常代謝的功能出現異常，控制不住小便的正常排泄。另一方面說恐懼是腎虛的表現，如果一個人無緣無故有恐懼的感覺，往往說明有腎虛的問題。

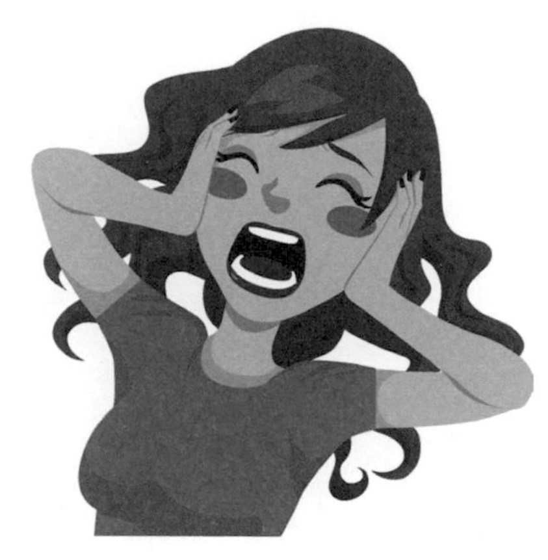

這裡的恐懼與驚有區別。驚是事先不知道，事出突然而受到驚嚇，恐就是「膽怯」，自己事先是知道的，就是害怕。由腎虛導致的善恐，一般會同時伴有頭腦發空、健忘、腰膝酸軟等症狀，大家可以把這一特點作為判斷是否善恐的參考。

腎陰虛的人在恐懼的同時還伴有手足心熱、心煩失眠、盜汗等症狀，看看舌頭還會發現舌質紅、舌苔少而乾；腎陽虛的人在恐懼的同時還伴有怕冷、四肢發涼、疲憊乏力等症狀，舌質淡嫩、舌苔白。

面色發黑，晦暗無光

中醫有五色對應五行的說法，分別將紅、青、黃、白、黑五色與金、木、水、火、土五行相匹配，黑色屬水；將心、肝、脾、肺、腎五臟與五行相配，腎屬水。五臟中的腎與五色中的黑色同屬於水，所以黑色與腎以類相從。就人的面色來看，如果面色發黑並且晦暗無光，就要考慮是不是腎虛了。

當然我們這裡說的面色發黑不是指人的皮膚黑或是由於外界的一些因素造成的黑，腎虛造成的面色黑，往往晦暗、無光澤，看上去給人一種不是很乾淨的感覺。

由腎虛造成的面色發黑，有腎陽虛和腎精虧虛兩種證型。如果面色發黑且晦暗無光，還伴有耳聾耳鳴、全身怕冷、四肢發涼、腰膝酸軟、小便清長（量多、顏色清白）、大便溏瀉、尿量減少、水腫（腰部以下明顯）的症狀，如果看看舌頭，還發現有舌體胖大、舌質淡嫩、舌苔白的現象，可以斷定為腎陽虛的問題；如果面色發黑且晦暗無光，還伴有耳輪焦枯、頭昏耳鳴、腰膝酸軟、頭髮脫落、牙齒鬆動、健忘、精神恍惚、足痿無力等症狀，如果看看舌頭，還發現有舌質紅的現象，可以斷定為腎精虧虛的問題。

耳輪顏色發黑晦暗

耳朵作為人體的聽覺器官，在中醫理論中，目、舌、口、鼻、耳五官與肝、心、脾、肺、腎五臟相配屬，耳屬腎，耳為「腎之外竅」，由腎氣所主。一方面，耳朵的聽覺功能與腎氣的盛衰密切相關，腎好，聽力就好；另一方面，耳輪的榮枯與腎精的盛衰密切相關，耳輪是腎精是否充足的外在表現。

一般來說，健康的人耳輪飽滿、紅潤、有光澤；耳輪發黑、晦暗無光，看上去有不乾淨的感覺，則說明可能有腎虛的問題。如果耳輪焦黑且晦暗無光澤，並伴有頭暈目眩、口乾咽乾、五心煩熱、失眠、遺精、盜汗、腰膝酸軟等症，如果看看舌頭，還會發現有舌質紅、舌苔少的現象，說明有腎陰虛的問題；如果耳輪焦黑且晦暗無光，並伴有畏寒肢冷、倦怠乏力、腰膝酸軟、遺精、陽痿等症狀，且舌頭有舌質淡、舌苔白的現象，則說明你有腎陽虛的問題。

近期牙齒有鬆動現象

腎主骨，骨靠腎精滋養，腎好骨才好。而齒為骨之餘，骨頭的好壞直接影響到牙齒的好壞。所以，腎與牙齒有著密切關係，腎虛則骨失所養，牙齒就會不堅固，出現牙齒鬆動的問題。腎陰虛和腎氣虛均會導致牙齒鬆動。如果牙齒鬆動而乾燥、隱隱作痛，並伴有頭暈、耳鳴、脫髮、腰酸的症狀，舌頭有舌體瘦薄、舌質紅嫩、舌苔少或無苔的現象，一般可斷定是腎陰虛；如果牙齒鬆動、牙齦淡紅，並且伴有咀嚼無力、少氣懶言的症狀，且舌頭有舌質淡、舌苔白的現象，可斷定是腎氣虛。

足心處有疼痛感

為什麼說足心痛就有腎虛的可能呢？這是因為我們一般說的足心，其實就是湧泉穴的位置，這個穴位位於腳心附近，如果將腳底板（不算腳趾）分成三等份，前1/3的足心凹陷處便是湧泉穴。湧泉穴是腎經的井穴，一般來說，臟腑有病變會在與之對應的經脈上表現出來，腎臟有病變，腎經上就會有所體現。臨床發現作為腎經的井穴，當腎臟有病變時，湧泉穴處表現尤為明顯，往往感覺疼痛、酸脹、麻木，如果用手指輕按該處，感覺會更明顯。

如果湧泉穴處出現疼痛、酸脹、麻木、煩熱等異常感覺，並且伴有五心煩熱、口乾咽乾、潮熱盜汗、失眠多夢、腰膝酸軟或疼痛、小便發黃、大便偏乾等症狀，且舌頭有舌質紅、舌苔少等現象，可以斷定為腎陰虛的問題。

足跟一側或兩側疼痛

為什麼足跟一側或兩側疼痛可能是腎虛引起的呢？原因有兩個。首先，腎經循行經過足跟，因為臟腑的病變會在對應的經脈上表現出來，所以腎虛時腎經循行經過的足跟處會出現疼痛感。同時，足跟是人體的負重點，在人體的所有部位中，它承受的重量最大，所以足跟部位的疼痛感會比其他部位要明顯一些，人也更容易察覺。

如果足跟疼痛主要表現為久立或久行後疼痛，且局部皮膚沒有紅腫現象，伴有頭暈耳鳴、兩眼昏花、五心煩熱、腰膝酸軟等症狀，一般能斷定是腎陰虛；如果足跟疼痛主要表現為久立或久行後疼痛，且局部皮膚不紅腫，伴有頭暈耳鳴、兩眼昏花、腰膝酸軟發涼、手腳不溫的症狀可斷定是腎陽虛。

大腿內側疼痛

腎虛為什麼會出現大腿內側疼痛的症狀呢？這是因為大腿內側是腎經經過的部位，如果腎的精氣虛損，導致經筋失養，就會出現循行部位的疼痛。出現大腿內側疼痛，不管是單側還是雙側疼痛，都應該考慮腎虛的可能。

如果大腿內側疼痛發涼，日久不癒，並且伴有四肢不溫、怕冷、腰酸腰痛、足膝無力的症狀，或者大腿內側抽掣冷痛，連及陰囊，或者遺尿、脫肛，甚至下肢無力或肌肉瘦削，耳鳴失聰，一般可以斷定是腎陽虛。

夜尿頻多

《醫學六要》上說：「睡則遺尿，責之腎虛，所以嬰兒脬氣未固，老人下元不足，多有此證。在嬰兒挾熱者居多，在老人挾寒者居多。」這裡的遺尿在小兒期間表現為尿床，對於成年人而言，則以夜尿頻多為表現。所以我們會說夜尿頻多也是腎虛的一種表現。

一般起夜的次數越多，且每次都有很多尿，就說明腎虛。一般來講，老年人的腎功能隨著年齡的增長而減退。年齡越大，出現夜尿多的可能性就越大，這是腎虛的表現，或是疾病發出的信號。

看舌質，知腎況

舌頭與五臟六腑相連，五臟六腑的氣血津液以及功能狀態都能通過舌頭反映出來。中醫望聞問切中，「望」也包括看「舌象」，主要看舌質、舌苔。舌質就是舌頭的肌肉脈絡組織，舌苔則是舌體上附著的一層苔狀物。正常的舌頭，舌體胖瘦適中，轉動靈活；舌質淡紅、潤澤；舌苔薄白，顆粒均勻，乾濕適中，薄薄地鋪在舌面之上，揩之不去。若有以下情形，則為異常：

1.舌體較正常時瘦小，舌質呈絳紅色，比正常舌質紅，舌面無苔，是腎陰虛的表現。

2.舌面上有多少不等、深淺不一、形態各異的裂紋，是為腎陰虛的表現。

3.舌面沒有舌苔，光潔如鏡，是腎陰虛損嚴重的表現。

4.舌質紅，舌苔邊發黑且乾燥，甚至乾裂，或者生芒刺，是熱邪極盛、腎陰枯竭的表現，屬於危重徵候。

5.舌體較正常時胖大，舌質嬌嫩，比正常舌淡，舌邊有齒印，舌苔白，是腎陽虛的表現。

6.舌質淡，舌苔黑而滑潤，是腎陽虛衰的表現，屬於危重徵候。

小腿酸軟無力

《黃帝內經》說：「精脫者，脛酸，耳聾也。」這裡的「脛」即小腿，腎精虛脫會出現小腿酸軟、耳鳴等症狀。此外，因為腎主骨，腎精不足的話骨頭不能得到充分滋養，小腿自然會出現酸痛的感覺。所以小腿老是酸的話，應考慮腎虛的可能。

如果兩條小腿發酸，局部有風吹似的涼感，腰膝酸軟無力，並且伴有面色黧黑、氣短、小便頻數、尿有餘瀝的症狀，男性伴有陽痿症狀，如果看看舌頭，還發現有舌質淡紅、舌苔薄白的現象，可以斷定是腎氣虛；如果兩條小腿發酸，且有灼熱感，並且伴有五心煩熱、頭暈耳鳴、面色潮紅、口乾咽乾的症狀，男性伴有夜夢遺精的症狀，且舌頭有舌紅少苔的現象，可以斷定是腎陰虛。

眼瞼水腫，眼圈發黑

生活中有一些人在清晨起床後照鏡子會發現自己存在眼瞼水腫、黑眼圈很重、面色蒼白無光等症狀，有時還會波及下肢，那麼就要注意，原因也許在於腎虛。

前面我們介紹過，五色配五行，黑色對應為臟腑的腎，腎主水，腎虛則水液代謝不利，導致水腫，而眼瞼是最容易被發現的水腫部位。至於出現黑眼圈、面色蒼白無光則是由於腎虛導致血液循環出現問題。

這裡還要提醒一下，也不是所有的黑眼圈都是由於腎虛造成的，過度勞累、長期熬夜或化妝品顆粒潛入眼皮，以及眼瞼受傷引起皮下滲血，都能導致眼周皮膚代謝功能失調，使色素沉積於眼圈。而眼窩或眼瞼處靜脈曲張或長期眼瞼水腫，致使靜脈血管阻塞，也能形成眼圈發黑。眼圈發黑還有可能是一些婦科疾病的信號。中醫認為，痛經或月經不調多因情志不遂、憂思悲怒、肝鬱氣滯、瘀血阻滯所致，或由起居不慎、經期感受風寒濕冷引起。而月經不調也會導致黑眼圈。

頭髮稀黃，脫髮增多

「髮為血之餘，血盛則髮潤，血虧則髮枯」，「肝藏血」，「腎其華在髮」，從這些關於頭髮的記載中不難看出，頭髮的生長、脫落、潤澤、枯槁，多與兩方面有關，一是肝腎足不足，二是氣血是否虛弱。其中，最關鍵的是腎氣。

青壯年就毛髮稀疏的人，多為腎氣虛弱，最常見的表現就是男性前額脫髮或頭頂脫髮。這類人相對更容易疲勞、健忘，有些則性功能不好。小孩頭髮稀疏萎黃，且伴有「五遲」現象（即坐、站、行、說話、牙齒發育遲緩），也說明先天腎氣不足，而且消化不太好。頭髮枯黃、易斷，說明氣血不足，毛髮缺乏營養。這類人通常容易沒精神，睡眠也較差，屬於一般常說的「身子虛」。

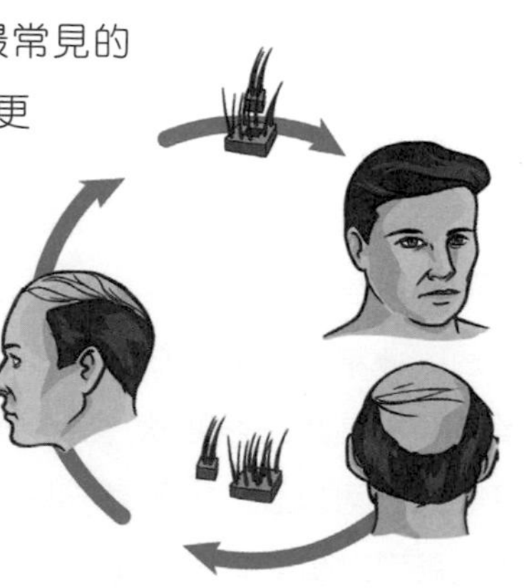

辨清腎虛類型，找準補腎關鍵

腎虛指腎臟精氣陰陽不足。腎虛的種類有很多，其中最常見的是腎陰虛、腎陽虛、腎氣不固、腎精不足等幾類，中醫養生和治病素來講究「分型論治」，只有辨清腎虛的類型，才能找準補腎關鍵，對症補腎。

腎陽虛——溫補腎陽

腎陽是人體陽氣的根本，腎陽也稱為「元陽」、「真陽」、「命門之火」。從原理上看，腎陽虛是由於年老體衰、久病傷陽、房勞傷腎、下元虧損、命門火衰、腎陽虛損等原因導致腎的溫煦、生殖、氣化功能下降的表現。其實說得簡單一些，腎陽虛就是人體的火氣不足了，自然也就怕冷了。

腎陽虛最典型的表現就是畏寒怕冷，特別是下肢怕冷的程度更甚，還常伴有腰部和膝關節酸軟或疼痛。腎陽虛的表現其次是面色蒼白沒有光澤或黑而晦暗。陽氣是運行氣血的，腎陽不足，自然無力運行氣血，就會出現面色蒼白之感。如果腎陽虛衰過甚，人體陰寒內盛，腎臟之色（黑色）就會外現於面部，從而表現為面色晦暗。

此外，腎陽虛還表現為神疲乏力、精神委靡、頭暈目眩、小便清長、夜尿增多、排尿無力、尿後餘瀝不盡或尿少水腫或肚子脹易拉肚子，拉的大便稀而且有不消化的食物，有的人表現為每天黎明時拉肚子；或性欲減退，男性易患陽痿、早洩、遺精、滑精等症，女性容易宮寒不孕、帶下清稀量多、舌淡胖，苔白或白滑，脈沉遲無力等症狀。要判定是否腎陽虛，只要抓住「畏寒怕冷」、「腹瀉」等症狀就可以了，如果有一些腎虛的典型症狀，再加上這兩點主要症狀的話，基本上就可以斷定有腎陽虛的問題。

要調理改善腎陽虛，治療應以「溫補腎陽」為原則，並根據不同的兼證而採用溫補脾陽、溫補心陽等方法。腎虛的治療要補，陽虛宜溫補，溫補即表示用於補腎陽的藥是溫性的、熱性的，通過溫熱性質的藥物補充人體的陽氣，也就是補充人體的火力。

在中藥裡面，溫補腎陽的藥物很多，可以選用肉桂、鹿茸、淫羊藿、仙茅、巴戟天、杜仲、續斷、肉蓯蓉、鎖陽、補骨脂、核桃仁、益智仁、菟絲子、蛇床子、紫石英、五加皮等中草藥，也可選用金匱腎氣丸、濟生腎氣丸、右歸丸、青蛾丸等中成藥進行調理。

腎陰虛——滋補腎陰

「腎陰」和「腎陽」剛好相反，腎陽是人體的「火氣」，那腎陰是人體的「水分」，是人一身陰液的根本。陰液對人體起滋養濡潤作用，腎陰虛就是體內的水少了，人體得不到陰液的滋潤，就表現為相對的火旺，火旺就會出現燥熱的徵象，這就是我們常說的「陰虛火旺」。

腎陰虛最突出的症狀就是燥熱，會表現出類似「上火」的症狀，如口乾舌燥、五心煩熱、兩顴發紅、口唇紅赤、盜汗、大便乾結等。男性腎陰虛易出現陽強易舉、遺精早洩的問題；女性腎陰虛則經血來源不足，便會出現經少、閉經等問題，同時還可能出現崩漏問題。此外，腎陰不足者由於骨髓得不到潤養，還容易有失眠、健忘、頭昏、耳鳴等問題。

要調理改善腎陰虛的症狀，治療應以「滋補腎陰」為原則，可以選用寒性、鹹性藥物，如生地、玄參、女貞子、墨旱蓮、桑葚、石斛等中藥材，還可選用如六味地黃丸、知柏地黃丸、麥味地黃丸、左歸丸、大補陰丸等中成藥進行調理。

氣陰兩虛——益氣養陰

氣陰兩虛又稱「氣陰兩傷」，該症型是複合徵候，其特點是同時具有氣虛和陰虛的表現。陰虛即前面介紹過的腎陰虛，症狀為手心腳心發熱、心口發熱煩躁、口燥咽乾、小便短黃、大便乾燥、舌質紅苔少等。氣虛症狀為疲乏無力、少氣懶言、自汗盜汗、小便無力或尿後餘瀝不盡、活動汗出加重、舌質淡、脈弱無力等。如果同時具有這些表現，基本就可以判斷為「氣陰兩虛」。氣陰兩虛是複合徵候，現在有不斷增多的趨勢，比較典型的表現就是腰痛、疲勞、手腳心熱。

要調理改善氣陰兩虛，治療宜兼顧「益氣」與「養陰」，同時還需根據不同患者的具體表現來衡量其是氣虛還是陰虛較重一些，做好比較均衡再來對症調理。若是氣虛和陰虛相對均衡，那麼益氣藥和養陰藥就應平衡使用；如偏氣虛，益氣藥要多一些，養陰藥就要少一些；反之亦然，如偏陰虛，則養陰藥要多一些，益氣藥相對少一些，主要是調藥味或調藥量。

陰陽兩虛——滋陰壯陽

「陰陽兩虛」意思是既有陰虛又有陽虛的症狀，該證與「氣陰兩虛」類似，都屬複合徵候，其表現為腎陰虛與腎陽虛同時存在。腎陰方面表現在腎虛的同時有手腳心發熱等熱徵象；腎陽方面表現在腎虛的同時有怕冷、手腳發涼等寒冷徵象。

一般認為陰虛和陽虛是完全相反、形同水火的，不可能在一個人的身上同時出現，但生活中由於個人體質和生活環境、心情變化等眾多因素的影響，其實有一部分人就是陰虛和陽虛同時存在的。對於「陰陽兩虛」的腎虛，治療宜採用「陰陽雙補」的原則，就是補陰藥和補陽藥同時用，此時也需考慮用藥比例和用藥量。陰陽兩虛較為均衡的，治療時所用補陰藥和補陽藥也要相對均衡；陽虛偏重的補陽藥要多一些或量大一些；陰虛偏重的補陰藥則要多一些或者量大一些。

腎氣不固——補腎固澀

腎主藏精，如果腎虛，腎「藏」的功能就會減弱，使體內的物質呈現流失狀態，中醫稱其為「腎氣不固」。腎氣只宜固藏，不宜洩露。腎氣不固會使膀胱功能失常，於是小兒出現遺尿問題，成人出現晝尿頻多、尿後餘瀝不盡、夜尿清長、小便失禁等問題。「腎氣不固」的臨床表現有一個很突出的特徵，就是固攝的能力減弱，體內的各種物質呈現流失狀態。其次還表現為腰部和膝關節酸軟或疼痛、耳鳴耳聾、神疲乏力、面色白、小便次數多而且量多色清、尿後總有尿不盡的感覺、憋不住尿、夜晚小便次數多等症狀，男性容易遺精、滑精、早洩，女性容易白帶清稀、量多不止，或經期過長，淋漓不止。

調理腎氣不固宜「補腎固澀」，同時兼以「溫陽、益氣、固澀」的調補方法。一方面用補腎藥，一方面用具有收澀固攝作用的藥物。可選用芡實、五味子、山茱萸、金櫻子、沙苑子、海螵蛸、蓮子、龍骨、牡蠣等中藥材，也可選用金鎖固精丸、水陸二仙丸、縮泉丸、茯菟丸、鎖陽固精丸、五子衍宗丸等中成藥進行調理。

腎精不足——補腎填精

腎所藏之精為「腎精」，包括「先天之精」和「後天之精」。「先天之精」從父母身體來，是構成胚胎發育的原始物質；「後天之精」來源於後天飲食的攝入，通過脾胃消化吸收轉化為「水穀精微」進入臟腑，被各臟腑所用，進行代謝。

腎精不足會影響到人的生長發育，小兒的腎精不足就會影響生長發育進程，成人的腎精不足就導致過早衰老。生活中見到一些小兒發育遲緩、囟門遲閉、身材矮小、智力低下、動作遲緩、骨骼痿軟，多與腎精不足有關。小兒的腎精不足大多是先天的，即父母給孩子的基礎不好，凡是想要孩子的人，都要保持好身體的狀態，才能給孩子一個強壯的腎。成人的腎精不足有來源於先天的，也有後天的因素，比如營養不良，過度勞累，大病久病傷腎，縱欲過度傷腎，致腎精不足，導致早衰和生殖功能下降。

要調理改善腎精不足，治療應以「補腎填精」為原則，同時，由於腎精不足的患者有的偏陽虛、有的偏陰虛，治療時應根據陽虛和陰虛的輕重對症治療。腎精不足可選用龜板、鱉甲、冬蟲夏草、鹿茸、熟地黃、紫河車、何首烏、枸杞等中藥材，也可選用河車補丸、七寶美髯丸、參茸丸等中成藥進行調理。

警惕腎虛，這十類人要格外小心

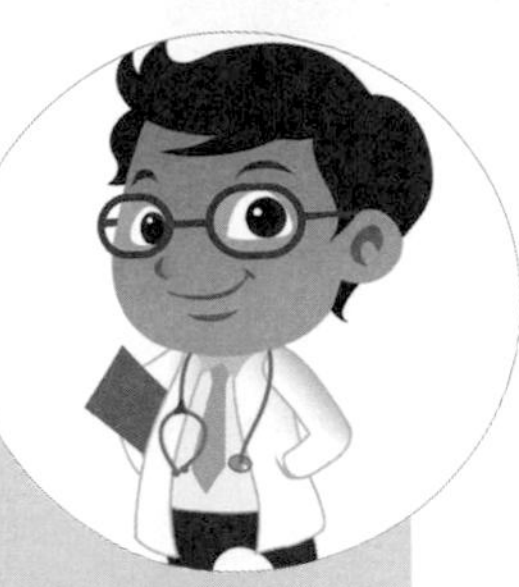

中醫認為，腎虛多為積勞成疾，要加以重視。一般來說，男人40歲以後，女人35歲以後，都會或多或少地出現腎虛問題。而隨著社會生活不斷進步，人們的物質生活日益豐富，生活方式多種多樣，使腎虛人群發生了一些變化，以下這十類人尤其要注意。

40歲後的男性

一般來說，男人40歲以後，都會或多或少地出現腎虛的問題。從中醫上講，男性的生長發育週期為8年，《黃帝內經》裡說：「丈夫八歲，腎氣實……五八腎氣衰，髮墮齒槁」，意思就是男性到了40歲，身體開始從鼎盛轉向衰退。因腎主生長發育，這種變化首先表現為腎虛。中醫認為腎為人體生命之本源，是生命之根，所以對於補腎養腎的問題在任何時候都不能忽視。

35歲後的女性

女性養生「以七為律」，女人35歲以後或多或少都會出現腎虛的一些症狀，如失眠多夢、腰酸腿疼等。從中醫上講，女性的生長發育週期為7年。「女子七歲，腎氣盛……五七陽明脈衰，面始焦，髮始墮」，足陽明是胃經，手陽明是大腸經，這兩條經脈循行於手和腳的外側，彙聚於頭面部，女性到了35歲，胃和大腸的精氣就開始衰竭了，面容開始憔悴，頭髮也開始掉落，身體開始從鼎盛轉向衰退。

經常熬夜者

現代社會生活節奏很快，生活壓力也大，對於很多年輕人來說，經常熬夜的理由很多。有的是因為工作需要加班，有的是因為交際應酬，還有的是為了生活娛樂等。由於經常熬夜，每天都睡得很晚，睡眠時間嚴重不足，所以這類人臉上常常掛著黑眼圈，精神也比較容易疲乏，從而導致腎精耗損過多，過勞傷腎。

精神長期緊張者

工作壓力大會使得人長期處於精神緊張的狀態，久而久之容易造成抵抗力下降。也正因為抵抗力下降，人在面對「六淫」侵襲時更不容易抵抗，易生病，傷腎傷身。中醫上說的「六淫」，即風、寒、暑、濕、燥、火六種外感病邪的統稱。氣候變化有一定的規律和限度，如果氣候變化異常，六氣發生太過或不及，或非其時而有其氣，以及氣候變化過於急驟；超過了一定的限度，使人體不能與之相適應，就會導致疾病發生。於是，六氣由對人體無害而轉為有害，成為致病的因素。同時，「勞則氣耗」，過度勞累使人體精氣消耗太多，自然會傷腎，導致腎虛。

常抽煙酗酒者

吸煙不僅傷肺，也傷腎，容易引起腎虛。在呼吸方面，肺與腎是相互促進、相互協調的，肺主出氣，腎主納氣。同時，肺與腎之間的陰液也相互滋生，肺陰虛可傷及腎陰，導致腎虛。此外，喝酒傷肝，而肝腎同源，肝藏血，腎藏精，腎精的充盈有賴於肝血的滋養，肝受損，自然會波及腎，所以頻繁飲酒是不利於養腎的。

久坐不動者

所謂「久坐傷腎」，其實就是長時間久坐不動易引起腎虛，由於長時間坐著不動，使得人體腹腔承受巨大壓力，腹腔和下身的血液循環受到阻礙，從而牽連到整個身體的氣血運行。同時，從中醫經絡來看，腎經與膀胱經相表裡，久坐會壓迫膀胱經，造成膀胱經氣血運行不暢，膀胱功能失常，從而引發腎功能異常，造成腎虛。

性生活頻繁者

性生活頻繁在中醫稱為「房勞」，這是引起腎虛的一個重要因素。中醫認為腎主藏精，腎精化生出腎陰和腎陽，對五臟六腑起到滋養和溫煦的作用。腎陰和腎陽在人體內相互依存、相互制約。如果這一平衡遭到破壞，或者某一方衰退，就會發生病變，容易損傷腎臟，耗散腎氣。房勞過度，男性容易出現遺精、滑精、陽痿、早洩等症狀，女性則容易出現月經不調、崩漏帶下等症狀。此外，頻繁手淫者也容易腎虛。

先天不足者

中醫認為，先天稟賦在一定程度上影響著人的後天發育。前面介紹過，腎為「先天之本」，這些構成新生命的生命物質和能量其實是從父母那裡繼承來的，然後藏於腎中。如果父母的身體不好，腎氣虛弱，遺傳給孩子的物質和能量不夠，使孩子的腎也虛弱。凡是在體弱多病時懷孕，或煙酒過度時懷孕，或過度勞累、緊張焦慮時懷孕，或服藥期間懷孕，或年齡過大過小時懷孕等，都容易造成孩子腎虛。

老年人

人的一生中要經歷生、長、壯、老、死等生命過程，衰老自然是不可避免的，在這個過程中，腎的精氣是決定人生命活動的主要條件。男女自幼年開始腎逐年充盛，至壯年達極盛，而到了老年則因腎氣虛衰呈現衰老的症狀，所謂「年老多腎虛」就是這個道理。所以老年人更應注重補腎養腎，調節腎的精氣，從而延緩衰老。

久病之人

久病不癒，失於調養，損耗精氣而導致腎虛，中醫稱之為「久病及腎」，指疾病日久多影響於腎，出現腎陰腎陽的虧虛。腎為命門之所居，命門內寓先天之水火，為元氣之所繫，其功能與腎有關。正如《難經．三十六難》所述：「命門者，……原氣之別使也。」《難經．三十九難》亦云：「命門者……其氣與腎通。」原氣即元氣，是人體最原始、最基本的氣。它由先天之精所化，是構成腎精的主要物質。腎精化生腎氣，腎氣又可根據其功能特點之不同，分為腎陰、腎陽兩個方面。腎陰、腎陽為全身陰陽之根本，在人體生命活動中具有重要作用，所以《景嶽全書》中說：「命門為元氣之根，為水火之宅。五臟之陰氣非此不能滋，五臟之陽氣，非此不能發。」因此，腎陰腎陽充足，則五臟陰陽正常，五臟功能協調。若各種疾病久病不癒，失於調養，必損腎中精氣。這也就是久病之人容易腎虛的原因。

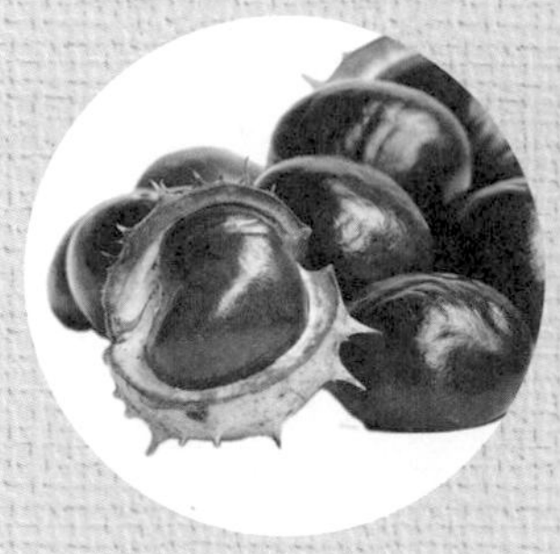

板栗

養胃健脾、補腎強腰

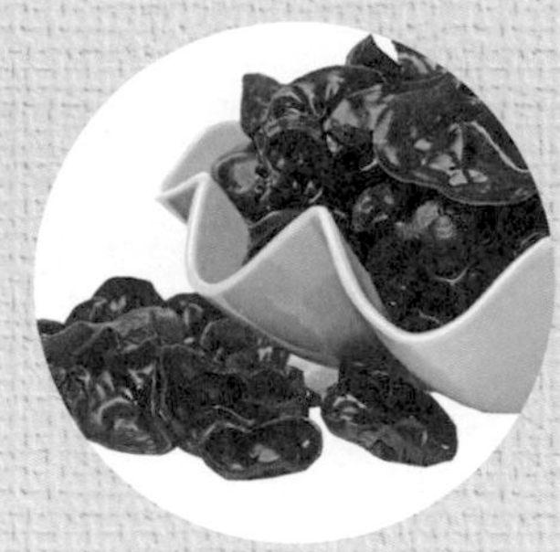

黑木耳

滋陰補腎、補氣活血

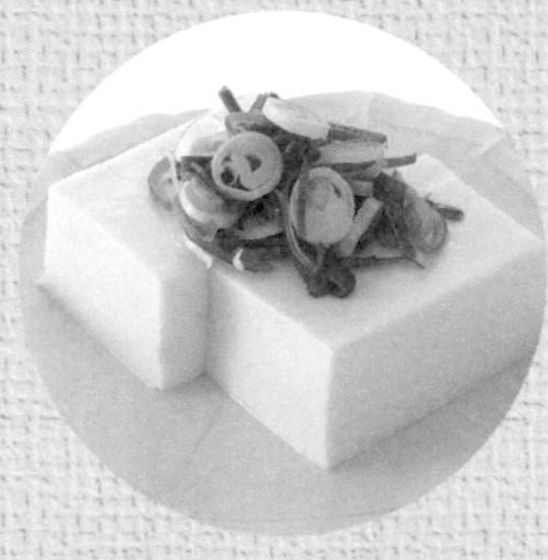

豆腐

滋陰補腎、健脾益氣

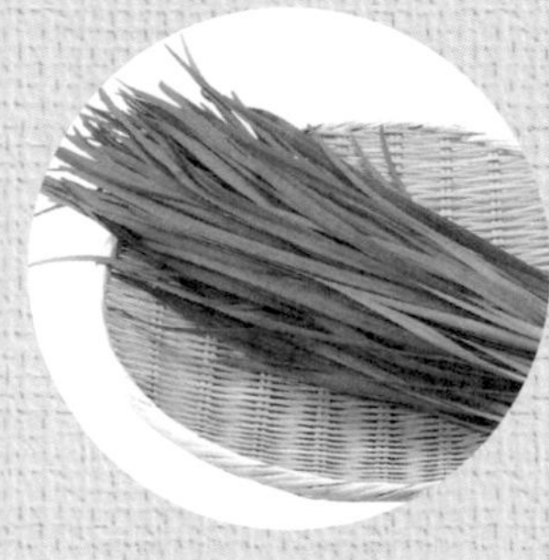

韭菜

溫腎助陽、烏髮養顏

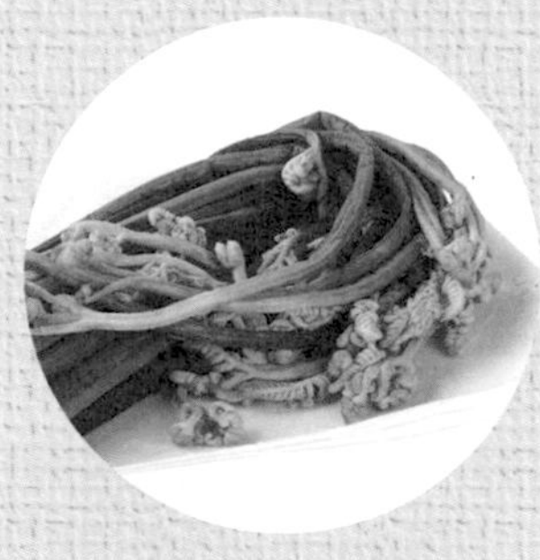

蕨菜

清熱生津、保健美容

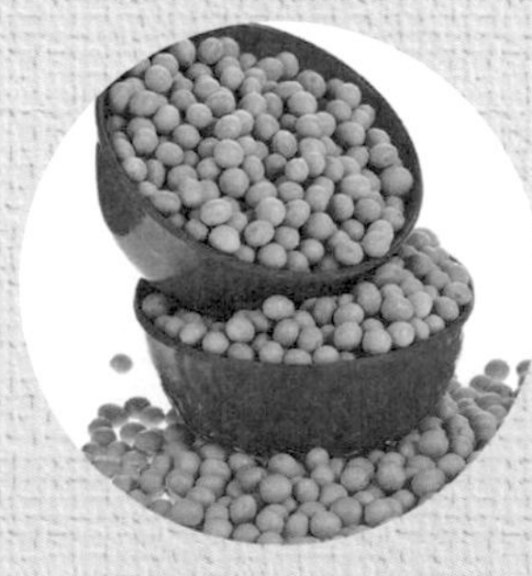

黃豆

抗衰、護腎之品

第2章

補腎食材來幫忙，「吃」出健康與活力

當我們越來越關注腎健康這個話題的時候，越來越多的商家也看準了這個商機，於是各種各樣的補腎保健食品、藥品爭相上市，真真假假，良莠不齊，讓我們暈頭轉向，難以抉擇，高昂的價格更是讓消費者望之卻步。我們害怕腎虛對健康的影響，但更害怕這些真真假假的保健食品、藥品會對我們身體造成更大的傷害。

其實，你完全可以不用再浪費時間去為這樣的問題傷腦筋，也不需要花費大筆的金錢去購買一些不知道是否有效的保健食品或藥品，而是跟著我們一起來發掘生活中具有良好補腎作用的食材，只需要有針對性地加強對這些食物的攝取，另外注意均衡營養，便可達到比藥物更安全、更有效的補腎效果。我們教你吃什麼，怎麼吃，讓補腎食材來幫忙，在日常生活中便能輕輕鬆鬆恢復健康與活力。

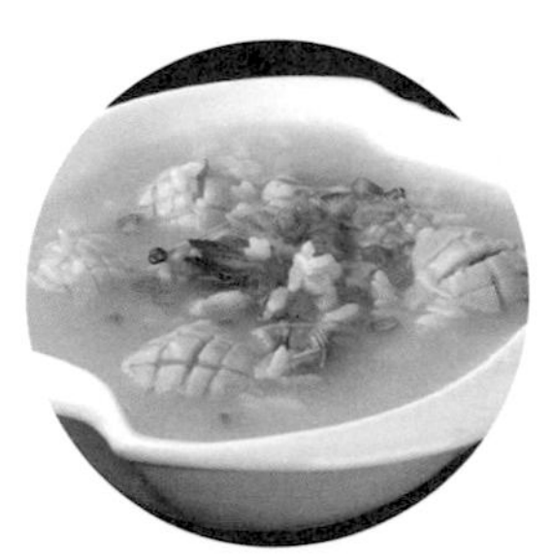
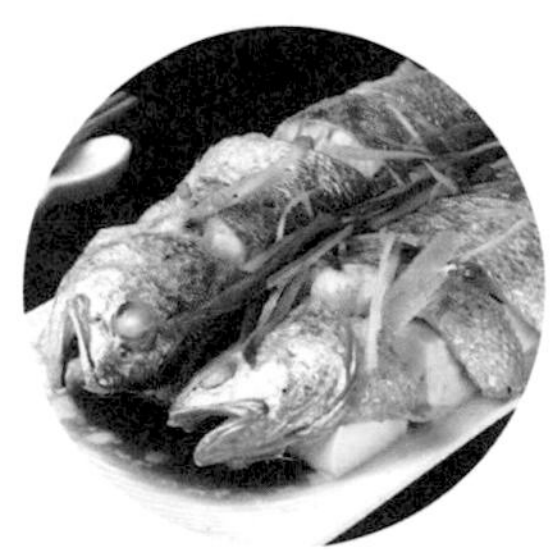
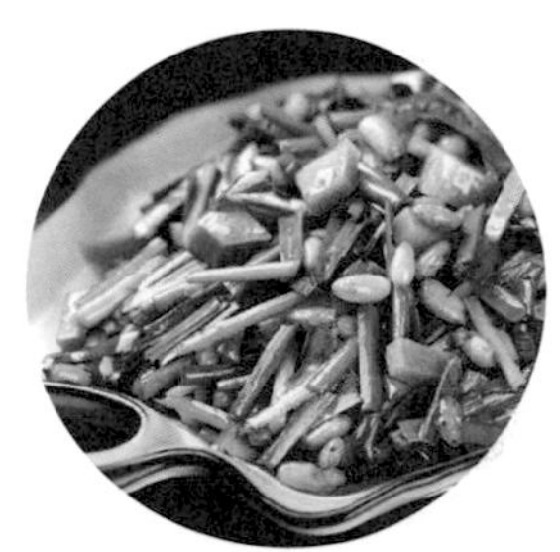

粳米 諸虛百損的調養珍品

【每日適宜用量】60~100克。

營養成分

主要有碳水化合物、蛋白質、脂肪、澱粉、維生素及鈣、磷、鐵等礦物質。

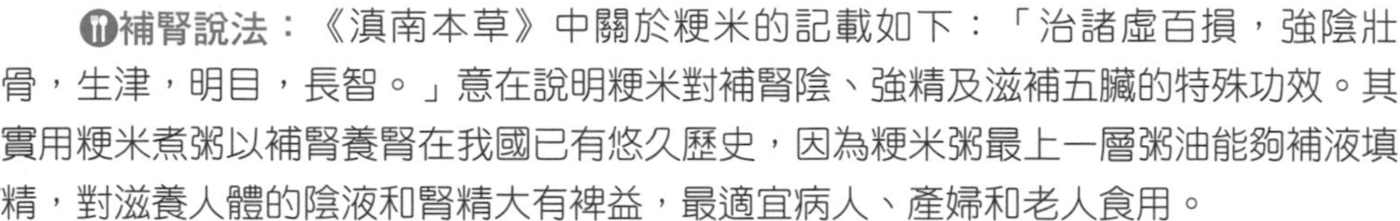

補腎說法：《滇南本草》中關於粳米的記載如下：「治諸虛百損，強陰壯骨，生津，明目，長智。」意在說明粳米對補腎陰、強精及滋補五臟的特殊功效。其實用粳米煮粥以補腎養腎在我國已有悠久歷史，因為粳米粥最上一層粥油能夠補液填精，對滋養人體的陰液和腎精大有裨益，最適宜病人、產婦和老人食用。

營養功效：粳米性平、味甘，歸脾、胃經，除了對補腎能有很好的作用外，還具有提高人體免疫功能，促進血液循環的作用，從而可減少高血壓發生的機會。粳米米糠層的粗纖維分子有助胃腸蠕動，所以胃病、便秘、痔瘡等患者尤可多食。另外，粳米中的蛋白質、脂肪、維生素含量也很豐富，多吃能降低膽固醇，減少心臟病發作和腦卒中的機率，是心腦血管疾病患者的必選養生佳品。

食用建議：粳米做成粥更易於消化吸收，但製作米粥時千萬不要放鹼，因為米是人體維生素B_1的重要來源，鹼會破壞米中的維生素B_1，會導致維生素B_1缺乏，出現「腳氣病」。製作米飯時一定要「蒸」，不要「撈」，因為米湯是治療虛症的食療佳品，濃稠的米湯甚至可以代替人參湯，用以治療虛症，而撈飯會損失掉大量維生素。另外，平時不宜多食精製後的細糧。

補腎指南

1.補腎益陽、溫中補虛：韭白30克，粳米100克。韭白洗淨，粳米淘淨。韭白、粳米放入鍋內，加清水適量，用武火燒沸後，轉用文火煮至米爛成粥。

2.補益肝腎、滋養五臟：黑芝麻25克，粳米50克。黑芝麻炒熟研末備用，粳米洗淨與黑芝麻入鍋同煮，旺火煮沸後，改用文火煮至成粥。每日兩次，早、晚餐食用，適於中老年體質虛弱者選用，並有預防早衰之功效。

3.健脾補腎、利尿通淋：赤小豆150克，粳米50克。先將赤小豆洗淨，浸泡2~3小時，煮爛後，加洗淨的粳米煮粥。每日早晚食用。

食譜推薦 香菇雞肉飯

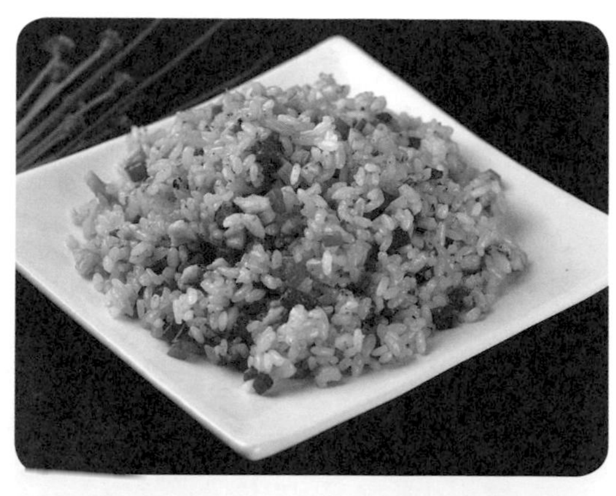

原料 鮮香菇30克，雞胸肉70克，胡蘿蔔60克，彩椒40克，芹菜20克，飯200克

調料 蒜末少許，生抽3毫升，芝麻油2毫升，鹽、食用油各適量

製作

1. 洗淨食材，香菇、胡蘿蔔、彩椒、芹菜切成粒，雞胸肉切丁。
2. 鍋中注水燒開，放入胡蘿蔔、彩椒、芹菜拌勻，煮半分鐘至斷生，將食材撈出瀝乾。
3. 起油鍋，倒入雞丁，翻炒至變色，加入蒜末炒香，倒入焯過水的食材炒勻，倒入米飯快速翻炒鬆散。
4. 放鹽、生抽炒勻，淋入芝麻油翻炒片刻至食材入味即可。

專家點評

可健脾補腎，
還有助於降低血壓。

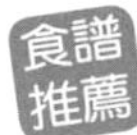

食譜推薦 鮮蝦魚丸粥

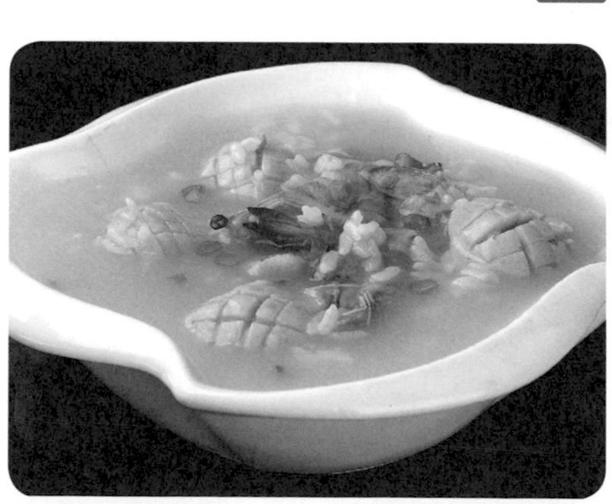

原料 大米300克，草蝦80克，魚丸100克

調料 薑絲、蔥花各少許，鹽4克，雞粉2克，胡椒粉3克，香油、食用油各適量

製作

1. 洗淨食材；魚丸對半切開，打網格花刀；草蝦去頭、鬚和腳，背部切開。
2. 砂鍋置火上，加水燒開，倒入大米拌勻，倒少許食用油拌勻，加蓋慢火煮40分鐘，倒入魚丸、草蝦拌勻，再加蓋小火煮7分鐘。
3. 放薑絲煮片刻，加鹽、雞粉、胡椒粉、香油拌勻，撒上蔥花即可。

專家點評

可補腎壯陽、益氣補血，適合腎陽虛畏寒肢冷、腰膝冷痛、小便頻數、夜間多尿等症。

糯米
溫補、強壯之品

【每日適宜用量】50~100克。

營養成分

含蛋白質、脂肪、糖類、鈣、磷、鐵、維生素B_1、維生素B_2、煙酸及澱粉等。

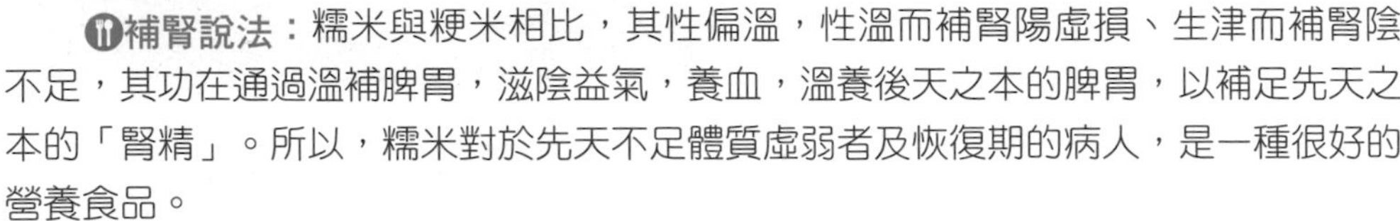

補腎說法：糯米與粳米相比，其性偏溫，性溫而補腎陽虛損、生津而補腎陰不足，其功在通過溫補脾胃，滋陰益氣，養血，溫養後天之本的脾胃，以補足先天之本的「腎精」。所以，糯米對於先天不足體質虛弱者及恢復期的病人，是一種很好的營養食品。

營養功效：糯米味甘，性微溫，入脾肺腎經，不僅是補腎的營養食品，且自古就是重要的女性滋補食物。糯米可補脾胃，使脾胃能發揮溫化穀物、吸收水液的功能，溫能養氣，正氣旺盛，就能改善虛寒體質的女性四肢冰涼、面色蒼白等症狀。其含有的維生素B_2，參與體內的抗氧化防禦系統，可提高人體對環境適應能力，也有助於幫助女性保持面色紅潤嬌豔。

食用建議：糯米性黏滯，難消化，不宜一次食用過多，老人、小孩或病人更宜慎用。糯米年糕無論甜鹹，其碳水化合物和鈉的含量都很高，有糖尿病、體重過重或其他慢性病如腎臟病、高血脂的人食用時要適可而止。購買糯米時，宜選擇乳白或蠟白色、不透明以及形狀為長橢圓形，較細長，硬度較小的為佳。糯米一般宜常溫儲存在乾燥、避光的環境下。

補腎指南

1.補肝腎、潤五臟、生津養胃：糯米50克，黑芝麻30克。先將糯米洗淨，用文火炒成微黃色盛出，再將黑芝麻也炒成微黃色盛出，然後共研成末，每天吃幾勺。適用於氣短、鬚髮早白、脫髮、病後虛弱者。

2.滋陰補腎、養肝明目：糯米30克，枸杞15克。食材洗淨後加適量清水同煮，喝湯食糯米及枸杞，每日食兩次。適用於頭暈、目眩、腰膝酸軟者。

3.補腎強筋、活血止血：糯米30克，板栗肉30克。將糯米、板栗肉洗淨，水煮熟爛成粥，早餐食用。適用於腰腿軟弱、反胃、腹瀉者。

食譜推薦 鯽魚百合糯米粥

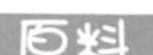

原料 淨鯽魚350克，魚子20克，水發糯米180克，乾百合8克

調料 薑絲、蔥花各少許，鹽4克，雞粉3克，胡椒粉少許，料酒7毫升

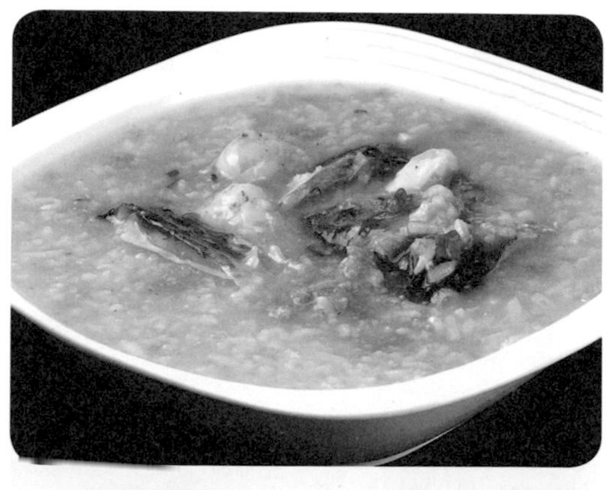

製作

1. 鯽魚肉斬成小塊，加鹽、雞粉、料酒拌勻，醃漬約10分鐘。
2. 砂鍋注水燒開，倒入洗淨的糯米、百合拌勻，加蓋煮沸後用小火煮約30分鐘至米粒變軟，放鯽魚子拌勻，再倒入鯽魚塊，下入薑絲攪拌，加蓋用小火續煮約8分鐘至魚肉熟透。
3. 加鹽、雞粉拌勻，再撒胡椒粉拌煮至入味盛出，撒上蔥花即成。

專家點評

有健脾利濕、和中開胃、活血通絡、溫中補腎之功效。

食譜推薦 冰糖糯米藕

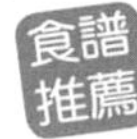

原料 蓮藕450克，糯米150克

調料 冰糖100克，麥芽糖50克，櫻桃、食用油少許

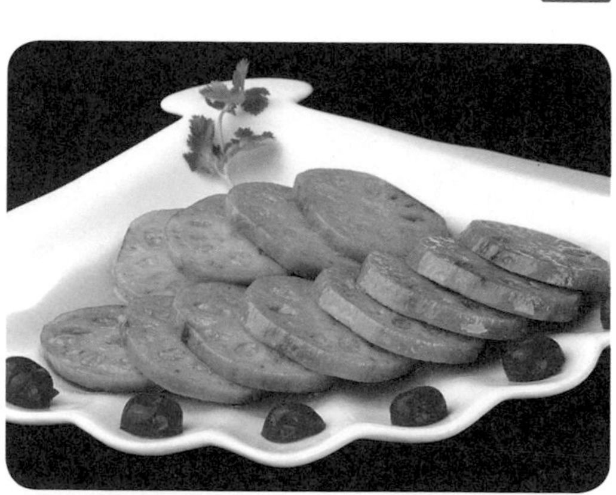

製作

1. 把洗好的蓮藕切開，將泡好的糯米塞入蓮藕孔中，再用切下的蓮藕當蓋子蓋上，插入牙籤固定。
2. 熱鍋注油燒至四成熱，放入蓮藕滑油片刻後撈出備用，鍋留底油，倒入適量清水，放入冰糖、麥芽糖煮沸，放入蓮藕，加蓋煮30分鐘至熟撈出。
3. 拔去牙籤後切片，在盤中排好，澆上鍋中餘下的糖汁，飾以洗淨的櫻桃即成。

專家點評

可消食開胃，溫中而不致燥熱，滋陰而不傷陽，腎陽虛、腎陰虛患者均可食用。

黑米

藥食兼用、陰陽雙補之品

【每日適宜用量】50~100克。

營養成分

含蛋白質、脂肪、碳水化合物、B族維生素、維生素E、鈣、磷、鉀、鎂、鐵、鋅等營養元素。

補腎說法：黑米是一種藥食兼用的大米，屬於糯米類，外表紫黑，營養豐富，有「黑珍珠」和「世界米中之王」的美譽。古醫書記載黑米有「滋陰補腎，健身暖胃，明目活血」、「滑濕益精、補肺緩筋」等功效，可入藥入膳，對腎虛白髮、腰膝酸軟、夜盲耳鳴療效尤佳。

營養功效：黑米營養豐富，除具有補腎作用外，還具有補血的功效，尤其適合孕婦、產婦補血之用，故也被稱為「月米」、「補血米」。黑米中的膳食纖維含量高，澱粉消化速度慢，因此吃黑米不會像吃白米那樣造成血糖劇烈波動，是適合糖尿病患者的健康食品。另外，黑米中所含黃酮類化合物能維持血管正常滲透壓，減輕血管脆性，防止血管破裂和出血，對於心腦血管具有保護作用。

食用建議：黑米米粒外部有一堅韌的種皮包裹，不易煮爛，故黑米應先浸泡一夜再煮。黑米粥若不煮爛，不僅大多數招牌營養素不能溶出，而且多食後易引起急性腸胃炎，對消化功能較弱的孩子和老弱病者更是如此。因此，消化不良的人不要吃未煮爛的黑米。優質的黑米粒大飽滿、黏性強、富有光澤，取幾粒黑米品嘗，優質黑米味甜，沒有異味。

補腎指南

1.益氣養血、滋陰補腎：牛奶250毫升，黑米100克，白糖適量。將黑米淘洗乾淨，加入適量水，放入鍋中浸泡2~3小時，然後以中火煮至粥快熟時，加入牛奶、白糖煮熟。每日兩次，早晚空腹溫熱服食。

2.健脾補腎、滋陰補虛：黑米150克，大米50克，芒果300克，優酪乳100克，白糖適量。將芒果取肉切成丁，芒果核加水煮20分鐘；將黑米和大米一塊兒洗乾淨加上芒果水，放鍋中用小火煲，到軟糯鮮滑後加糖攪拌均勻出鍋；將芒果肉撒在粥上，淋上優酪乳即可。

食譜推薦 人參紅豆黑米羹

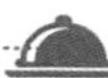

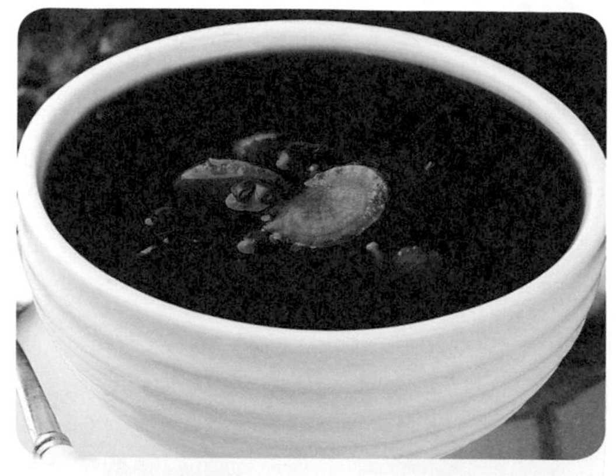

原料 熟黑米60克，熟紅豆50克，人參3克

調料 冰糖30克

製作

1. 將洗淨的人參切片。
2. 鍋中倒入約900毫升清水燒開，將煮熟的紅豆、黑米倒入鍋中，把處理好的人參倒入鍋中，攪拌均勻，蓋上鍋蓋，轉小火煮約40分鐘至食材熟爛。
3. 將冰糖倒入鍋中，輕攪片刻，煮至冰糖完全溶化即可。

專家點評

有益氣補血、益胃生津、健脾祛濕的功效，適合腎虛患者食用。

食譜推薦 腰果花生黑米羹

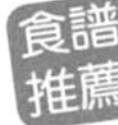

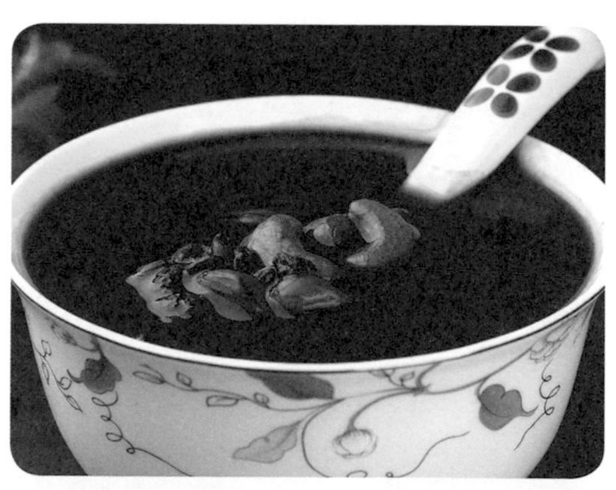

原料 花生35克，腰果20克，黑米20克

調料 冰糖30克

製作

1. 鍋中加入約900毫升的清水，將泡好洗淨的黑米倒入鍋中，再往鍋中加入洗淨並去殼的腰果，把準備好的花生也倒入鍋中，加蓋用大火將水燒開，轉小火煮約40分鐘至鍋中材料熟透。
2. 將冰糖倒入鍋中，用鍋勺輕輕攪動片刻，使冰糖充分與鍋中材料融合，加蓋煮約2分鐘至冰糖完全溶化於粥中即可。

專家點評

能提高兒童記憶力，對中老年人有抗老化、延緩腦功能衰退的作用。

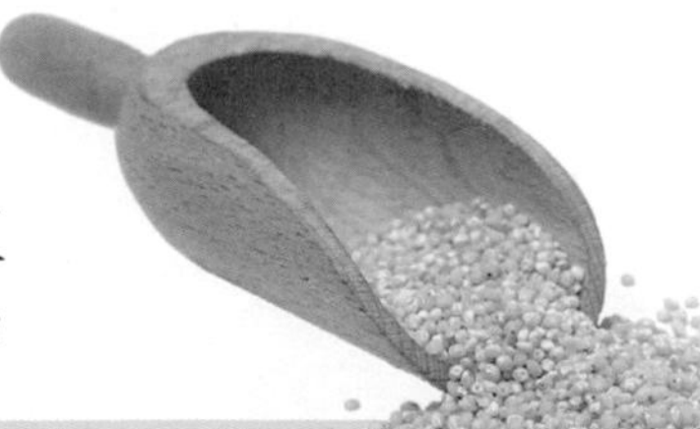

小米 有助於改善生殖功能的營養食品

【每日適宜用量】50~100克。

營養成分

含澱粉、蛋白質、脂肪、鈣、磷、鐵、維生素B_1、維生素B_2及胡蘿蔔素等。

補腎說法：古語有云：「人食五穀而化精」，也就是說，五穀都具有養精氣、補腎氣的作用，但五穀當中，數小米的補腎功效最強。小米粥上一層「米油」可滋陰強身，用於治療腎陰虧損。中醫認為小米油力能實毛竅，最肥人，滋陰長力，補液填精，滋陰補腎之功甚至勝於熟地。

營養功效：小米既養先天之本——腎臟，又補後天之本——脾胃，其營養豐富，消化吸收率高，誠為養生保健之佳品，適合幼兒的營養保健，也是體弱多病者的滋補佳品。此外，《本草綱目》還說，喝小米湯「可增強小腸功能，有養心安神之效」，可見小米對於因胃腸不好導致的失眠療效顯著，常吃小米有助於鎮靜安眠，緩解焦慮，改善失眠的症狀。

食用建議：購買小米宜選米粒大小及顏色均勻，無蟲，無雜質的，因為新鮮的小米粥對胃黏膜有保護作用，適合慢性胃炎、胃潰瘍患者服用，而貯存過久的陳舊小米則有致潰瘍的作用。另外，為了獲得優質的粥油，煮粥所用的鍋必須刷乾淨，不能有油污。煮的時候最好用小火慢熬，不能添加任何佐料，但可和豆類一起煮粥。

補腎指南

1.解熱降暑、滋陰健脾：小米100克，水10杯左右，南瓜500~1000克，冰糖或蜂蜜少許。米洗淨；南瓜洗淨，去皮剔瓤，切成1/2寸的丁狀或片狀，與米放入水內，煲約30分鐘，稍燜片刻，再加入冰糖或蜂蜜即可。

2.滋陰填精、補腎、烏髮：小米500克磨麵，炒黃，芝麻180克炒黃打碎，每次取小米麵30克，芝麻10克，白糖酌量，白開水300毫升調服，早晚各1次。

3.益氣生血、健脾補腎：小米50克，大紅棗15枚，黃芪15克，分別洗淨煮粥，加紅糖適量食用。

食譜推薦 小米南瓜粥

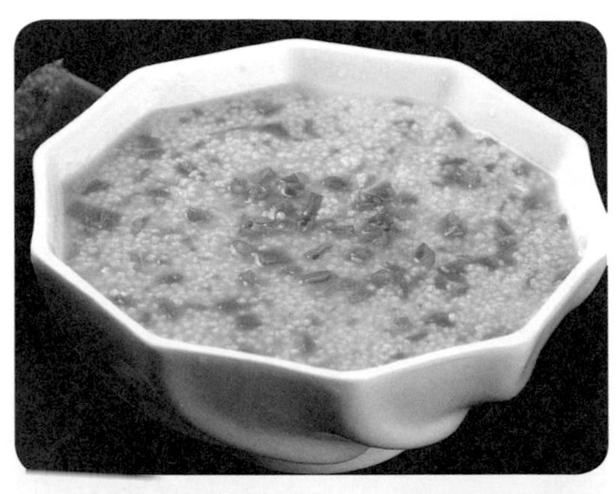

原料 水發小米90克，南瓜110克，蔥花少許

調料 鹽2克，雞粉2克

製作

1.將洗淨去皮的南瓜切小粒裝盤。

2.鍋中注清水燒開，倒入洗好的小米攪勻，蓋上蓋，燒開後用小火煮30分鐘，至小米熟軟，倒入南瓜，拌勻，蓋上蓋，用小火再煮15分鐘，至食材熟爛。

3.放入適量雞粉、鹽攪勻，盛出煮好的粥，裝入碗中，再撒上蔥花即可。

專家點評

可降壓降糖、補腎益精，對腎虛、糖尿病、高血壓有很好的食療作用。

食譜推薦 鮮菇小米粥

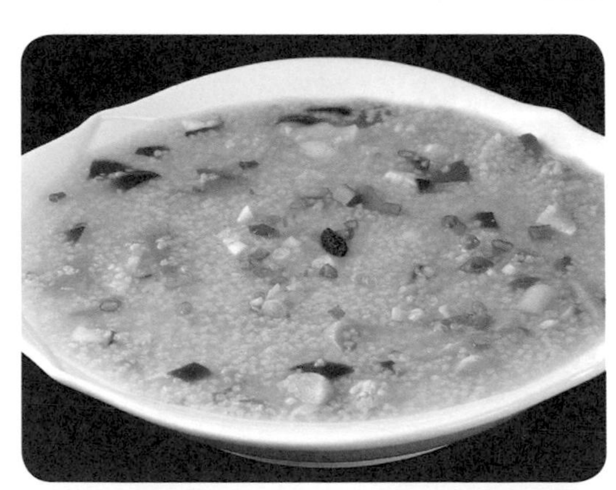

原料 平菇50克，鮮香菇15克，小米80克

調料 蔥花少許，鹽2克，雞粉2克，芝麻油2毫升，食用油少許

製作

1.香菇洗淨切丁，平菇切塊。

2.砂鍋中注水燒開，倒入洗淨的小米拌勻，加少許食用油，攪勻，加蓋用小火煮30分鐘至小米熟軟，倒入香菇、平菇拌勻，加蓋用小火煮5分鐘至食材熟透。

3.加入適量鹽、雞粉拌勻，淋入適量芝麻油，攪拌均勻後盛出，裝入湯碗中，撒上少許蔥花即可。

專家點評

可改善人體新陳代謝，增強體質，調節自主神經，還可健脾補虛、防癌抗癌。

芡實

補中益氣、
滋養強壯之品

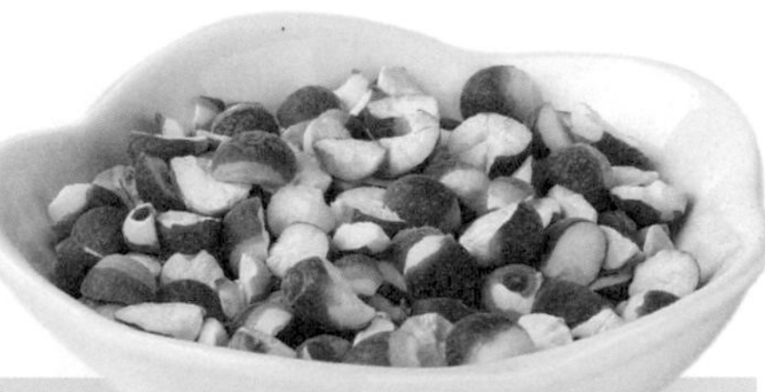

【每日適宜用量】50~100克。

營養成分

主含澱粉、蛋白質、脂肪、碳水化合物、鈣、磷、鐵、維生素B_1、維生素B_2、煙酸、維生素C等。

補腎說法：芡實被譽為「水中人參」，是藥食兩用的水生補品。在《神農本草經》中即有記載其「味甘，平，主濕痹腰脊膝痛，補中，益精氣，強志，令耳目聰明」，說明芡實具有良好的補腎作用，可滋陰填精，收斂固攝，且具有「補而不峻」、「防燥不膩」的特點，適用婦女脾虛白帶頻多、腎虧腰膝酸痛者，男性腎虛夢遺、滑精、早洩者，老年人尿頻者以及兒童體虛遺尿者食用。

營養功效：芡實性平，味甘、澀，歸脾、腎經，不僅具有補腎作用，而且對身體五臟具有很好的養生保健功效，且男女都適用。芡實含有豐富的碳水化合物，而脂肪含量甚微，所以很容易被人體吸收，能夠健脾益胃，還能補充營養素，平時消化不良，或出汗多又容易腹瀉者，經常吃芡實粥或加紅糖煮水喝，都可以得到明顯改善。如果芡實與瘦肉同燉，對解除神經痛、頭痛、關節痛、腰腿痛也有好處。

食用建議：芡實分生用和炒用兩種。生芡實以補腎為主，而炒芡實以健脾開胃為主。炒芡實一般藥店有售，因炒製時要加麥麩，並要掌握一定的火候，家庭製作不方便。另外，亦可將芡實炒焦使用，主要以補脾止瀉為主。值得注意的是，芡實無論是生食還是熟食，一次切忌食之過多，否則難以消化。芡實宜與蓮子肉、山藥、白扁豆等一同食用。

補腎指南

1.養心安神、健脾補腎：芡實25克，合歡皮15克，甘草3克，紅茶1克，紅糖25克。芡實、合歡皮、甘草洗淨，加水1000毫升，煮沸30分鐘，去合歡皮和甘草渣，加入紅糖，再煎至300毫升後加入紅茶即可。每日1劑，分3次煎服。

2.健脾和胃、補腎填精：芡實500克，山藥500克，糯米粉500克，山藥去皮，白糖500克。把芡實、山藥一同洗淨，山藥去皮，曬乾，碾為細粉，與糯米粉及白糖攪拌均勻，備用。取混合後的細粉適量，加入冷水調成稀糊狀，然後加熱燒熟即成。

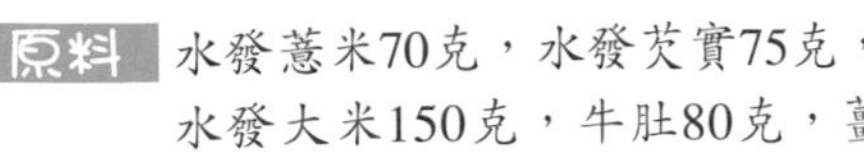

食譜推薦 芡實薏米牛肚粥

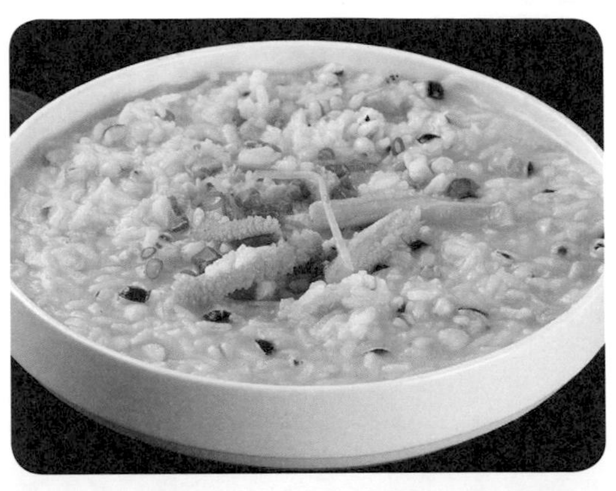

原料 水發薏米70克，水發芡實75克，水發大米150克，牛肚80克，薑絲、蔥花各少許

調料 鹽、雞粉、胡椒粉各2克，芝麻油2毫升，食用油少許

製作

1. 將處理乾淨的牛肚切成條裝盤。
2. 砂鍋中注水燒開，放入發好的芡實、薏米、大米拌勻，再加入少許食用油拌勻，加蓋用小火煮30分鐘至食材熟軟，下入少許薑絲，倒入切好的牛肚拌勻，加蓋用小火煮10分鐘至食材熟透。
3. 放雞粉、鹽、胡椒粉、芝麻油，用鍋勺拌勻後盛出，再撒上少許蔥花即可。

專家點評

具有利水滲濕、抗癌、解熱鎮靜、補腎益氣、固精止遺等功效。

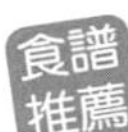

食譜推薦 蓮子芡實豬心粥

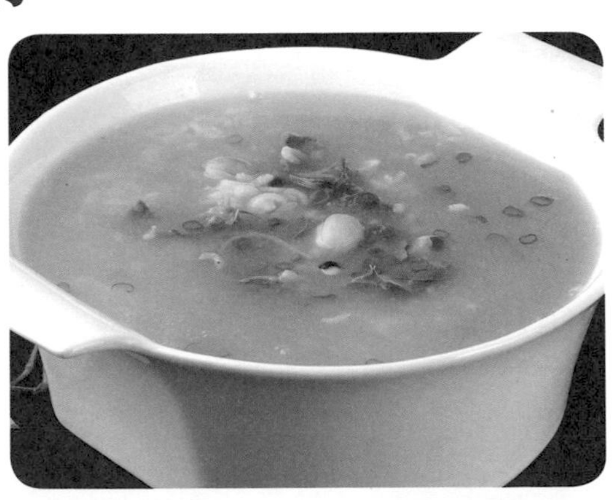

原料 蓮子70克，芡實35克，豬心100克，水發大米150克

調料 薑絲、蔥花各少許，鹽4克，雞粉3克，胡椒粉少許，料酒2毫升

製作

1. 洗淨的蓮子去心；處理乾淨的豬心切片，放鹽、雞粉、料酒拌勻，醃漬10分鐘；大米、芡實分別洗淨。
2. 砂鍋注水燒開，倒入大米，再放蓮子、芡實拌勻，加蓋用小火煮40分鐘至食材熟透，放入豬心拌勻。
3. 放薑絲拌勻，煮約2分鐘；放入鹽、雞粉、胡椒粉，拌勻後盛入大碗中，撒上蔥花即可。

專家點評

可安神定驚、補腎健脾、養心補血，還可緩解婦女絕經後陰虛、心神失養所致諸症。

薏米

清熱利尿、增強腎功能的佳品

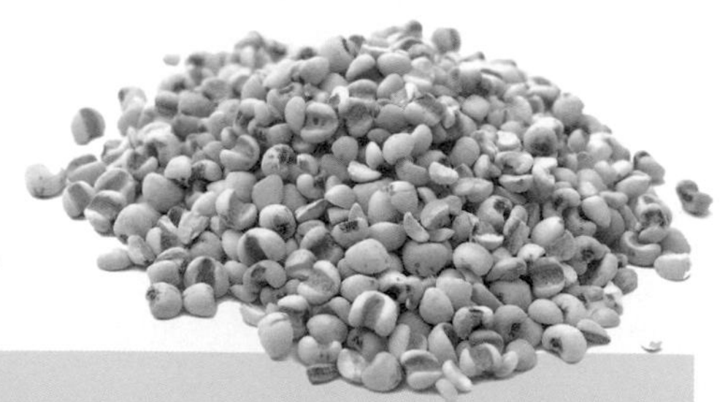

【每日適宜用量】100~150克。

營養成分

含有蛋白質、脂肪、碳水化合物、維生素B_1、薏米酯、薏米油、三萜化合物和各類氨基酸。

補腎說法：在《本草新編》中描述薏米「最善利水，不至損耗真陰之氣，凡濕盛在下身者，最宜用之，視病之輕重，准用藥之多寡，則陰陽不傷，而濕病易去」，正是薏米的健脾、補腎作用，使其成為脾腎陽虛水腫的食療佳品。

營養功效：薏米被譽為「世界禾本科植物之王」，在歐洲，它被稱為「生命健康之友」，這都說明薏米營養價值很高。除了補腎強壯作用外，它的美容作用更不可小覷。用於頭髮護理，有營養頭髮、防止脫髮，使頭髮光滑柔軟的作用；用於皮膚護理，可使皮膚光滑，並減少皺紋，消除色素斑點，且對面部粉刺及皮膚粗糙有明顯的療效。另外，它還對紫外線有吸收能力，其提煉物加入化妝品中可有防曬和防紫外線的效果。

食用建議：因為薏米微寒，虛寒體質者不適宜長期服用，所以懷孕婦女及正值經期的婦女應避免食用。在淘洗薏米時要注意，應先用冷水輕輕淘洗，不要用力揉搓，再用冷水浸泡一會兒。泡米用的水也要與米同煮，不能丟棄，這樣可以避免薏米中所含的營養物質在浸泡中有所損失。薏米較難煮熟，在煮之前需以溫水浸泡2~3小時，在吸收水分後再與其他米類一起煮就很容易熟了。

補腎指南

1.滋陰補腎、清熱利尿：海帶30克，冬瓜150克，薏米12克。以上材料洗淨，加水適量煮作湯飲。每天一次，重症者可早晚各一次。食用時可加少許白糖調味。

2.平補脾腎、降低血糖：薏米60克，小米50克，南杏仁10克，鹽、蔥各適量。小米、薏米均泡發洗淨；南杏仁洗淨；蔥洗淨，切花。鍋置火上，倒入清水，放入小米、薏米，以大火煮至米粒開花，加入南杏仁煮至濃稠狀，調入鹽拌勻，撒上蔥花即可。

食譜推薦 豬腰山藥薏米粥

原料 山藥150克，水發大米180克，豬腰200克，水發薏米60克，薑片、蔥花各少許

調料 鹽3克，雞粉少許，料酒8毫升

製作

1. 食材洗淨；去皮山藥切薄片放入清水中；豬腰切開，去除筋膜，切片後加鹽、雞粉、料酒拌勻，醃漬約10分鐘。
2. 砂鍋中注水燒開，倒入薏米、大米拌勻，加蓋煮沸後用小火續煮40分鐘，倒入山藥拌勻，煮至沸騰，再倒入豬腰片拌勻，加蓋用小火續煮約15分鐘至食材熟透。
3. 加鹽、雞粉拌煮入味後盛出，撒上薑片、蔥花即成。

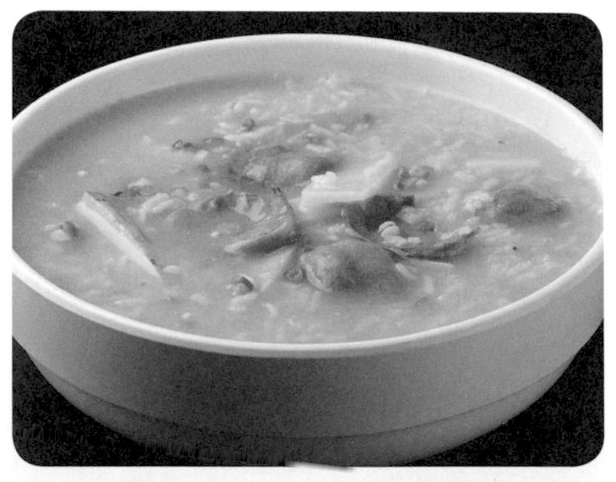

專家點評

可平補脾腎，增強免疫力、益心安神、延緩衰老，還可預防動脈粥樣硬化等。

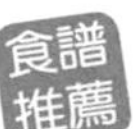

食譜推薦 苦瓜薏米排骨湯

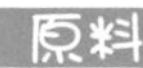

原料 排骨段200克，苦瓜100克，水發薏米90克，薑片10克

調料 鹽、雞粉各少許，料酒8毫升

製作

1. 洗淨的苦瓜切小段。
2. 鍋中注水燒開，放排骨段，淋料酒拌勻，煮沸後掠去浮沫再撈出。
3. 砂鍋注水燒開，放排骨段、薑片、薏米，再淋少許料酒，略微攪拌，加蓋煮沸後轉小火煮約30分鐘，至排骨七成熟，倒入苦瓜，加蓋續煮約15分鐘，至全部食材熟透。
4. 加鹽、雞粉攪勻，略煮片刻至湯汁入味即成。

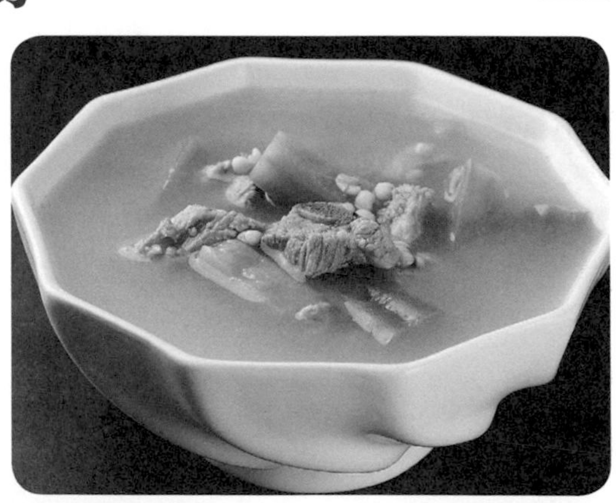

專家點評

可清熱滋陰，補腎陰虛不足，還可降血壓，適合腎陰虛、高血壓、高血脂患者食用。

黃豆

抗衰、
護腎之品

【每日適宜用量】40克。

營養成分

富含蛋白質及礦物質元素鐵、鎂、鉬、錳、銅、鋅、硒等，以及人體8種必需氨基酸和天門冬氨酸、卵磷脂、可溶性纖維、谷氨酸和微量膽鹼等。

補腎說法：《黃帝內經》認為「腎穀豆」。在五穀之中，豆和腎的關係最密切，因為豆的外形與腎很相似，豆的補腎功能也最強。豆指的是大豆，也就是黃豆。常食大豆可滋陰補腎、益精血、強筋骨，使皮膚潤澤細嫩，富有彈性，使肌肉豐滿而結實，使毛髮烏黑而光亮，使人延長青春。

營養功效：黃豆補腎作用強，又因其不含膽固醇，並可降低人體膽固醇，所以還被用來預防動脈硬化、冠心病的發生，更被營養學家推薦為防治冠心病、高血壓、動脈粥樣硬化等疾病的理想保健品。黃豆中還含有一種抑胰酶的物質，對糖尿病也有一定的療效。此外，黃豆中所含的豐富卵磷脂是大腦細胞組成的重要部分，常吃黃豆對增加和改善大腦功能有一定作用。常食黃豆還可使皮膚細嫩、潤澤，有效防止雀斑和皺紋出現，是愛美人士的美容佳品。

食用建議：黃豆雖具有很好的補腎作用，但是在生長發育階段的男性不宜多食，因為攝入雌激素量的多少，會直接影響到未來精子的品質和生育能力，過量的雌激素攝入甚至可能導致男性在晚年出現睾丸癌。此外，鮮黃豆在尚嫩時就可食用。鮮黃豆含有非常多的營養物質，像胰島素和植酸鈣、鎂，這些物質只有在烹製和發酵時才能中和，所以正確烹製黃豆很重要。

補腎指南

1.益氣補血、補腎滋陰：黃豆1量杯，枸杞10克。把泡軟的黃豆和沖洗乾淨的枸杞放進豆漿機裡，加入適量的水。按下濕豆的按鈕，20分鐘以後，撇乾淨泡沫，可以放蜂蜜，如果喝淡漿的就可以直接飲用。

2.補脾益氣、潤腸通便：胡蘿蔔100克，黃豆100克，蔥花、蒜末、鹽、生抽、芝麻油各少許。黃豆洗淨用清水浸泡6小時左右，胡蘿蔔洗淨切丁。鍋內加清水及少許鹽，煮沸後放入黃豆煮15分鐘，再放胡蘿蔔丁煮2分鐘，撈出瀝乾水分倒入盤中。加蔥、蒜及調味料拌勻即可食用。

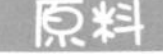

食譜推薦 海帶黃豆魚頭湯

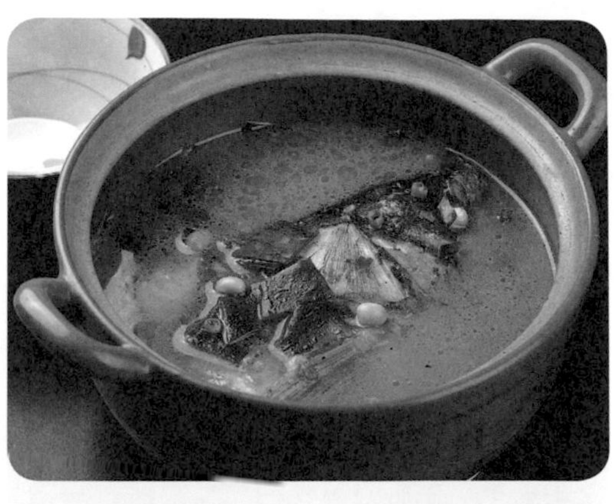

原料 鰱魚頭200克，海帶70克，水發黃豆100克，薑片、蔥花各少許

調料 鹽2克，雞粉2克，料酒5毫升，胡椒粉、食用油各適量

製作

1. 洗淨的海帶切小塊；起油鍋，放入薑片、鰱魚頭，煎至魚頭焦黃時盛出裝盤。
2. 砂鍋注水燒開，放洗淨的黃豆、海帶，淋料酒，加蓋燒開後轉小火燉20分鐘至熟透，再放魚頭，加蓋用小火煮15分鐘，至食材熟爛。
3. 加鹽、雞粉、胡椒粉攪勻，熄火，放入蔥花即可。

專家點評

可滋陰補腎、健脾益氣、清熱利水，適合脾腎虧虛者調理食用。

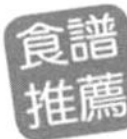

食譜推薦 黃豆燜排骨

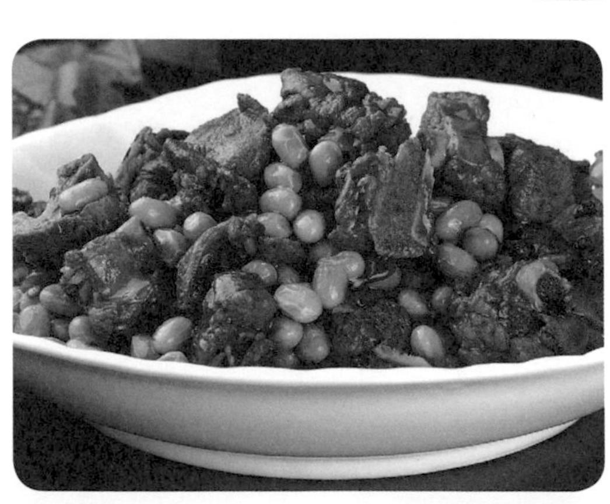

原料 排骨250克，水發黃豆400克，薑片、蔥白、蒜末各少許，鹽4克

調料 雞粉2克，白糖3克，豆瓣醬15克，老抽3毫升，生抽5毫升，料酒、水澱粉、食用油各適量

製作

1. 洗淨的排骨斬小段，倒入沸水鍋中煮2分鐘至斷生撈出瀝乾。
2. 起油鍋，倒入薑片、蔥白、蒜末爆香，倒入排骨炒勻，加料酒、豆瓣醬、老抽、生抽炒勻，注入適量清水，倒入黃豆。
3. 加鹽、雞粉、白糖拌勻，加蓋用大火煮沸，小火燜40分鐘至食材熟軟，大火收汁，水澱粉炒勻即成。

專家點評

可補髓養陰，補血益智，對腎虛神經衰弱、失眠、健忘等有防治作用。

黑豆

補益腎精、烏髮美容之品

【每日適宜用量】40~80克。

營養成分

含有豐富的蛋白質、維生素、礦物質元素，營養全面。

補腎說法：中醫認為不同顏色的食物應歸屬於人體的不同臟器，而黑色和腎臟相對應，黑色的食物都具有滋養和呵護腎臟的作用。而關於黑色補腎的現代解釋則說的是其抗衰老作用，因為黑色食物中含有豐富的抗氧化物質，如維生素E或者硒元素，可清除自由基，對抗因氧化過度而產生的人體衰老。黑豆含有豐富的維生素E，抗衰老作用非常明顯。

營養功效：黑豆除了歸腎經外，其味甘，還入脾經，具有健脾的作用。常吃黑豆，一是通過健脾補充人體氣的不足，同時還可以通過健脾來祛除人體多餘的水分。比如我們有些人水腫，面部紅腫，長期吃黑豆都可以有很好的利水作用。此外，現代研究表明，黑豆中所含的不飽和脂肪酸，可促進膽固醇的代謝，降低血脂，預防心血管疾病，且黑豆的纖維素含量高，可促進腸胃蠕動，預防便秘，所以是不錯的減肥佳品。

食用建議：食用黑豆時最好煮食或做成豆漿、豆腐等豆製品後再食用。如果食用黑豆的方法正確，但仍然出現了便秘，可能與蔬菜、水果攝入減少或近期攝入太多溫熱性的食物有關，建議您適當增加蔬菜、水果，以及富含纖維素且易於消化的食物攝入量，此外還應適當增加運動，多做腹式呼吸以增加胃腸蠕動。

補腎指南

1.補腎益精、烏髮美容：黑豆100克，白糖適量。黑豆洗淨，用冷水浸泡3小時撈出，放入榨汁機中，加入開水，攪打15分鐘；將生黑豆漿倒入鍋中，以中火煮滾後，改用小火煮10分鐘，熄火，待黑豆汁稍涼一些，倒入杯中；在黑豆汁中加入白糖，攪拌均勻，即可直接飲用。

2.補血益氣、改善面色：黑豆100克，薏米30克，水700毫升。先將黑豆、薏米分別洗淨，瀝乾水分。然後向鍋內注入水，加入黑豆、薏米，大火煮沸後改小火慢煮，待食材熟爛後，濾渣取汁飲用。

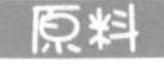

黑豆蓮藕雞湯

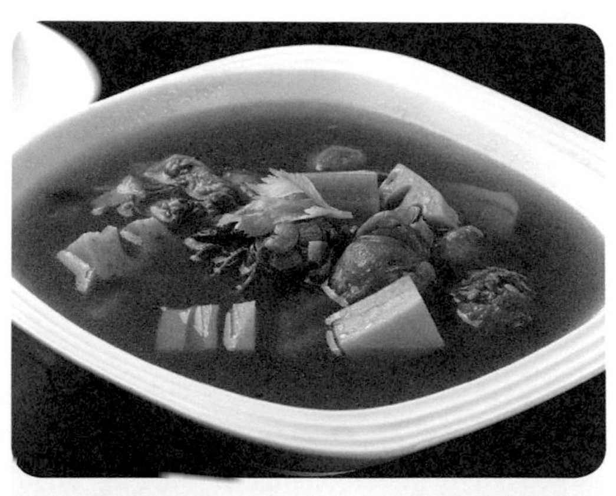

原料 水發黑豆100克，雞肉300克，蓮藕180克

調料 薑片少許，鹽、雞粉各少許，料酒5毫升

製作

1.洗淨去皮的蓮藕切丁，雞肉洗淨斬小塊，黑豆洗淨。

2.鍋中注水燒開，倒入雞塊攪勻，汆去血水後撈出，瀝乾。

3.砂鍋中注水燒開，放入薑片，倒入雞塊、黑豆、藕丁，淋入少許料酒，加蓋煮沸後用小火燉煮約40分鐘至食材熟透。

4.加入少許鹽、雞粉攪勻調味，續煮一會兒，至食材入味即成。

專家點評

可滋陰補腎、健脾開胃、益氣補血，適合腎虛、糖尿病、貧血的調理。

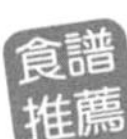

黑豆豬皮紅棗粥

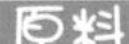

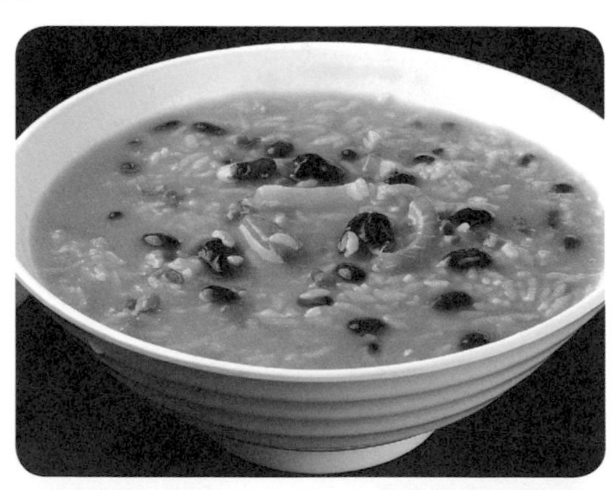

原料 水發大米170克，水發黑豆70克，豬皮65克，紅棗150克，水發大米170克

調料 蔥花少許，鹽2克，雞粉2克，芝麻油2毫升

製作

1.把洗淨的豬皮切成條裝入盤中。

2.砂鍋中注水燒開，倒入洗淨的大米拌勻，下入備好的紅棗、黑豆，倒入切好的豬皮，攪拌勻，加蓋用小火煮30分鐘至大米熟軟。

3.放入適量鹽、雞粉，拌勻調味，加入適量芝麻油，攪勻後盛出，撒上蔥花即可。

專家點評

可滋陰補虛、養血益氣，補腎虛，更是愛美人士的美容養顏佳品。

紅豆：化痰濕、補腎虛的佳品

【每日適宜用量】30~60克。

營養成分

含有蛋白質、脂肪、糖類、B族維生素、鉀、鐵、磷等。

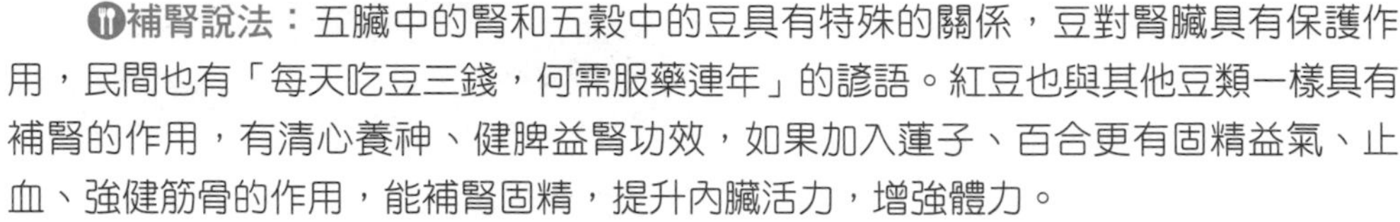

補腎說法：五臟中的腎和五穀中的豆具有特殊的關係，豆對腎臟具有保護作用，民間也有「每天吃豆三錢，何需服藥連年」的諺語。紅豆也與其他豆類一樣具有補腎的作用，有清心養神、健脾益腎功效，如果加入蓮子、百合更有固精益氣、止血、強健筋骨的作用，能補腎固精，提升內臟活力，增強體力。

營養功效：紅豆具有豆類補腎的共性，此外紅豆中含有較多的膳食纖維，具有良好的潤腸通便、降血壓、降血脂、調節血糖、解毒抗癌、預防結石、健美減肥的作用。紅豆獨特的利尿作用，使其還能解酒、解毒，對腎炎水腫有一定作用。紅豆更是女性健康的好朋友，豐富的鐵質能讓人氣色紅潤，多攝取紅豆，還有補血、促進血液循環、增強抵抗力的效果，產婦、乳母多吃紅豆還有催乳的功效。

食用建議：紅豆選購時要選擇有光澤，形態飽滿，無蟲蛀的。豆子色澤暗淡無光，乾癟的是放置時間較長的，不宜選用。保存時應裝進密封的盒子或袋中，置於陰涼乾燥處。此外，雖然紅豆是營養成分極高的碳水化合物，但在消化過程中，其豆類纖維易在腸道發生產氣現象，因此腸胃較弱的人食用後會有脹氣等不適感，宜少食。

補腎指南

1.溫陽活血、祛風除濕：用毛巾做一個口袋，將生紅豆倒入袋裡，再將袋子縫起來。睡覺前，將做好的袋子放入微波爐裡溫兩分鐘，放到被窩內，溫度可以保持約三小時。因為紅豆是豆類中含水量最少的，加熱以後溫度不容易下降，而且可以重複使用，很經濟實惠。除了睡覺時用，平時也可用於肩膀或關節等地方。

2.健脾補腎、益氣養血、利水消腫：將生薏米20克、紅豆30克洗淨浸約半日，瀝乾備用。薏米加水煮至半軟，加入紅豆煮熟，再加入冰糖，待溶解後熄火，放涼後即可食用。

食譜推薦 紅豆小米羹

原料 熟紅豆35克，小米15克

調料 冰糖25克

製作

1.鍋置旺火上，倒入約800毫升的清水，蓋上鍋蓋，將水燒開。

2.揭開鍋蓋，將備好的熟紅豆倒入鍋中，隨後將洗淨的小米也倒入鍋中，蓋上鍋蓋，煮開後轉成小火慢慢煮約40分鐘至紅豆軟爛。

3.將冰糖倒入，輕攪均勻，加上蓋子，繼續煮2分鐘至冰糖溶化即可。

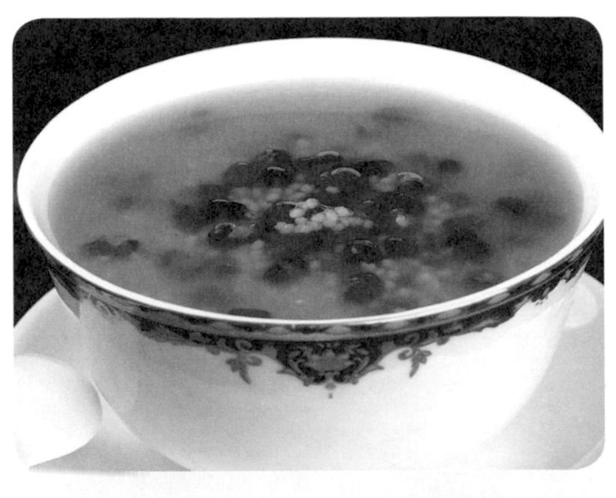

專家點評

可清熱解毒、滋陰補腎、健脾利尿，適合腎虛、水腫、免疫力低下者。

百合蓮子紅豆沙

原料 水發紅豆80克，水發蓮子50克，水發百合30克

調料 白糖50克，水澱粉適量

製作

1.鍋中倒入約800毫升清水燒熱，倒入洗淨的百合、蓮子，再倒入泡好的紅豆，攪拌均勻。

2.蓋上鍋蓋，用大火煮沸後轉小火煮30分鐘至食材熟軟。

3.倒入白糖，煮至白糖完全溶化，倒入少許水澱粉勾芡再煮片刻，將煮好的糖水盛入湯碗中即可。

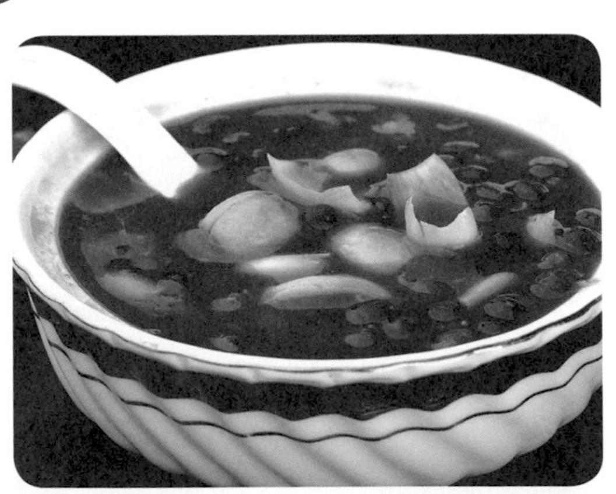

專家點評

可滋陰清熱、養心安神、健脾補腎、利尿消腫，適合腎虛心煩失眠者。

豆漿 滋陰潤燥、調和陰陽之品

【每日適宜用量】250~300毫升。

營養成分

豆漿富含鈣、鐵、磷、鋅、硒等礦物質元素及多種維生素。

補腎說法：豆漿是四季適宜的補腎調養佳品：春秋飲豆漿，滋陰潤燥，調和陰陽；夏飲豆漿，消熱防暑，生津解渴；冬飲豆漿，祛寒暖胃，滋養進補。要更充分地發揮豆類的營養效果，最好也最方便的辦法就是把大豆加工成豆漿，這樣做可以把大豆外面堅韌的皮膜破壞，使蛋白質容易被人體消化和吸收，其補腎作用比豆類更強，其中尤以黑豆豆漿更是補腎佳品。

營養功效：豆漿不僅有很好的補腎作用，它還是中老年人防治高血脂、高血壓，預防動脈硬化、腦卒中，維持心血管健康、改善腸道功能的理想食品。另外，豆漿對於貧血病人的調養，比牛奶作用要強。以喝熱豆漿的方式補充植物蛋白，可使人的抗病能力增強。對於女性朋友來說，可以減少青少女面部青春痘、暗瘡的發生，使皮膚白皙潤澤，還可達到減肥的功效，及可調節中老年婦女內分泌系統，減輕並改善更年期症狀，延緩衰老。

食用建議：好豆漿應有股濃濃的豆香味，濃度高，略涼時表面有一層油皮，口感爽滑。豆漿不能放在保溫瓶裡存放，因為豆漿中有能除掉保溫瓶內水垢的物質，在溫度適宜的條件下，以豆漿作為養料，瓶內細菌會大量繁殖，經過3~4個小時就會使豆漿酸敗變質。豆漿中忌加紅糖，因為豆漿加紅糖後，紅糖裡的有機酸和豆漿中的蛋白質結合，會產生變性沉澱物，大大破壞了營養成分。

補腎指南

1.補腎健脾、益氣活血：黃豆300克，水1000毫升。將黃豆洗淨泡水8小時備用。泡過的黃豆放入果汁機中加入500毫升水，攪打成漿，取一紗布袋，將打好的豆漿倒入，將豆渣過濾掉。取一較深的鍋子，倒入剩餘500毫升的水與過濾後的豆漿，開大火將豆漿煮至冒大泡泡，再轉小火續煮10分鐘，直到溢出豆香味後熄火，過濾即可。

2滋陰補腎、增強免疫力：芒果、水、黃豆各適量。黃豆洗淨，浸泡6小時以上，使用前再沖洗一遍；泡發後的黃豆加1000毫升水，在鍋中煮20分鐘至熟後將豆子和水晾涼；芒果洗淨切塊，備用；將芒果、豆子和水一起送入豆漿機攪打。豆漿製作完成後用漏網去除豆渣即可。

食譜推薦 核桃仁黑豆漿

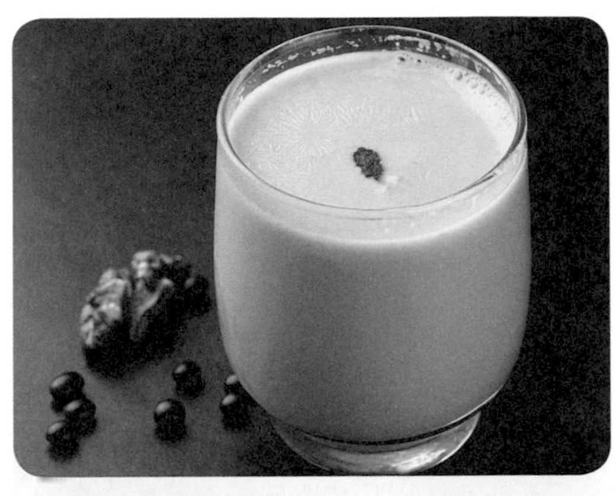

原料 水發黑豆100克，核桃仁40克

調料 白糖5克

製作

1.將洗淨的黑豆倒入榨汁機，注適量礦泉水，榨出汁水，用隔渣袋濾去豆渣，將豆汁裝入碗中。

2.將備好的豆汁倒入榨汁機，加入洗淨的核桃仁榨汁，至核桃仁變成細末即成生豆漿。

3.砂鍋中倒入生豆漿，置於大火上燒熱，加蓋用大火續煮約2分鐘至汁水沸騰。

4.加白糖拌勻，續煮至白糖溶化，再掠去浮沫即成。

專家點評

具有益腎補虛、軟化血管、延年益壽、補鈣健腦、護髮養顏的功效。

食譜推薦 薏米黑米豆漿

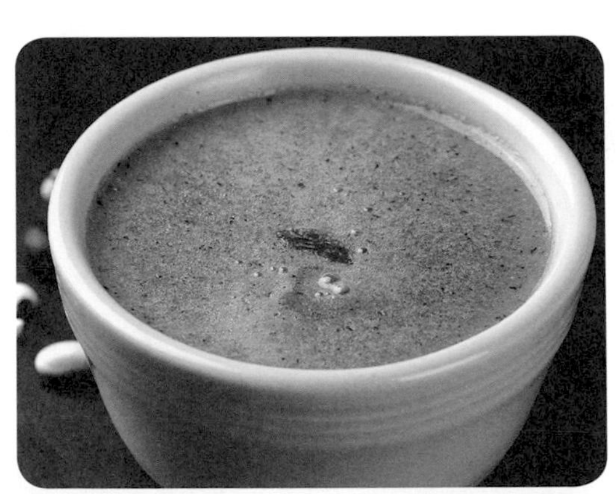

原料 水發黃豆、水發黑豆各100克，水發薏米90克，水發黑米80克

調料 白糖7克

製作

1.將洗淨的黃豆、黑豆倒入榨汁機，注適量清水，榨出豆汁，用隔渣袋過濾，去除豆渣，留汁待用。

2.將洗淨的薏米、黑米放入榨汁機，倒入過濾好的豆汁，攪打至米粒呈碎末狀，即成生豆漿。

3.砂鍋置火上，倒入生豆漿，用大火煮約1分鐘，掠去浮沫，待汁水沸騰，加白糖拌勻，用中火續煮片刻，至糖分完全溶化後即可。

專家點評

可補腎健脾、抗氧化、加強血管的韌性、改善心肌，適合腎虛、心血管疾病患者。

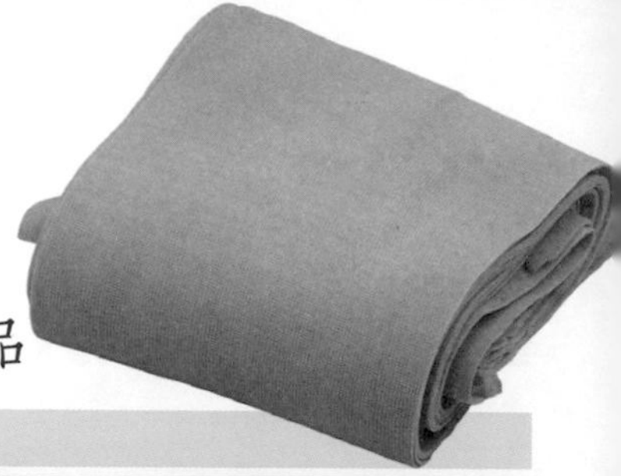

豆腐皮

清熱養胃、
補腎強身之品

【每日適宜用量】30~50克。

營養成分

營養豐富，蛋白質、氨基酸含量高，據現代科學測定，還有鐵、鈣、鉬等人體所必需的18種微量元素。

補腎說法：豆腐皮具有養肝補腎、強筋壯骨的功效，其補腎功效在不同年齡階段都有作用。兒童食用能提高免疫力，促進身體和智力的發展，中老年人長期食用可預防骨質疏鬆，強身健體、延年益壽，而孕婦產後期間食用既能加速恢復身體健康，又能增加奶水。豆腐皮有易消化、吸收快的優點，是一種婦、幼、老、弱皆宜的補腎強壯佳品。

營養功效：豆腐皮中含有豐富的蛋白質，且豆腐蛋白屬完全蛋白，不僅含有人體必需的8種氨基酸，其比例也接近人體需要，營養價值較高。豆腐皮含有的卵磷脂可清除黏附在血管壁上的膽固醇，防止血管硬化，起到預防心血管疾病，保護心臟的作用。此外，製作豆腐皮的大豆中含有大豆異黃酮，可調整乳腺對雌激素的反應，可有效預防乳腺癌、乳腺增生。

食用建議：上等的豆腐皮，皮薄透明，色黃有光澤，柔軟不黏，表面光滑。豆腐皮存儲放置在陰涼處即可。豆腐皮為半乾性製品，是素饌中的上等原料，切成細絲，可經燙或煮後，供拌、熗食用或用於炒菜、燒菜、燴菜；可配葷料、蔬菜，如肉絲、韭菜、白菜等，也可單獨成菜。平素脾胃虛寒，經常腹瀉便溏之人忌食。

補腎指南

1.健脾開胃、溫腎益陽：豆腐皮、醬油、豆豉、豆瓣、海椒或紅油辣椒、花椒、蒜末、蔥末、味精各適量。製作時，將豆腐皮切得如線粗細，待鍋內油開後放入豆豉炸酥，再放豆瓣、醬油、花椒，放豆腐皮摻湯煮沸，再放入其他調料，即為味香可口的麻辣燙豆腐皮。

2.補腦益智、健脾補腎：豆腐皮100克，粳米200克，冰糖50克。先把粳米浸泡並洗淨，放入沸水鍋內小火熬煮，再把豆腐皮切成小塊，待米爛熟時，與冰糖一同加入粥內攪拌，稍煮片刻即可。

食譜推薦 雞湯煮千張絲

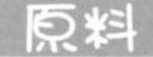

原料 小白菜100克，豆腐皮300克，紅椒20克，蝦仁50克

調料 雞湯200毫升，鹽3克，雞粉2克，味精1克，胡椒、水澱粉、食用油各適量

製作

1. 洗淨食材；小白菜切段，豆腐皮、紅椒切絲；蝦仁醃漬5分鐘。
2. 鍋中加水燒開，豆腐皮略煮後撈出；鍋中另加水燒開，倒入雞湯，再加油、鹽、味精拌勻，加豆腐皮略煮，再放蝦仁煮至顏色變紅，加小白菜，煮約1分鐘至食材熟透。
3. 撒胡椒粉拌勻後盛碗中，放上紅椒絲，擺盤即成。

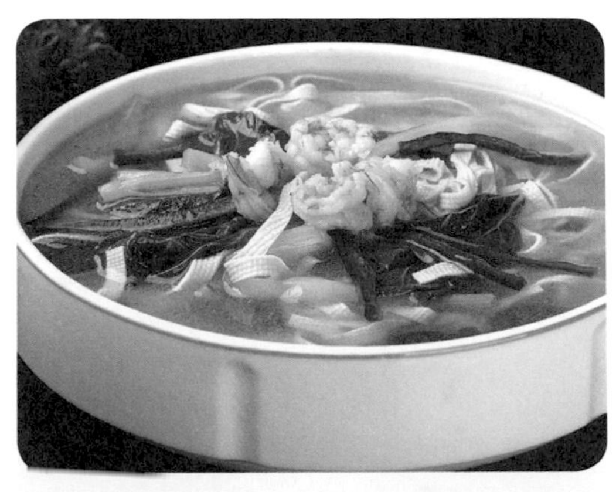

專家點評

可健脾益氣、補腎明目、增強抵抗力、利腸寬腸，適合腎虛、糖尿病、高血脂患者。

食譜推薦 萵筍炒千張絲

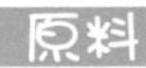

原料 萵筍100克，豆腐皮150克，紅椒20克，薑片、蒜末、蔥白各少許

調料 鹽3克，雞粉2克，生抽3毫升，水澱粉4毫升，辣椒油、食用油各適量

製作

1. 洗淨食材，均切絲備用。
2. 炒鍋注油燒熱，放蔥白、薑末、蒜末爆香，放萵筍、紅椒拌炒，加清水炒勻，倒入豆腐絲炒勻。
3. 再倒入適量清水，放入鹽、雞粉，炒勻，淋入生抽、辣椒油，翻炒勻，使萵筍和豆腐絲入味，倒入適量水澱粉勾芡即成。

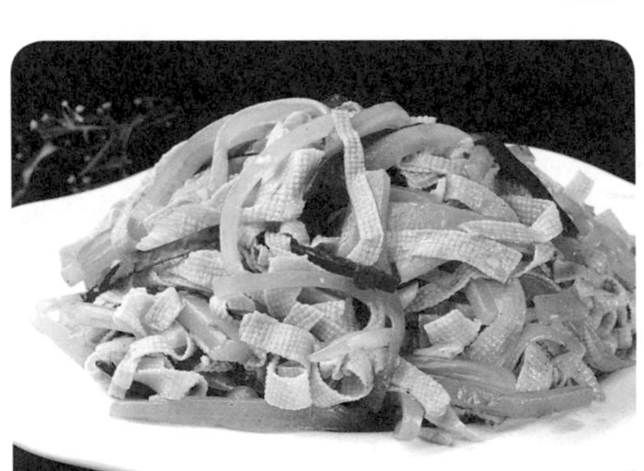

專家點評

可滋陰清熱、祛火降燥、增進食欲，改善腎虛心煩、失眠、燥熱等症。

豆腐

滋陰補腎、健脾益氣的滋補佳品

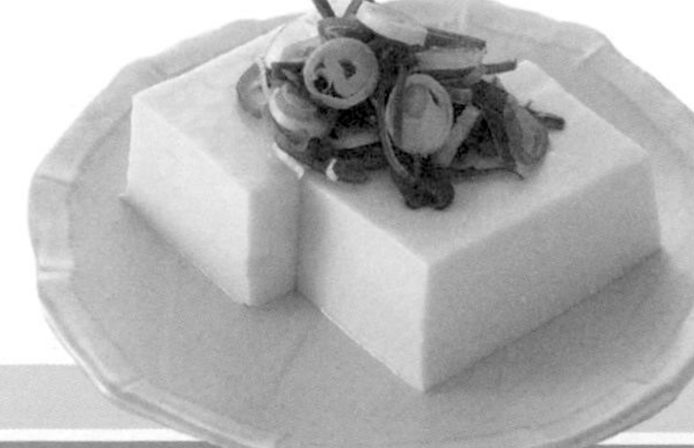

【每日適宜用量】80克。

營養成分

富含蛋白質、8種人體必需氨基酸、不飽和脂肪酸、卵磷脂、碳水化合物、維生素和礦物質元素等 。

補腎說法：豆腐是由大豆加工而成，比豆類更容易消化吸收。豆腐可以和中，生津潤燥，與其他食物配伍，有補腎壯陽、養陰益血之功效，為滋補強壯之品。適用於身體虛羸、陽痿遺精、小便頻數等症，同時亦可作為中老年人的保健滋補膳食。

營養功效：豆腐不僅可滋陰補腎，還因其含有豐富的不飽和脂肪酸且不含膽固醇，素有「植物肉」之美稱，對心腦血管有保護作用。豆腐的消化吸收率高，兩小塊豆腐即可滿足一個人一天鈣的需要量，所以豆腐除有增加營養、幫助消化、增進食欲的功能外，對牙齒、骨骼的生長發育也頗為有益，是兒童、病弱者及老年人補充營養的食療佳品。此外，豆腐含有豐富的植物雌激素，還有抑制乳腺癌、前列腺癌及血癌的功能。

食用建議：豆腐本身的顏色略帶點黃色，優質豆腐切面比較整齊，無雜質，豆腐本身有彈性。豆腐放的時間長了很容易變黏，有酸澀的味道，影響口感，只要把豆腐放在鹽水中煮開，放涼之後連水一起放在保鮮盒裡再放進冰箱，則至少可存放一個星期不變質。

補腎指南

補腎健體、保護血管：嫩豆腐一塊，魚頭一個，生薑片、大蒜粒、香菜段、料酒、蔥段、雞粉各適量。嫩豆腐切成小塊，魚頭洗淨斬半，生薑切片，香菜、大蒜切碎，蔥切段。鍋燒熱下植物油，爆香薑片、蔥段和蒜末，放魚頭稍煎一下，加料酒，煎至魚頭雙面呈金黃色，加水沒過魚頭，加蓋大火煮至沸騰，改中小火煮15分鐘，直至湯呈乳白色。放入豆腐塊輕輕攪勻，煮沸後改小火燜煮5分鐘。最後加鹽、雞粉，灑入香菜和蔥花，即可出鍋。

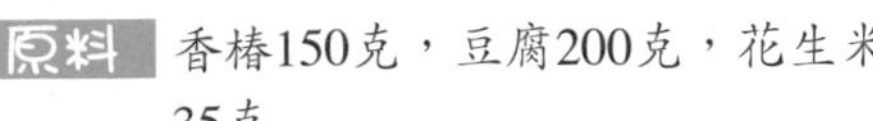

食譜推薦 香椿拌豆腐

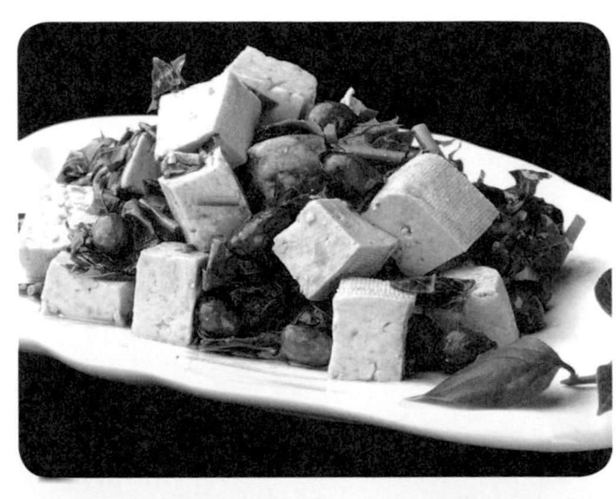

原料 香椿150克，豆腐200克，花生米35克

調料 鹽3克，雞粉2克，味精2克，生抽、辣椒油、芝麻油、食用油各適量

製作

1.洗淨的豆腐切小塊；香椿洗淨切段，入沸水鍋中加鹽、油煮約1分鐘撈出；另起鍋加水燒開，加鹽、雞粉，倒入豆腐煮約2分鐘撈出。

2.熱鍋注油燒至四成熱，放入洗淨的花生米，用小火炸約2分鐘至熟透撈出。

3.將香椿倒入裝有豆腐的碗中，加鹽、味精、生抽、芝麻油、辣椒油拌至入味，加花生米拌勻即成。

專家點評

有潤膚明目、益氣和中、生津潤燥的功效，適用腎陰虛者。

食譜推薦 銀魚蝦乾蒸豆腐

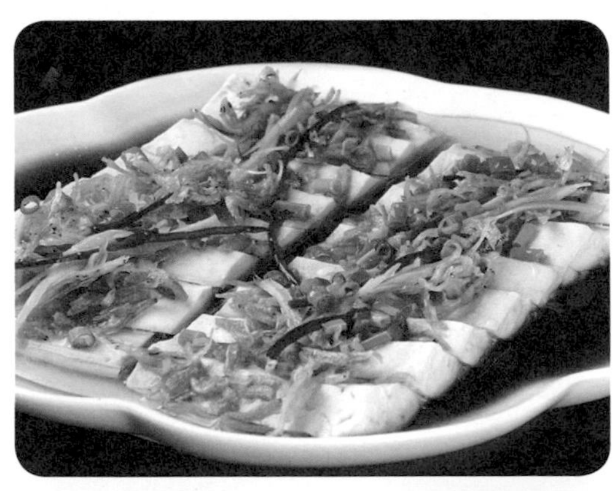

原料 豆腐300克，水發銀魚乾50克，水發蝦乾30克，薑絲25克，紅椒絲、蔥花各少許

調料 蒸魚豉油20毫升，食用油適量

製作

1.洗淨的豆腐斜刀切塊在蒸盤中擺放整齊，然後撒上洗淨的蝦乾、銀魚乾，再放上薑絲、紅椒絲，淋入適量的蒸魚豉油，再倒上少許食用油，然後放入加熱後的蒸鍋，加蓋用大火蒸約8分鐘至食材熟透。

2.取出蒸好的豆腐，撒上蔥花，澆上少許熟油即成。

專家點評

可健脾益氣、益腎補虛、保護心腦血管，適合腎虛、冠心病患者食用。

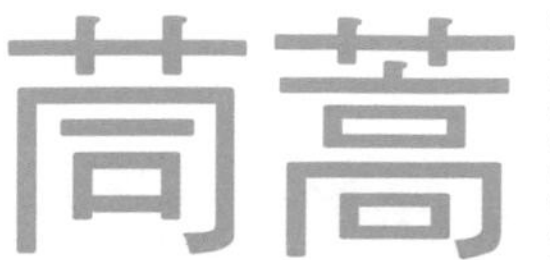

茼蒿

平補肝腎、養心安神之品

【每日適宜用量】50~100克。

營養成分

含揮發油、脂肪、蛋白質、維生素、磷、鐵、鈣等。

補腎說法：茼蒿入肝、腎經，具有平補肝腎、縮小便、寬中理氣的作用，可以緩解肝腎陰虛導致的失眠多夢、心煩不安，以及腎陽虛所致的夜尿頻多等症。

營養功效：茼蒿除有平補肝腎之功，還可促進食物消化吸收，一是因為其含有具特殊香味的揮發油，有助於寬中理氣、消食開胃，再者其所含粗纖維有助腸道蠕動，促進排便，能達到通腑利腸的目的。茼蒿內含較高量的鈉、鉀等礦物鹽，能調節體內水液代謝，通利小便，消除水腫。此外，茼蒿含有豐富的營養物質，且氣味芬芳，對於現代生活節奏緊張的人來說，不失為舒緩壓力、穩定情緒、益智補腦、防止記憶力減退的最佳選擇。

食用建議：茼蒿中的芳香精油遇熱易揮發，烹調時應以旺火快炒，汆湯或涼拌有利於胃腸功能不好的人，與肉、蛋等葷菜共炒可提高其維生素A的利用率。茼蒿多用於火鍋和拌菜。新鮮茼蒿通體呈深綠色，食用時應捨棄葉子發黃、葉尖開始枯萎乃至發黑收縮的茼蒿。

補腎指南

1.滋陰補腎：鮮茼蒿一把，洗、切、搗爛取汁，每服一酒杯，溫開水和服，一日2次。

2.養血清心、滋陰補腎：茼蒿擇洗乾淨，撒裹上專為蒸炊用的米粉及少許鹽，放進竹蒸籠，等鍋中水沸，上蒸籠蒸3~5分鐘，就可端上餐桌。掀開蒸籠蓋，菜香隨著熱氣飄揚，晶瑩剔透翠綠，可增進食欲。

3.治煩熱頭昏、睡眠不安：鮮茼蒿菜，菊花腦（嫩苗）各60~90克，洗淨煮湯，一日2次飲服。

食譜推薦 上湯茼蒿蠔仔

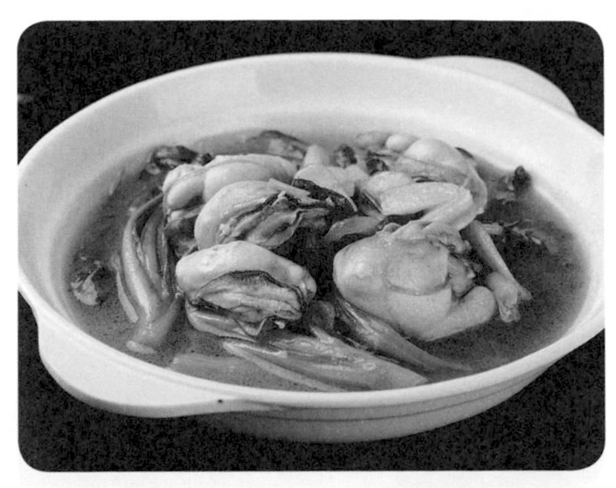

原料 茼蒿150克，生蠔肉100克，高湯300毫升，大蒜、枸杞、蔥段各少許

調料 鹽、雞粉各2克，料酒4毫升，食用油適量

製作

1.洗淨食材，蒜切片；鍋中注水燒開，放油、鹽、茼蒿煮至熟透撈出，再倒生蠔煮約半分鐘，撈出。

3.起油鍋，放蒜片爆香，撒蔥段，倒生蠔肉炒勻，淋料酒炒透，加入高湯、枸杞，及鹽、雞粉攪勻，煮至食材入味，製成上湯。

4.取乾淨的湯碗放入茼蒿，盛出鍋中的上湯，裝在湯碗中即成。

專家點評

具有滋陰潤腸、降壓利尿、清心安神、美容養顏的功效。

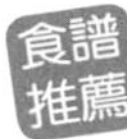

食譜推薦 茼蒿黑木耳炒肉

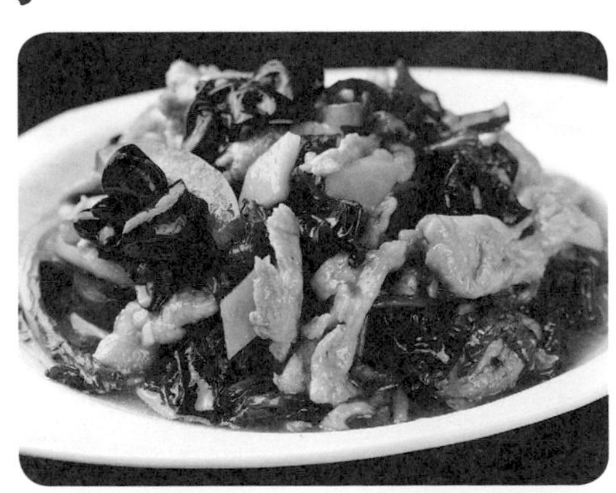

原料 茼蒿100克，瘦肉90克，彩椒50克，水發木耳45克

調料 薑片、蒜末、蔥段、水澱粉、食用油各少許，鹽3克，雞粉2克，料酒4毫升，生抽5毫升

製作

1.洗淨食材，切好；瘦肉片醃漬約10分鐘；鍋中注水燒開，加鹽、木耳略煮後倒入彩椒煮至斷生後撈出。

2.起油鍋，放入薑片、蒜末、蔥段爆香，倒入肉片炒至變色，淋料酒炒勻，倒茼蒿略炒，再注水炒至熟軟，放入彩椒、木耳炒勻。

4.加鹽、雞粉、生抽炒勻，加水澱粉炒勻至食材熟透、入味即成。

專家點評

具有滋陰補腎、排毒養顏、防止血液凝固的功效，可補腎虛、預防動脈硬化。

雪裡蕻

開胃消食、溫中理氣之品

【每日適宜用量】50~100克。

營養成分

含蛋白質、脂肪、糖類、灰分、鈣磷鐵、胡蘿蔔素、維生素B_1、維生素B_2、煙酸、維生素C等。

補腎說法：雪裡蕻補腎是因為它有增強免疫力、解除疲勞的作用。雪裡蕻含有大量的維生素C，它是一種活性很強的還原物質，能夠參與人體重要的氧化還原過程，增加大腦中氧含量，激發大腦對氧的利用，從而解除疲勞、增強人體對疾病的抵抗力。

營養功效：雪裡蕻除能增強免疫力、解除疲勞而收補腎之功，還具有解毒的妙用，能抗感染和預防疾病發生，抑制細菌毒素的毒性，促進傷口癒合，可用來輔助治療各種感染性疾病。雪裡蕻還是減肥的綠色代表食物，其所含粗纖維可促進身體內積存廢棄物的排出；其豐富的維生素和礦物質元素還能補充人體維生素的缺乏，促進消化，幫助吸收，是一種有助於健康的減肥食品。此外，醃製後的雪裡蕻還有一種特殊鮮味和香味，能促進胃、腸消化功能，增進食欲。

食用建議：內熱偏盛、瘙癢性皮膚病、單純性甲狀腺腫、瘡瘍、痔瘡便血、癌症等患者不宜食用；另外春芥患者也要忌食。選購時宜注意新鮮的雪裡蕻葉質脆嫩。醃製一周的雪裡蕻其亞硝酸鹽含量達到最高，不宜購買此時段的醃製品。

補腎指南

1.補腎開胃、健脾益氣：先把雪裡蕻的死葉擇去，再把雪裡蕻洗淨控乾水，然後把雪裡蕻撒上鹽揉搓至出水後再在上面撒上一層薄鹽，醃超過一個星期。把醃好的雪裡蕻洗泡10分鐘，切小段與豆腐一起燉即可。

2.補腎、通便排毒：先取嫩雪裡蕻少許，洗淨置盆中，再取麵一瓢、鹽水一瓢，往盆內傾灑。傾灑時要用筷子不停地攪拌，使麵粉遇水附著在雪裡蕻上。攪拌均勻後，上鍋蒸熟，舀取至碗內，加醬油、醋、芝麻油及切成段的蔥白即可。

食譜推薦 雪裡蕻肉末

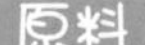

原料 雪裡蕻350克，肉末60克

調料 蒜末、紅椒圈各少許，食用油30毫升，鹽3克，料酒、雞粉、味精、老抽、水澱粉各適量

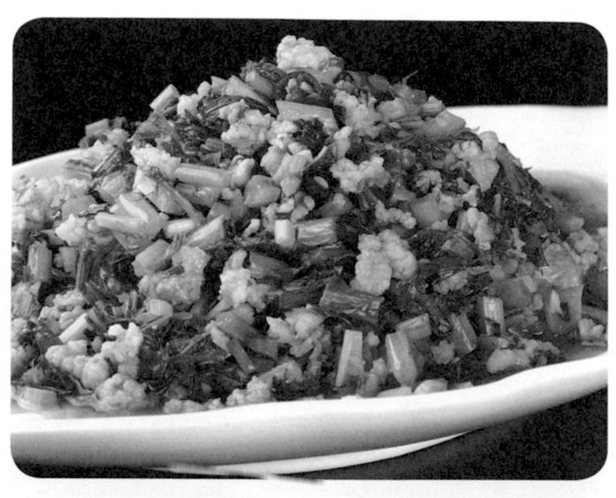

製作

1.將洗淨的雪裡蕻切小段。
2.鍋中注水，加食用油煮沸，倒入雪裡蕻拌煮約1分鐘至熟軟撈出，放入清水中浸泡片刻，濾出。
2.鍋置大火上，注油燒熱，倒肉末翻炒至變白，加料酒和老抽炒勻，倒入蒜末、紅椒圈炒勻，倒入雪裡蕻翻炒勻。
4.加鹽、雞粉、味精炒勻，用水澱粉勾芡後加入少許熟油炒勻即可。

專家點評

具有滋陰補腎、清熱解毒、潤腸通便的功效。

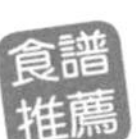

食譜推薦 雪裡蕻黃魚

原料 黃魚500克，雪裡蕻150克，青、紅椒圈各20克，薑片、蒜末、蔥段各少許

調料 鹽、雞粉、水澱粉各適量

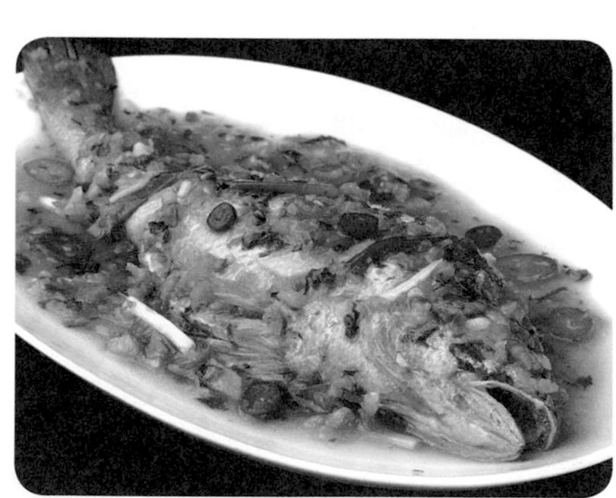

製作

1.黃魚宰殺洗淨，撒上鹽抹勻；鍋中注油燒熱，放入黃魚，煎至兩面金黃色盛出。
2.鍋底留油，倒入薑片、蒜末、青紅椒圈爆香，倒入處理好的雪裡蕻炒勻，加水煮開，放入煎好的黃魚，加鹽、雞粉，燒煮7~8分鐘入味後盛出。
3.原鍋中倒入青紅椒圈炒勻，加少許水澱粉勾芡，撒入少許蔥段拌勻，將湯汁澆在魚身上即成。

專家點評

具有健脾開胃、安神止痢、益氣填精的功效。

韭菜 溫腎助陽、烏髮養顏之品

【每日適宜用量】50~100克。

營養成分

含揮發油、硫化物、苷類、蛋白質、脂肪、糖類、胡蘿蔔素和B族維生素、維生素C，纖維素及鈣、磷、鐵等成分。

補腎說法：在中醫裡，韭菜有一個很響亮的名字叫「壯陽草」，其性溫，味辛，具有補腎溫陽的作用，但如果把這個「陽」字狹隘地理解為成年男性性功能未免有些侷限。韭菜補腎溫陽，在於它能夠增進食欲，促進脾胃對營養物質的消化吸收，增強人體免疫機能，提高人體抗寒能力。

營養功效：韭菜還有一個別名叫做「洗腸草」，因為韭菜中的膳食纖維甚至比大蔥和芹菜都高，可以促進腸道蠕動。此外，由於韭菜含膳食纖維較多，比較耐嚼，人進食時可鍛煉咀嚼肌，還可有效預防齲齒產生。

食用建議：韭菜根部切割處有很多泥沙，最難洗，宜先剪掉一段根，並用鹽水浸泡一會兒再洗。韭菜切開後，放於空氣中，其味道會加重，所以，建議在烹調前再切。烹調韭菜時需要急火快炒起鍋，稍微加熱過多便會失去韭菜風味。此外，韭菜雖對人體有很多好處，但韭菜的粗纖維較多，不易消化吸收，因此食用要適量，否則大量粗纖維刺激腸壁，往往會引起腹瀉。

補腎指南

1.腎陽虛弱、腰膝酸冷、小便頻數：新鮮韭菜、粳米各適量。韭菜洗淨切成細段，備用。粳米淘洗乾淨，放在鍋內，加入清水，先用武火煮沸，再用文火煎熬10~20分鐘，加入韭菜，以米熟爛為度。供早晚餐或當點心食用，現煮現吃，不宜隔夜。

2.腎陽虛或身體虛弱、大便秘結：韭菜200克，胡桃肉50克，菜油、精鹽適量。將韭菜洗淨，切段備用；胡桃肉洗淨後用芝麻油炸黃，然後加入韭菜翻炒，加適量精鹽，炒熟後停火。當菜食用。

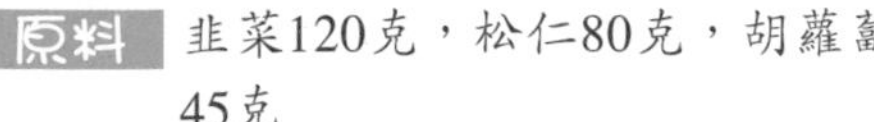

食譜推薦 松仁炒韭菜

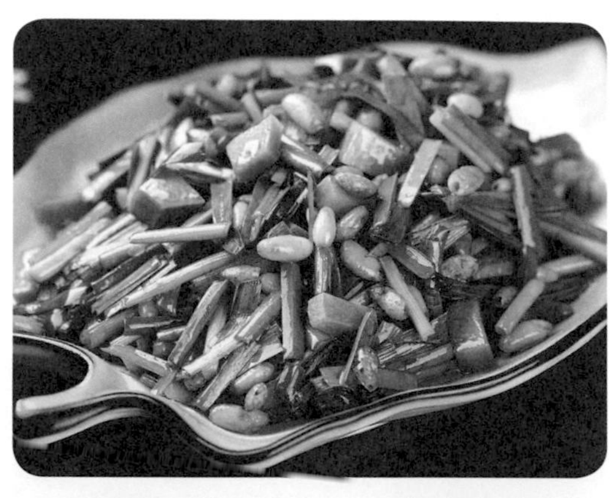

原料 韭菜120克，松仁80克，胡蘿蔔45克

調料 鹽、雞粉各2克，食用油適量

製作

1. 洗淨食材，韭菜切段，胡蘿蔔去皮切丁；鍋中注水燒開，加鹽，倒入胡蘿蔔攪勻，煮約半分鐘撈出。
2. 炒鍋中注油，燒至三成熱，倒入松仁，輕輕攪拌勻，略炸至松仁熟透後撈出，瀝乾油。
3. 鍋底留油燒熱，倒入胡蘿蔔丁，再放韭菜，加鹽、雞粉炒勻調味，倒入炸好的松仁，快速翻炒至食材熟透、入味即成。

專家點評

具有溫腎助陽、益脾健胃、行氣理血、潤腸通便的作用。

食譜推薦 韭菜炒牛肉

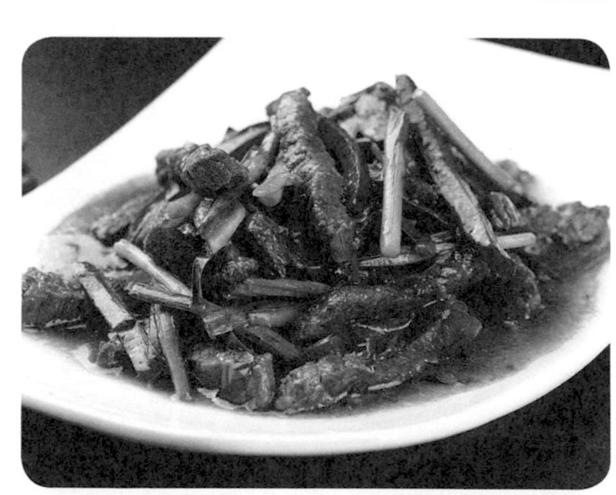

原料 牛肉200克，韭菜120克，彩椒35克，薑片、蒜末各少許

調料 鹽3克，雞粉2克，料酒4毫升，生抽5毫升，水澱粉、食用油各適量

製作

1. 洗淨的韭菜切段，彩椒切粗絲；牛肉切絲，放料酒、鹽、生抽拌勻，倒適量水澱粉拌勻上漿，淋少許食用油，醃約10分鐘至入味。
2. 起油鍋，倒入肉絲炒至變色，放入薑片、蒜末炒香，倒入切好的韭菜、彩椒，用大火翻炒至食材熟軟。
3. 加鹽、雞粉、生抽，用中火炒勻至食材入味即成。

專家點評

性溫，味辛，具有補腎壯陽、益肝健胃的功效。

綠花椰 補腎填精、健腦壯骨的防癌佳品

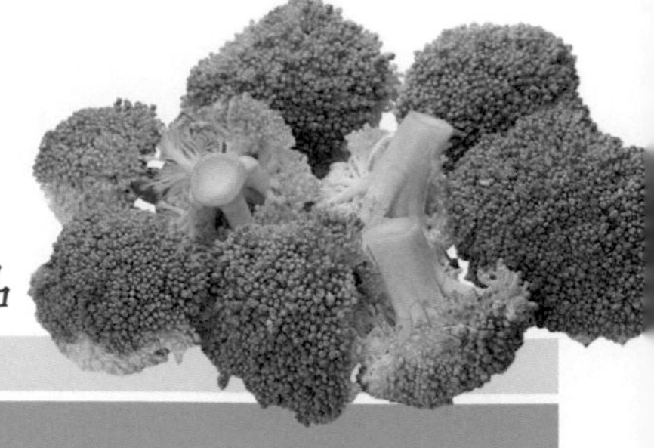

【每日適宜用量】100~150克。

營養成分

主要有蛋白質、碳水化合物、脂肪、礦物質、維生素C和胡蘿蔔素等。

補腎說法：中醫認為綠花椰可補腎填精、健腦壯骨、補脾和胃，其補腎作用在現代有了不一樣的詮釋，因為它可以有效預防男性二號癌症殺手——前列腺癌，男性朋友多吃綠花椰，人體內會出現「抗癌基因」，可以保護男性免受前列腺癌的襲擊，所以現代人將其列為補腎的佳蔬。

營養功效：綠花椰營養豐富，被譽為「蔬菜皇冠」。除了有抗癌作用外，還是含有類黃酮最多的食物之一，可以維持毛細血管壁的正常通透性，抗血栓，保護心腦血管，對高血壓、冠心病有調節和預防的功用。同時，綠花椰屬於高纖蔬菜，能有效降低腸胃對葡萄糖的吸收，進而降低血糖，有效控制糖尿病的病情。

食用建議：選購綠花椰以菜株亮麗、花蕾緊密結實的為佳；花球表面無凹凸，整體有隆起感，拿起來沒有沉重感的為良品。食用綠花椰前應將其放在鹽水裡浸泡幾分鐘，可去除殘留農藥，誘菜蟲出來後再烹飪；烹調時應在起鍋前再加鹽，以減少水溶性營養物質隨著湯汁流失。

補腎指南

1.益氣補腎、養心安神：羊肉300克，山藥400克，綠花椰100克，鹽3克，味精1克，雞精2克，枸杞、清湯各適量，燉湯食用。

2.減肥降脂、排毒養顏、增強免疫力：綠花椰400克，植物油4克，鹽、雞精各適量。將綠花椰洗淨，用手掰成小朵，瀝乾水分。炒鍋內注入適量油燒熱，放入綠花椰炒至七成熟，加少許水略燜。加入鹽和雞精調味，起鍋裝盤即可。

綠花椰炒牛肉

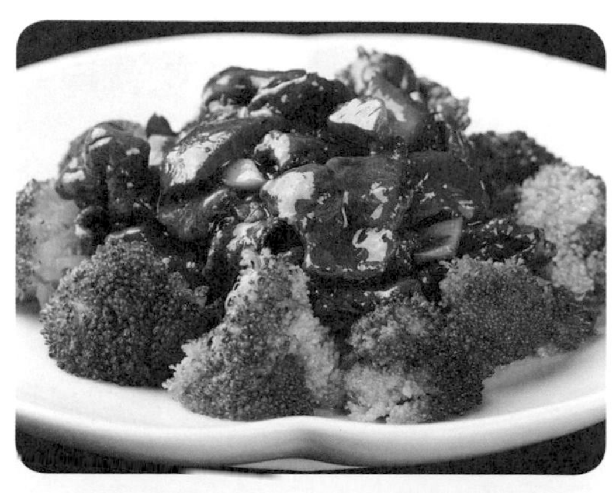

原料 綠花椰300克，牛肉200克，彩椒40克，薑片、蒜末、蔥段各少許

調料 鹽4克，雞粉4克，生抽10毫升，蠔油10克，水澱粉9克，料酒10毫升，食用油適量

製作

1. 洗淨的綠花椰、彩椒切塊；淨牛肉切片醃10分鐘；鍋中加水燒開，加油、鹽、綠花椰煮1分鐘撈出。
2. 起油鍋，放薑片、蒜末、蔥段、彩椒炒勻，倒入牛肉翻炒，淋入料酒炒勻。
3. 加生抽、蠔油、雞粉、鹽、水澱粉炒熟後盛出，放在綠花椰上即可。

專家點評

具有健脾補腎、促進排便、排毒養顏的功效。

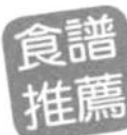

木耳雞蛋綠花椰

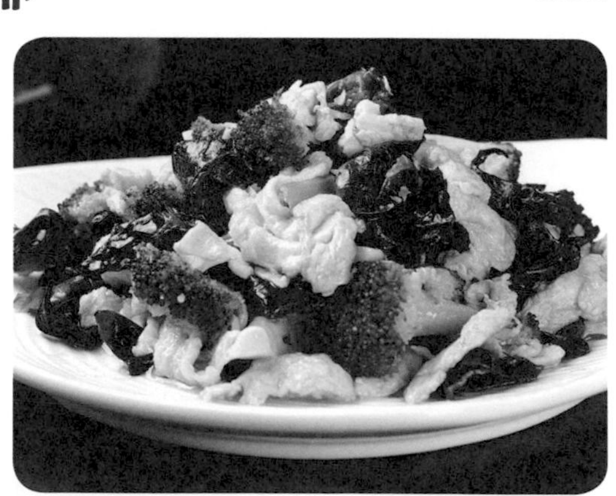

原料 水發木耳40克，雞蛋2個，綠花椰100克，蒜末、蔥段各少許

調料 鹽4克，雞粉2克，生抽5毫升，料酒10毫升，水澱粉4毫升，食用油適量

製作

1. 洗淨食材，木耳、綠花椰切小塊；雞蛋打碗中，加鹽打散調勻。
2. 鍋中水燒開，放鹽、油，倒入木耳煮沸，再倒入綠花椰焯煮片刻撈出。
3. 起油鍋，倒入蛋液炒至五成熟盛出；鍋中倒油，放蒜末、蔥段爆香，倒入木耳和綠花椰炒勻；淋入料酒，放入雞蛋炒勻；加鹽、雞粉、生抽、水澱粉炒勻即可。

專家點評

具有滋陰補腎、健脾開胃、降糖降壓、通便排毒、防癌抗癌的功效。

萵筍

清熱利尿、健胃消食之品

【每日適宜用量】60~120克。

營養成分

含有蛋白質、脂肪、糖類、胡蘿蔔素A、B族維生素，維生素C、鈣、磷、鐵、鉀、鎂、矽等成分。

補腎說法：萵筍有滋陰補腎、清熱利尿的作用，因為萵筍中鉀離子含量豐富，可以調節體內鹽的平衡，促進利尿。在中醫理論中，腎能調節膀胱的開與闔，如果腎功能失調就會引起尿少、水腫等水液代謝失調的問題，因此萵筍的補腎作用實則是對腎臟功能的一種調節。

營養功效：萵筍除具有清熱利尿，調節腎功能的作用外，萵筍還是適宜糖尿病患者的蔬菜，因為它脂肪含量很低，能夠避免脂肪的大量攝入，其含有的大量膳食纖維，還能夠促進腸胃蠕動，延緩腸道對糖、脂肪和膽固醇的吸收，有助於控制餐後血糖升高。此外，萵筍味道清新且略帶苦味，可刺激消化酶分泌，增進食欲，其乳狀漿液，可增強胃液、消化腺和膽汁的分泌，從而促進各消化器官的功能，對消化功能減弱、消化道中酸性降低和便秘的病人尤其有利。

食用建議：選購時應選擇莖粗大、肉質細嫩、多汁新鮮的。

萵筍泡水保鮮法：將萵筍放入盛有涼水的器皿內，一次可放幾棵，水淹至萵筍主幹1/3處，可放置室內3~5天。烹飪時要注意以下幾件事：1.萵筍怕鹹，鹽放少才好吃；2.焯萵苣時要注意時間和溫度，焯的時間過長、溫度過高會使萵筍綿軟，失去清脆口感。

補腎指南

1.降脂減肥、清熱利尿：將萵筍去皮洗淨，切菱形片，用沸水燙熟撈出，在清水中漂洗瀝乾盛入盤中，然後將食鹽、味精、蠔油、澱粉、醋放入碗中加水調勻，燒熱油鍋加薑末爆香，倒入萵筍片翻炒片刻，加入碗中調料勾兌，即可食用。

2.健脾開胃、通便排毒：鮮萵筍400克，香菇100克，澱粉及調味料各適量。先將萵筍去皮洗淨切片；香菇泡軟，去蒂洗淨。燒熱油鍋，下萵筍、冬菇煸炒至入味，調入適量食鹽、白糖及味精，再用濕澱粉勾兌，翻炒盛盤即可。

萵筍燒板栗

原料 萵筍200克，板栗肉100克，蒜末、蔥段各少許

調料 鹽3克，雞粉2克，蠔油7毫升，水澱粉、芝麻油、食用油各適量

製作

1.洗淨去皮的萵筍切滾刀塊。
2.鍋中注水燒開，加鹽、食用油，倒入淨板栗略煮，再放萵筍塊，煮約1分鐘至食材斷生後撈出，瀝乾。
3.起油鍋，放蒜、蔥爆香，倒入板栗和萵筍炒香，放蠔油，注適量清水，加鹽、雞粉攪勻，加蓋用小火燜煮約7分鐘至食材熟透，用大火收汁，加水澱粉炒勻，再淋入芝麻油，快速翻炒至食材入味即成。

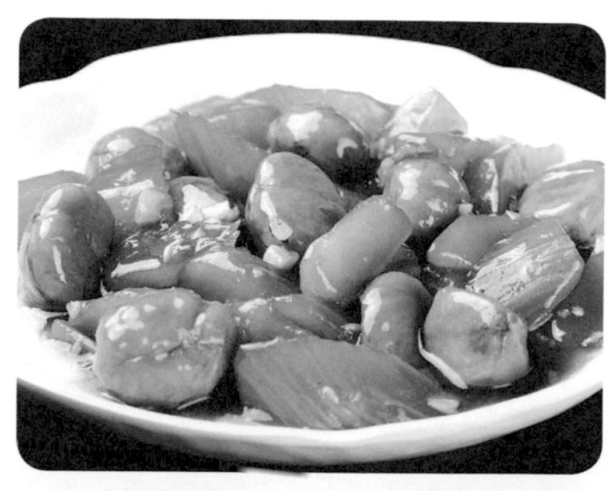

專家點評

有減肥開胃、通便排毒、清熱安神、活血化瘀、下奶等作用。

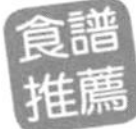

萵筍玉米鴨丁

原料 鴨胸肉160克，萵筍150克，玉米粒90克，彩椒50克，蒜末、蔥段各少許

調料 鹽、雞粉各3克，料酒4毫升，生抽6毫升，水澱粉、芝麻油、食用油各適量

製作

1.洗淨食材；去皮萵筍切丁；彩椒切小塊；淨鴨肉切丁醃漬。
2.鍋中注水燒開，加鹽、油，倒入萵筍、玉米粒、彩椒煮約1分鐘撈出；起油鍋，倒入鴨肉炒至鬆散，淋生抽、料酒炒勻，倒蒜、蔥炒香，放入焯過水的食材翻炒至變軟。
3.加鹽、雞粉、水澱粉勾芡，淋芝麻油炒勻至食材熟透、入味即成。

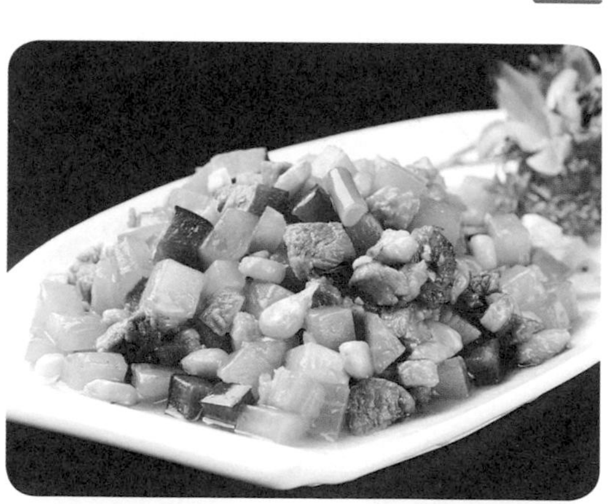

專家點評

可健脾補腎、開胃益智、寧心活血、調理中氣，還可促進血液循環、降低血壓。

蘆筍

提高免疫力的高營養保健蔬菜

【每日適宜用量】50~100克。

營養成分

主要含蛋白質、硒、鉬、鎂、錳等微量元素及大量以天門冬醯胺為主體的非蛋白質含氮物質和天門冬氨酸。

補腎說法：蘆筍作為一種高營養保健蔬菜，其補腎作用就在於它能夠調節人體整體生理機能。蘆筍中富含的氨基酸、蛋白質和維生素，其含量均高於一般水果和蔬菜，特別是蘆筍中的天門冬醯胺和微量元素硒、鉬、鉻、錳等，具有調節人體代謝，提高身體免疫力的功效。

營養功效：蘆筍的抗癌作用也是其一大亮點。營養學家和素食界人士均認為它是健康食品和全面的抗癌食品。蘆筍中含有豐富的抗癌元素之王——硒。用蘆筍治淋巴結癌、膀胱癌、肺癌、腎結石和皮膚癌有特殊的輔助治療作用，對其他癌症如白血病等，也有很好的防治效果。

對孕婦來說，因蘆筍葉酸含量較多，經常食用有助於胎兒的大腦發育。

食用建議：選購蘆筍以全株形狀正直、筍尖花苞（鱗片）緊密、不開芒，未長腋芽，沒有水傷腐臭味，表皮鮮亮不萎縮，細嫩粗大者為佳。另外，新鮮蘆筍的鮮度很快就降低，使組織變硬且失去大量營養素，應該趁鮮食用，不宜久藏。如果不能馬上食用，卷包置於冰箱冷藏室，可維持兩三天。

補腎指南

1.清熱潤肺、補腎填精：蘆筍300克，玉米粒、鮮百合各100克，芝麻油4毫升，雞精、鹽各適量。將蘆筍削去老皮，洗淨，切段；玉米粒洗淨；鮮百合洗淨，放入水中浸泡片刻。燒沸適量清水，分別放入蘆筍、鮮百合、玉米粒汆燙片刻，撈起瀝乾水。所有材料裝盤，加鹽、雞精、芝麻油攪拌入味即可食用。

2.抗癌防癌、增強免疫力：蘆筍300克，金針菇200克，紅椒絲、蔥絲、醬油、醋、鹽各適量，芝麻油4毫升。將蘆筍洗淨，切段，金針菇洗淨；適量紅椒、蔥洗淨，切絲。將蘆筍、金針菇入沸水中汆熟，擺盤，撒入紅椒絲和蔥絲。淨鍋加適量水燒沸，倒入醬油、醋、鹽和芝麻油調勻，淋入盤中即可。

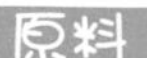

食譜推薦 草菇彩椒燴蘆筍

原料 草菇100克，蘆筍100克，彩椒50克，薑片、蒜末、蔥段各少許

調料 鹽3克，雞粉2克，料酒5毫升，水澱粉、食用油各適量

製作

1. 蘆筍去皮切段，草菇切片，彩椒切小塊；鍋中注水燒開，放鹽、油，倒入草菇、蘆筍、彩椒焯熟，撈出瀝乾。
2. 熱油爆香薑片、蒜末、蔥段，倒入焯熟的食材翻炒。
3. 淋料酒炒香，加少許清水、鹽、雞粉炒勻，加水澱粉勾芡炒熟盛盤即可。

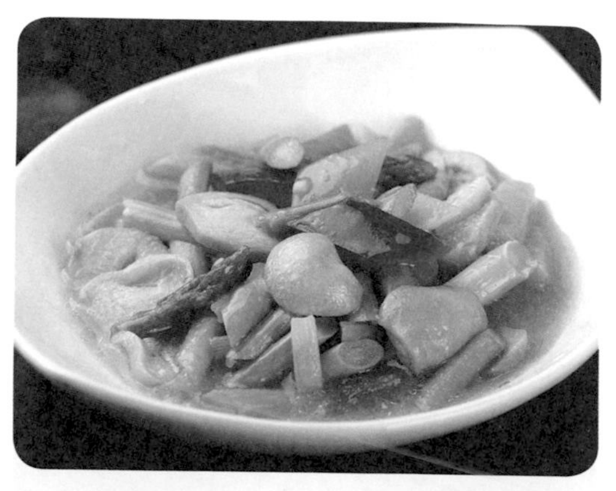

專家點評

有滋陰補腎、清熱益肝的功效。

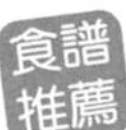

食譜推薦 蠔油蘆筍南瓜條

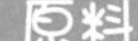

原料 蘆筍200克，老南瓜200克

調料 鹽4克，雞粉2克，蠔油3毫升，生抽2毫升，食用油少許

製作

1. 食材洗淨去皮，蘆筍切段，南瓜切條形。
2. 鍋中注入約700毫升清水燒開，放少許鹽，下入南瓜，淋入少許食用油拌煮一會兒，倒入蘆筍段，續煮約半分鐘撈出，瀝乾。
3. 燒熱炒鍋，注入少許食用油，倒入焯好的南瓜和蘆筍，快速炒勻。
4. 調入鹽、雞粉，淋入少許生抽，再放入蠔油翻炒至食材入味即成。

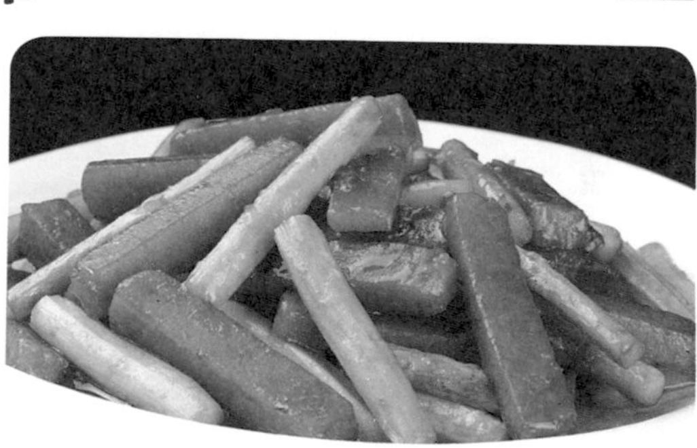

專家點評

有滋陰補腎、清熱利尿的功效。夏季食用能清涼降火、消暑止渴。

蕨菜

清熱生津、保健美容之品

【每日適宜用量】30~60克。

營養成分

含有蛋白質、脂肪、碳水化合物、粗纖維、維生素、胡蘿蔔素、鈣、磷、鐵以及錳、銅、鋅等微量元素。

補腎說法：蕨菜清熱解毒，生津利水，適合腎陰虛患者食用。蕨菜鮮嫩細軟、餘味悠長，且營養價值高，又有多種藥用功能，享有「山珍之王」的美稱，是一種具保健美容功效的綠色健康蔬菜，能補脾益氣，補腎，強健體質，增強抗病能力。

營養功效：蕨菜素具有良好的清熱解毒、殺菌消炎功效，可用於發熱不退、腸風熱毒、濕疹、瘡瘍等病症。蕨菜的某些有效成分能擴張血管，降低血壓，所含粗纖維能促進胃腸蠕動，具有下氣通便的作用。因蕨菜能清腸排毒，故民間常用蕨菜治療泄瀉痢疾及小便淋漓不通。近年來科學研究表明蕨菜具有一定的抗癌功效；此外，中醫認為蕨菜健脾，祛痰濕，其纖維素有促進腸道蠕動，減少腸胃對脂肪吸收的作用，是具備減肥功效的健康食品。

食用建議：蕨菜可鮮食或曬乾菜，製作時用沸水燙後曬乾即成。吃時用溫水泡發，再烹製各種美味菜肴；鮮品在食用前也應先在沸水中浸燙一下後過涼，以清除其表面的黏質和土腥味；適合配以雞蛋、肉類炒食。挑選蕨菜時要選綠色較多較嫩的，如果大都變成黃色的則比較老了。新鮮蕨菜應即買即食，因為蕨菜放久了會變黃，營養價值會降低。

補腎指南

1.滑潤腸道、滋陰補腎、清熱解毒：蕨菜15克，以水浸漂後切段；木耳6克，用水泡漲；瘦豬肉100克，洗淨切片，用濕澱粉拌勻，待油鍋熱後放入，炒至變色，加入蕨菜、木耳及鹽、醬油、醋、白糖、泡薑、泡辣椒等炒勻即可。

2.清熱解毒、補腎利濕：蕨菜研末，每服3~6克，米湯送下。源於《聖惠方》。本方取蕨菜清熱解毒及利濕之功，用於濕熱腹瀉或痢疾。

食譜推薦 冬筍絲炒蕨菜

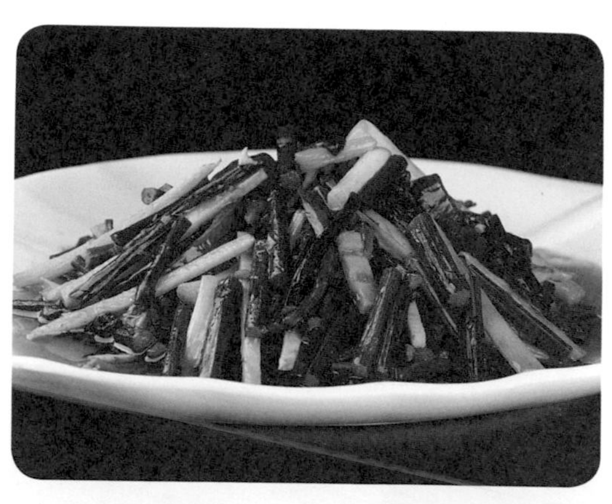

原料 冬筍100克，蕨菜150克，紅椒20克，薑絲、蒜末、蔥白各少許

調料 食用油30毫升，鹽3克，雞粉、蠔油、食用油、豆瓣醬、水澱粉各適量

製作

1. 洗淨食材，蕨菜切段，去皮冬筍、紅椒切絲；鍋中注水燒開，加鹽、雞粉、食用油，倒入蕨菜、冬筍拌勻，煮沸後撈出。
2. 鍋注油燒熱，倒薑、蒜、蔥白、紅椒炒香，倒入冬筍、蕨菜炒勻。
3. 加鹽、雞粉，倒入豆瓣醬、蠔油炒至入味，加水澱粉勾芡即成。

專家點評

有滋陰補腎、舒緩壓力、調節身體酸鹼平衡的功效。

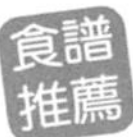

食譜推薦 肉絲炒蕨菜

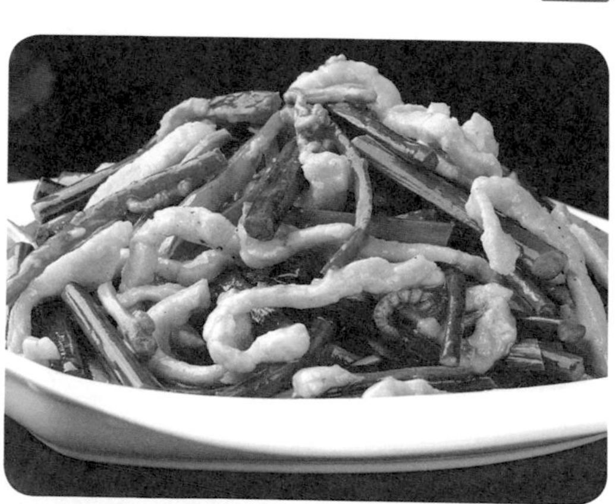

原料 瘦肉200克，蕨菜150克，青椒絲、紅椒絲、薑片、蒜末各少許

調料 鹽4克，味精2克，蠔油、水澱粉、料酒、食用油各適量

製作

1. 洗淨食材，蕨菜切段；瘦肉切絲，加鹽、味精、水澱粉拌勻，再加少許食用油醃漬10分鐘入味。
2. 鍋中注水燒開，加適量鹽，倒入蕨菜煮沸後撈出。
3. 起油鍋，倒入蒜末、薑片、青紅椒絲爆香，倒入肉絲翻炒至發白；加入少許料酒拌炒至熟，倒入蕨菜，加入鹽、味精、蠔油調味，加水澱粉勾芡炒勻即可。

專家點評

有健脾補腎、清熱解毒、殺菌消炎的功效。

苦瓜

健脾補腎、
滋陰清熱之品

【每日適宜用量】60~100克。

營養成分

含類胰島素、蛋白質、脂肪、澱粉、維生素C、粗纖維、胡蘿蔔素和鈣、磷、鐵等多種礦物質元素。

補腎說法：清代王孟英的《隨息居飲食譜》中說：「苦瓜清則苦寒……熟則色赤，味甘性平，養血滋肝，潤脾補腎」，即提到了苦瓜的補腎作用，認為帶紅色的苦瓜滋養作用突出，其實青色的苦瓜更具有清補之功。苦瓜中蛋白質成分及豐富的維生素C能增強免疫力，調節人體生理狀況，也是中醫補腎作用的一個體現。

營養功效：苦瓜所含維生素C含量很高，還在預防壞血病、保護細胞膜、提高人體應激能力、保護心血管方面有一定作用，可防止動脈粥樣硬化、預防冠心病。苦瓜的新鮮汁液含有苦瓜苷和類似胰島素的物質，具有良好的降血糖作用，是糖尿病患者的理想食品。另外，在燥熱的夏天女性經常敷用冰過的苦瓜片，可立即解除肌膚的乾燥問題，說明苦瓜有鎮靜和保濕肌膚的作用。

食用建議：苦瓜減肥法需要堅持並需要每天吃最少二到三根，同時補充其他必要的營養，單純吃苦瓜並不能給身體提供必需的營養，所以減肥應該以身體健康為前提。苦味食品過量易引起噁心、嘔吐等，且苦瓜含奎寧，會刺激子宮收縮，引起流產，孕婦也要慎食苦瓜。苦瓜不宜直接用清水清洗，因為在苦瓜表皮有很多肉瘤，容易使農藥殘留，宜認真洗淨後食用。

補腎指南

1.滋陰補腎、解毒通便、降脂減肥：苦瓜1條，芹菜2根，蜂蜜少許。將苦瓜洗淨去籽，切成小塊放入榨汁機中。芹菜去葉洗淨切成小段，與苦瓜一起放入榨汁機榨汁，然後加入蜂蜜即可。

2.清熱通便、補腎健腦：苦瓜250克，杏仁50克，枸杞10克，調味料適量。苦瓜剖開，去瓤，洗淨切成薄片，放入沸水中焯至斷生，撈出，瀝乾水分，放入碗中。杏仁用溫水泡一下，撕去外皮，掰成兩半，放入開水中燙熟；枸杞泡發洗淨。將芝麻油、鹽、雞精與苦瓜攪拌均勻，撒上杏仁、枸杞即可。

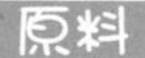 食譜推薦 苦瓜炒腰片

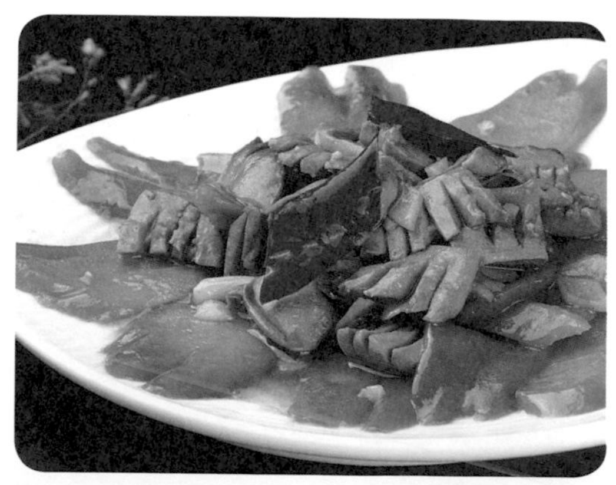

原料 苦瓜200克，豬腰200克，紅椒15克，薑片、蒜末、蔥白各少許

調料 鹽4克，雞粉3克，小蘇打粉少許，蠔油5毫升，料酒8毫升，生抽3毫升，水澱粉3毫升，食用油適量

製作

1.洗淨的苦瓜、紅椒切小塊，豬腰去筋膜切片加鹽、雞粉、料酒抓勻。
2.苦瓜煮時加小蘇打粉，煮至變色撈出，腰花另起鍋煮約半分鐘撈出。
3.熱鍋注油，下薑、紅椒、蒜、蔥爆香，倒腰花炒勻，淋料酒，倒入苦瓜，加生抽、蠔油、鹽、雞粉、水澱粉炒勻。
4.苦瓜圍邊，再盛入腰花即可。

專家點評

有降壓降脂、補腎養心、清熱解毒、防癌抗癌的功效。

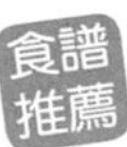 食譜推薦 香菇炒苦瓜

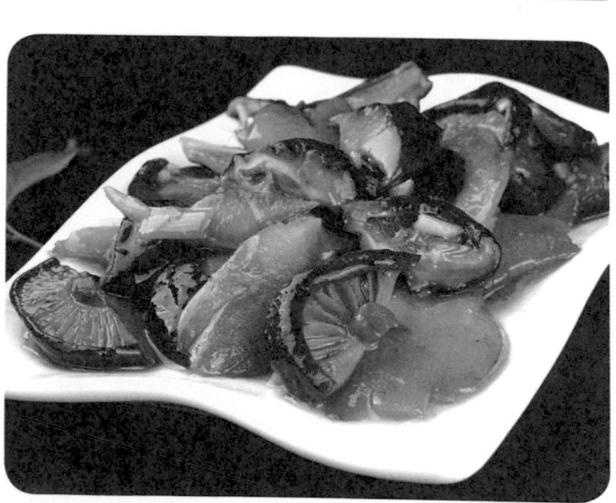

原料 苦瓜150克，水發香菇100克，蒜末、蔥白各少許

調料 鹽2克，雞粉2克，蠔油5毫升，水澱粉3毫升，食用油適量

製作

1.洗淨食材，苦瓜、香菇切片，分別裝盤備用。
2.鍋中注600毫升清水燒開，放入苦瓜煮1分鐘，放入香菇再煮半分鐘後撈出備用。
3.鍋中倒油燒熱，下入蔥白、蒜末爆香，放入苦瓜和香菇炒勻。
4.加鹽、雞粉、蠔油，淋入少許清水，翻炒片刻，倒入適量水澱粉炒勻即可。

專家點評

有降糖降壓、降血脂、補腎護肝、預防腦卒中的作用。

板栗

養胃健脾、補腎強腰的滋補佳品

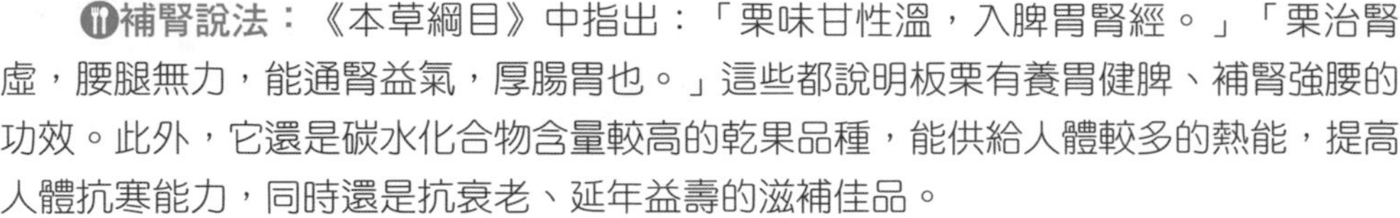

【每日適宜用量】50克。

營養成分

含糖類、蛋白質、脂肪、多種維生素和無機鹽。

補腎說法：《本草綱目》中指出：「栗味甘性溫，入脾胃腎經。」「栗治腎虛，腰腿無力，能通腎益氣，厚腸胃也。」這些都說明板栗有養胃健脾、補腎強腰的功效。此外，它還是碳水化合物含量較高的乾果品種，能供給人體較多的熱能，提高人體抗寒能力，同時還是抗衰老、延年益壽的滋補佳品。

營養功效：板栗不僅可健脾補腎，還能很好地防治心腦血管疾病。板栗中含有的不飽和脂肪酸可清除體內多餘膽固醇，同時減少腸道對膽固醇的吸收，降低血脂，其所含礦物質元素可有效調節血壓。板栗中含有豐富的維生素C，能夠維持牙齒、骨骼、血管肌肉正常功能，預防和輔助治療骨質疏鬆、腰腿酸軟、筋骨疼痛、乏力等。

食用建議：選購板栗要先看顏色，外殼鮮紅，帶褐、紫、赭等色，顆粒光澤的板栗品質一般較好。可將板栗和水共入鍋，待水燒開後停火撈出，用涼水洗去栗子殼，控乾水分後裝入塑膠袋，放在冰箱裡冷凍。便秘者、產婦、幼兒不宜常食。板栗生吃難消化，熟食又容易滯氣，一次吃得太多會傷脾胃，每天最多吃10個。

補腎指南

1.補腎強筋、健脾益氣：板栗肉300克，白糖100克，生粉50克，糖桂花少許。將板栗洗淨於清水中略煮，再去殼去皮，栗肉上籠蒸酥，等栗肉冷卻後切成粒狀。鍋內略加清水、栗肉泥、白糖，用大火煮沸後轉小火，略燜，再用生粉勾薄芡，加入糖桂花即成，可當點心食用。

2.滋陰補腎、益氣養血：板栗肉、雞肉、薑片、蔥絲、胡蘿蔔片、枸杞、鹽、胡椒粉、西洋參各適量。先把薑放進水裡煮，水開後，雞肉入鍋焯水。焯水後的雞洗淨，加蔥、薑煲1小時。撈出蔥薑，調入鹽、胡椒粉，放西洋參、洗淨的板栗肉繼續煲1小時。再放入胡蘿蔔、枸杞，續煲半小時即可。

食譜推薦 栗子鱔魚煲

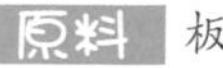 板栗肉150克，鱔魚肉200克，薑片、蒜末、蔥段各少許

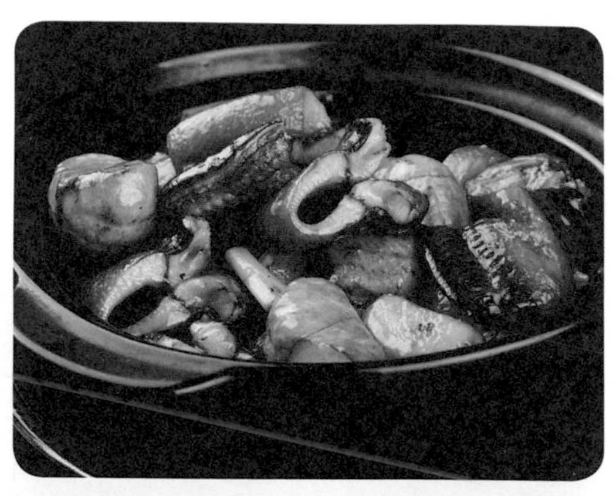

調料 鹽3克，雞粉3克，生抽5毫升，米酒5毫升，水澱粉、食用油各適量

製作

1. 鱔魚洗淨切塊醃漬；熱鍋注油燒熱，將板栗肉洗淨炸半分鐘撈出。
2. 鍋底留油，薑、蒜、蔥煸香，倒鱔魚塊，淋米酒炒香，放板栗，加鹽、雞粉、生抽及清水炒勻，小火燜3分鐘後大火收汁，加水澱粉。
3. 把材料盛出裝入砂煲，砂煲置於旺火上，加蓋用大火燒開即可。

專家點評

有健脾益氣、補腎強心的功效。

板栗枸杞雞爪粥

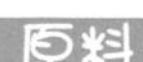 雞爪180克，板栗肉100克，水發大米150克，枸杞5克，薑絲、蔥花各少許

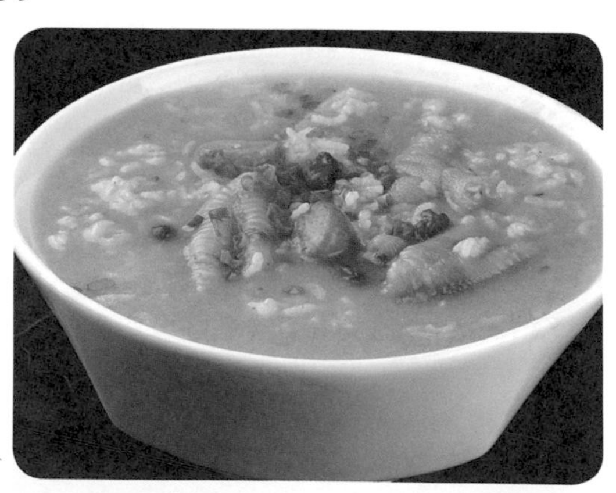

調料 鹽2克，雞粉3克，胡椒粉1克，芝麻油2毫升

製作

1. 把洗淨的板栗切成小塊；雞爪洗淨剁去爪尖，再對半切開。
2. 砂鍋中注水燒開，倒入洗淨的大米、板栗拌勻，下入雞爪、枸杞、薑絲攪拌後加蓋煮沸，再用小火煮30分鐘至全部食材熟透。
3. 加鹽、雞粉、胡椒粉，拌勻，淋芝麻油拌煮至入味，撒上蔥花即成。

專家點評

可補腎強身、預防癌症、降低膽固醇、防止細菌侵襲、預防血栓形成。

山藥

健脾補肺、固腎益精之品

【每日適宜用量】100克。

營養成分

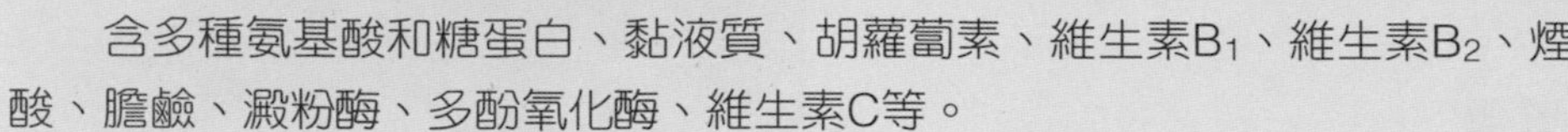

含多種氨基酸和糖蛋白、黏液質、胡蘿蔔素、維生素B_1、維生素B_2、煙酸、膽鹼、澱粉酶、多酚氧化酶、維生素C等。

補腎說法：《本草求真》中記載山藥「本屬食物，氣雖溫而卻平，為補脾肺之陰。是以能潤皮毛，長肌肉，味甘兼鹹，又能益腎強陰。」現代研究也證實，山藥中含有多種營養素，有強健機體、滋腎益精的作用。大凡腎虧遺精、婦女白帶多、小便頻數等症，皆可服之。

營養功效：山藥不僅補腎，還有補脾、補肺的作用。山藥含有澱粉酶、多酚氧化酶等物質，有利於脾胃消化吸收功能，是一味平補脾胃的藥食兩用之品。不論脾陽虧或胃陰虛，皆可食用，臨床上常用治脾胃虛弱、食少體倦、泄瀉等病症。對於補肺而言，山藥因含有皂苷、黏液質，有潤滑滋潤的作用，故可益肺氣，養肺陰，治療肺虛痰嗽久咳之症。此外，山藥中薯蕷皂是合成女性激素的先驅物質，可滋陰補陽、增強新陳代謝、滋養皮膚。

食用建議：山藥切片後需立即浸泡在鹽水中，以防止氧化發黑。新鮮山藥切開時會有黏液，極易滑刀傷手，可先用清水加少許醋洗，這樣可減少黏液。新鮮山藥切開時黏液中的植物鹼成分易造成奇癢難忍，如不慎沾到手上，可先用清水加少許醋洗，也可用火烤或用稍熱的水淋洗。

補腎指南

1.健脾開胃、平補肝腎：番茄100克，山藥200克，蒜末、蔥花各少許，鹽、雞精、白醋、植物油各適量。山藥切片，沸水焯2分鐘瀝乾，番茄切片。熱油爆香蔥蒜，放入番茄、山藥翻炒，加鹽、雞精、白醋調味，炒熟即可裝盤。

2.補充多種維生素、增強免疫力：山藥100克，橙汁50克，蒜末、青椒片、紅椒片、鹽、水澱粉、植物油各少許。山藥洗淨去皮切丁，入沸水中焯1分鐘瀝乾。熱油炒香蒜末、青紅椒片，放入山藥翻炒，再加入橙汁、鹽，炒勻勾薄芡即可。

食譜推薦 腰果萵筍炒山藥

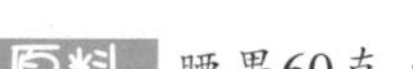

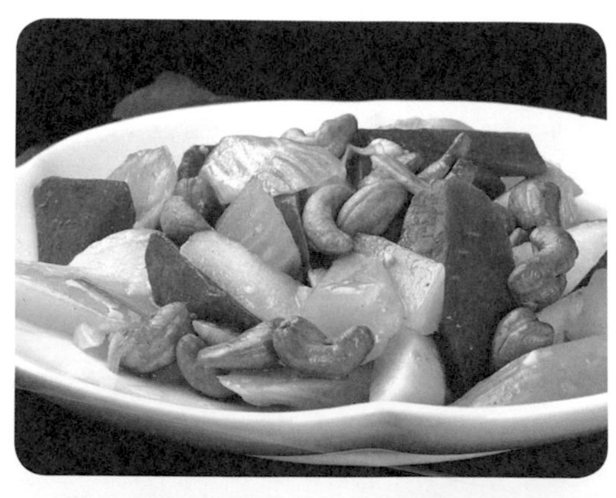

原料 腰果60克，鐵棍山藥150克，萵筍200克，胡蘿蔔100克，蒜末、蔥白少許

調料 鹽3克，雞粉2克，水澱粉、料酒、食用油各適量

製作

1.食材洗淨，切滾刀塊；鍋中注水燒開，加鹽、油，入胡蘿蔔片、萵筍片、山藥塊，煮約1分鐘至熟撈出；油鍋燒至三成熱，放入淨腰果，炸約1分鐘至熟撈出。

2.鍋底留油，放蒜末、蔥段爆香，倒入焯過水的材料炒勻，加鹽、雞粉、料酒炒勻，水澱粉勾芡，放入炸好的腰果快速炒勻即可。

專家點評

可平補脾肺腎、促進利尿、降低血壓、預防心律失常。

食譜推薦 山藥黃骨魚湯

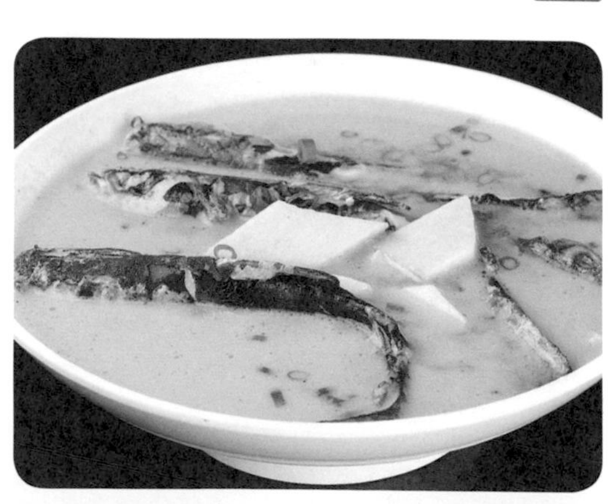

原料 黃骨魚300克，山藥150克，薑片、蔥花各少許

調料 鹽3克，雞粉2克，胡椒粉少許，料酒5毫升，食用油適量

製作

1.去皮洗淨的山藥切成片，放入裝有清水的碗中。

2.燒熱炒鍋，放食用油，下薑片爆香，放入處理乾淨的黃骨魚，煎出焦香後翻面，淋料酒，倒入適量清水，放入山藥片，加蓋用大火燒開，轉小火燜4分鐘至熟。

3.調入適量鹽、雞粉拌勻，掠去浮沫，撒上少許胡椒粉，把湯料盛出，撒上蔥花即可。

專家點評

可補腎壯陽、益氣補血，適合腎陽虛畏寒肢冷、腰膝冷痛、小便頻數、多尿等症。

黑木耳

滋陰補腎、補氣活血之品

【每日適宜用量】15克（乾品）。

營養成分

含水分、蛋白質、脂肪、碳水化合物、熱量、粗纖維、灰分、鈣、磷、鐵、胡蘿蔔素、維生素B_1、維生素B_2、煙鹼酸等。

補腎說法：黑木耳是著名的山珍，可食、可藥、可補，有「素中之葷」之美譽，在世界上被稱為「中餐中的黑色瑰寶」。黑色入腎，黑木耳對腎有很好的滋補作用。黑木耳的殊榮，與其滋陰補腎從而增強免疫力的作用不無關係。

營養功效：黑木耳具有補腎作用，還有促進排泄的作用。所含有的豐富纖維素能促進胃腸蠕動，促進腸道脂肪食物的排泄、減少食物中脂肪的吸收，從而防止肥胖。同時，由於這種物質能促進胃腸蠕動，又利於體內有毒物質隨大便及時清除和排出，從而有預防直腸癌及其他消化系統癌症的作用。此外，黑木耳中的膠質還可吸附殘留在人體消化系統內的灰塵、雜質及放射性物質，集中起來後排出體外，從而有清胃、滌腸、防輻射的作用。

食用建議：優質黑木耳烏黑光潤，其背面略呈灰白色，體質輕鬆，身乾肉厚，朵形整齊，表面有光澤，耳瓣舒展，朵片有彈性，嗅之有清香之氣。但黑木耳較難消化，並有一定的滑腸作用，故脾虛消化不良或大便稀爛者慎食。烹炒前，將黑木耳放入溫水裡，加點鹽浸泡半小時，可讓乾木耳快速變軟。

補腎指南

1.補腎養血、美容養顏：黑木耳30克，紅棗20枚。將黑木耳洗淨，紅棗去核，加水適量，煮半個小時左右。早、晚餐後各一次。常常服食，可駐顏祛斑、健美豐肌，用於治療面部黑斑、形瘦。

2.滋陰補腎、通便排毒：黑木耳、胡蘿蔔各200克，橄欖油5克，調味料適量。木耳用冷水泡發洗淨；胡蘿蔔洗淨切片。起油鍋，待油燒至七成熱時，放入薑片煸炒，隨後放木耳稍炒一下，再放胡蘿蔔片，再依次放入料酒、鹽、生抽、雞精，炒勻即可。

食譜推薦 木耳炒魚片

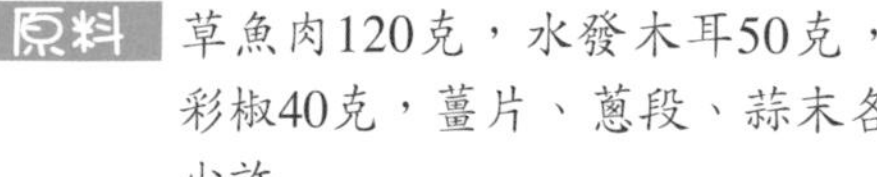

原料 草魚肉120克，水發木耳50克，彩椒40克，薑片、蔥段、蒜末各少許

調料 鹽3克，雞粉2克，生抽3毫升，料酒5毫升，水澱粉、食用油各適量

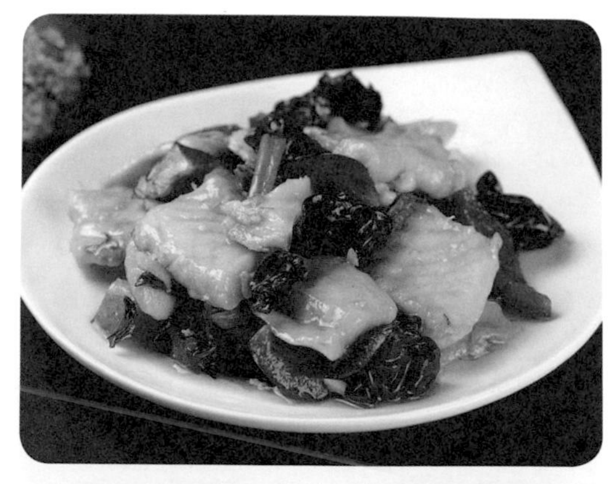

製作

1.洗淨的木耳、彩椒切小塊；草魚肉洗淨切片用料酒醃漬10分鐘。

2.熱鍋注油燒熱，放入濾勺倒入魚肉，輕輕晃動至魚肉斷生，撈出。

3.鍋底留油，放薑、蒜、蔥爆香，倒彩椒、木耳炒勻，倒入草魚片，加料酒、雞粉、鹽、生抽炒勻，淋水澱粉快速翻炒至食材熟透即成。

專家點評

有健脾補腎、通便排毒、防癌抗癌、補血美容的功效。

食譜推薦 胡蘿蔔炒木耳

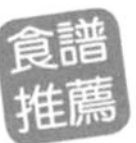

原料 黑木耳70克，胡蘿蔔100克，蔥絲、蒜末各少許

調料 鹽3克，雞粉4克，蠔油10毫升，料酒5毫升，水澱粉、食用油各適量

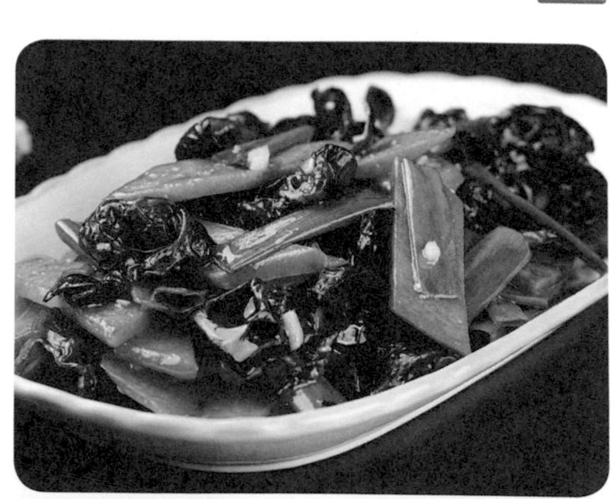

製作

1.洗淨食材，去皮的胡蘿蔔、木耳切絲；鍋中注水燒開，加鹽、食用油，放入胡蘿蔔、木耳，煮1分鐘至斷生撈出。

2.起油鍋，放入薑絲、蒜末爆香，倒入胡蘿蔔和木耳炒勻。

3.淋入料酒炒香，加入鹽、雞粉炒勻，淋入少許生抽，水澱粉勾芡，放入蔥絲，炒出蔥香味即可。

專家點評

有清肺潤肺、滋陰補腎、健脾養胃、益氣補血的功效，還可預防血栓等病症。

銀耳

滋陰潤肺、強精補腎佳品

【每日適宜用量】15~30克。

營養成分

含有蛋白質、脂肪和多種氨基酸、礦物質元素及海藻糖、多縮戊糖等肝糖。

補腎說法： 歷代醫學家通過臨床驗證，銀耳有強精補腎、補氣活血、延年益壽的作用。銀耳是一味滋補良藥，特點是滋潤而不膩滯，對陰虛火旺不受參茸等溫熱滋補的病人是一種良好補品。

營養功效： 銀耳是滋腎陰的良好補品，富含的膳食纖維還可助胃腸蠕動，減少脂肪吸收。另外，銀耳還是防癌抗癌的佳品，因富含硒等微量元素，不但能增強人體抗腫瘤的免疫能力，還能增強腫瘤患者對放療、化療的耐受力。且銀耳也一直作為養顏美容的佳品，因為銀耳富含天然特性膠質，加上它的滋陰作用，長期服用可潤膚，並有祛除臉部黃褐斑、雀斑的功效。

食用建議： 銀耳宜用開水泡發，泡發後應去掉未發開的部分，特別是那些呈淡黃色的部份。冰糖銀耳含糖量高，睡前不宜食用，以免血黏度增高；銀耳是一種含粗纖維的減肥食品，配合豐胸效果顯著的木瓜同燉，可謂是「美容美體」佳品。選用偏黃一些的銀耳口感較好，燉好的甜品放入冰箱冰鎮後飲用，味道更佳；變質銀耳不可食用，以防中毒。

補腎指南

1.滋陰清熱、寧心安神： 鳳梨塊150克，水發銀耳50克，紅棗、冰糖各適量。湯鍋加適量清水、切好的銀耳、洗淨的紅棗，煮至銀耳黏軟，倒入鳳梨塊煮至熟，加冰糖溶化攪勻即可。

2.滋陰養血、健脾利濕： 鯽魚300克，木瓜40克，水發銀耳100克。銀耳洗淨去根，撕成小塊；鯽魚洗淨；木瓜洗淨去皮切塊。鯽魚稍煎，全部食材同入清水用小火煲2小時即可。

食譜推薦 銀耳鵪鶉蛋玉米粥

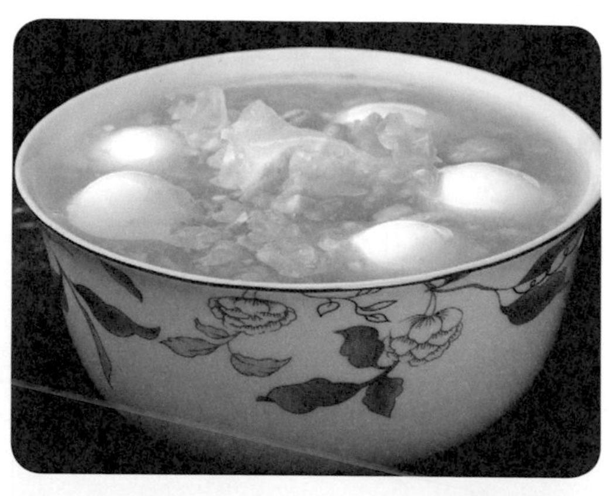

原料 水發銀耳50克，鮮玉米粒100克，熟鵪鶉蛋（去殼）200克

調料 水澱粉、白糖各適量

製作

1.將洗好的玉米粒倒在案板上，剁碎成細末。
2.鍋中倒入約400毫升的清水燒熱，放入切碎的玉米粒，加蓋，大火燒開後轉小火續煮10分鐘，至玉米熟透，倒入熟鵪鶉蛋，再下入洗淨的銀耳，撒入白糖拌勻，用中火續煮約10分鐘，至銀耳熟透。
3.最後再用少許水澱粉勾芡，使玉米粥黏稠光潤即成。

專家點評

有滋陰潤肺、養胃生津、補腎填精的功效。

食譜推薦 香橙芒果銀耳糖水

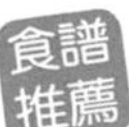

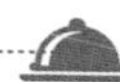

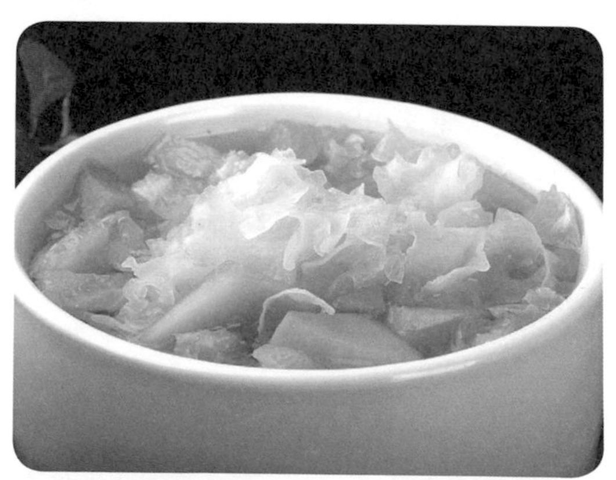

原料 柳丁1個，芒果肉300克，水發銀耳150克

調料 冰糖20克

製作

1.把洗淨的銀耳切成小朵，柳丁洗淨切成小塊，芒果肉切成小丁。
2.鍋中注入400毫升清水燒開，倒入切好的銀耳，再放入冰糖拌勻，加蓋煮沸後再用小火煮約15分鐘至銀耳熟軟，倒入切好的柳丁，再下入芒果丁拌勻，續煮至沸，關火後即成。

專家點評

可增強免疫力，補腎虛不足，且其膳食纖維可清腸通便，還具有養心潤肺的功效。

葡萄柚

滋陰補虛、健胃消食之品

【每日適宜用量】150克。

營養成分

含有各種維生素、果膠、鉀及天然葉酸。

補腎說法：葡萄柚具有補腎作用，腎有掌控骨骼生長的功能，能夠激發骨骼生長。此外，腎氣充足，還能增強人體自身免疫力，提高對病毒的抵抗力，抗氧化，促進脂肪新陳代謝，延緩衰老。

營養功效：葡萄柚不僅能補腎，還有美容作用，是高血壓、糖尿病、冠心病患者的保健食材。葡萄柚所含的天然維生素P，能強化皮膚毛細孔功能，加速復原受傷的皮膚組織，對於控制肌膚出油很有效，女性常吃葡萄柚能美容養顏。葡萄柚中含有的天然果膠能降低血液中的膽固醇，調節血脂代謝。

食用建議：挑選葡萄柚時首先要選相對較重的，因為重則代表水分多；其次要注意柚皮觸摸起來柔軟而富有彈性；至於表面的斑紋，挑選時不用太在意。葡萄柚影響高血壓藥物的代謝，會使高血壓類藥物濃度減低速度減緩，從而增強高血壓類藥物的濃度和作用，因此食用葡萄柚的患者應多監測血壓。

補腎指南

1.補腎健脾、降脂減肥：中蝦500克煮熟，去殼；葡萄柚去皮，切片；酪梨1個取肉，切片；生菜適量洗淨，瀝乾水分，撕成大片；生菜葉鋪盤，排上葡萄柚片、酪梨片及中蝦即成。沙拉醬伴食，洋香菜裝飾。此品富含維生素C及大量抗氧化元素，更難能可貴的是葡萄柚所含的熱量十分低，是降脂減肥的好幫手。

2.補腎益精、滋陰補血：自製柚子茶。金黃柚子皮100克，肉300克，冰糖150克。柚子皮洗淨切絲放在淡鹽水中泡10分鐘，越細越好；肉洗淨攪碎。將食材入鍋加水熬乾，注意不要糊掉。

食譜推薦 葡萄柚蜂蜜紅茶

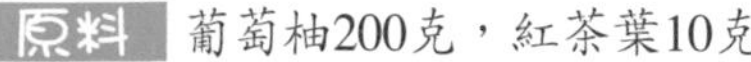

原料 葡萄柚200克，紅茶葉10克

調料 蜂蜜15毫升

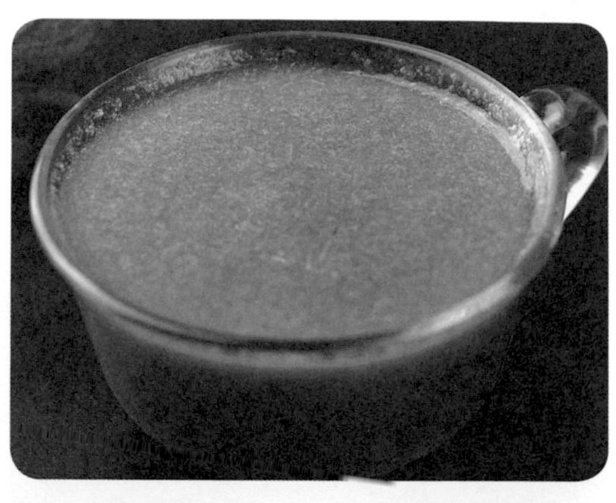

製作

1. 將葡萄柚剝去皮，果肉切成小塊；把茶葉裝入碗中，加入開水沖泡，待用。
2. 將葡萄柚倒入榨汁機，加入適量水榨汁；將泡好的紅茶茶水濾入榨汁機，加入蜂蜜攪勻，再將做好的葡萄柚蜂蜜紅茶盛出，倒入杯中即可。

專家點評

可健脾補腎、清脂減肥、排毒養顏，是集預防疾病及保健與美容於一身的健康飲品。

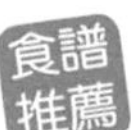

食譜推薦 葡萄柚奇異果沙拉

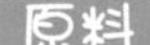

原料 葡萄柚200克，奇異果100克，聖女果70克

調料 煉乳10克

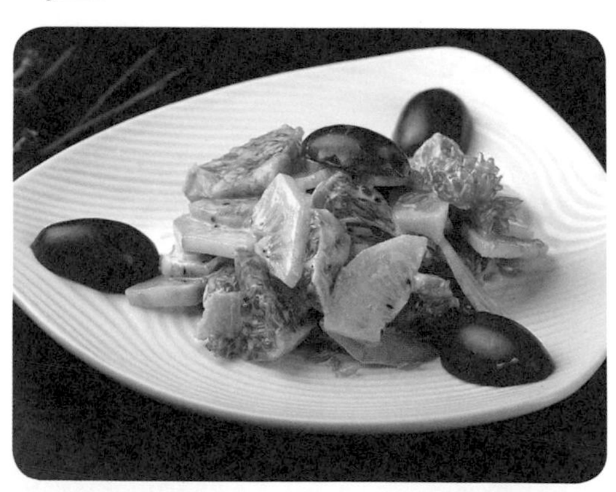

製作

1. 洗淨的奇異果去皮，去心，果肉切成片；葡萄柚去皮，果肉切成小塊；洗好的聖女果切成小塊；把切好的葡萄柚和奇異果裝入碗中，擠入適量煉乳，拌勻，使煉乳裹勻食材。
2. 取一個乾淨盤子，用聖女果裝飾盤口，將拌好的沙拉裝入盤中即可。

專家點評

可滋陰補腎、潤燥生津，增強免疫力，提高抗病能力。

桑葚 補益肝腎、明目烏髮之品

【每日適宜用量】10~20克。

營養成分

主要含糖、蛋白質、脂肪、鞣酸、蘋果酸、維生素B_1、維生素B_2、維生素C、鐵、鈉、鈣、鎂、磷、鉀、胡蘿蔔素和花青素。

補腎說法：桑葚性寒味甘，具有補肝益腎的功效，尤其男性補腎可以多吃。對於男性性機能失調、屬寒熱混雜體質的人來說，最好不要隨便補腎壯陽，否則會越補越「虛」。夏天可飲桑葚汁，不僅可補充體力，還可提高性生活品質。此外，桑葚可改善「生殖亞健康」，是很多治療死精症方劑的重要組成藥物。

營養功效：桑葚不僅對男性補腎作用顯著，在《本草綱目》中還提到桑葚子「令人聰明」，這與現代人證實桑葚具有開發智力功效，可謂古今不謀而合。桑葚中含有豐富的錳，對糾正智力降低有重大意義，可以糾正兒童因錳缺乏而造成的智力發育遲緩，從而伴隨學習能力降低，反應遲鈍和嗜睡。另外，常食桑葚可以明目，緩解眼睛疲勞乾澀的症狀，現代白領宜多食，以緩解終日看電腦對視力造成的傷害。

食用建議：對於因錳缺乏而導致智力發育遲緩的兒童，可把吃桑葚當做輔助治療而適量食用，但一般少年兒童不宜多食，因為桑葚含有較多的胰蛋白酶抑制物——鞣酸，會影響人體對鐵、鈣、鋅等物質的吸收。桑葚有黑白兩種，鮮食以紫黑色為補益上品。此外，未成熟的桑葚不可食用。

補腎指南

1.補腎填精、烏髮養顏：桑葚800克，糙米醋或陳年醋1000毫升。桑葚洗淨後以紙巾擦乾表面水分，放置數小時徹底風乾。取一乾淨且乾燥的玻璃罐，將桑葚、底醋放進去，把蓋口密封。桑葚含有天然糖分，可不加冰糖，將罐口密封，靜置在陰涼處3~4個月後即可。用涼開水稀釋8~10倍以上，飯後飲用。桑葚有補血養氣、烏黑髮絲、安定神經、預防感冒、益腎、幫助消化，預防便秘等功效。

2.排毒養顏、補益肝腎：新鮮桑葚1000克，蜂蜜300克。桑葚洗淨攪汁，煎熬成稀膏，加蜂蜜一同熬至稠厚，待冷服用。

食譜推薦 桑葚銀耳羹

原料 水發銀耳40克，桑葚30克

調料 冰糖25克

製作

1.將洗淨的銀耳切除根部，再切成小塊，浸入清水中待用。
2.鍋中注入約700毫升清水燒開，倒入切好的銀耳，加蓋轉小火煮10分鐘至銀耳晶瑩透亮，放入冰糖，加蓋煮約3分鐘至冰糖完全溶化。
3.倒入洗淨的桑葚，再蓋好蓋子，煮約2分鐘至湯汁略呈紫紅色，攪拌幾下即可。

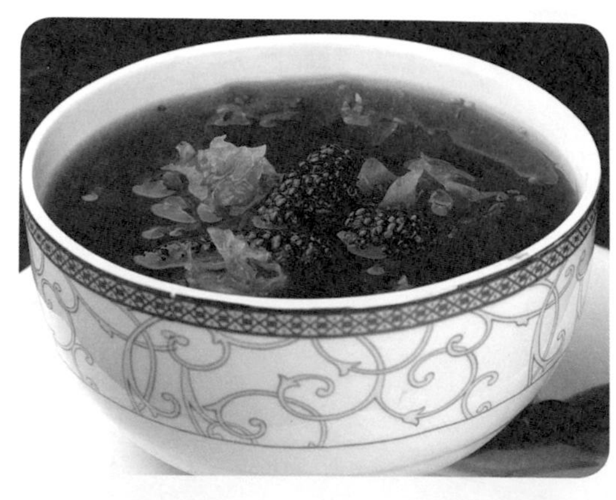

專家點評

可補血滋陰、生津止渴、潤腸通便，對於腎陰虛有調理作用。

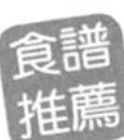

食譜推薦 桑葚黑芝麻糖水

原料 桑葚30克，黑芝麻2克

調料 冰糖20克

製作

1.鍋中注入約800毫升清水燒開，倒入洗淨的黑芝麻，蓋上鍋蓋，轉小火煮約15分鐘至黑芝麻熟透。
2.倒入洗淨的桑葚，再放入冰糖，蓋好蓋子，煮約10分鐘至食材熟透，攪拌幾下即可。

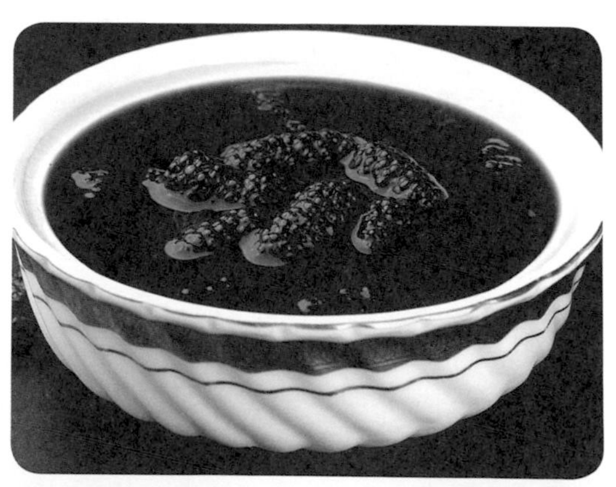

專家點評

有健脾補腎、滋陰養肝、益氣補血的功效。

葡萄

滋補肝腎、
生津除煩之品

【每日適宜用量】50~100克。

營養成分

含蛋白質、脂肪、碳水化合物、葡萄糖、果糖、蔗糖、鐵、鈣、磷、鉀、硼、胡蘿蔔素、維生素B_1、維生素B_2、煙酸、維生素C、酒石酸、檸檬酸。

補腎說法：葡萄是一種滋補藥品，具有滋補肝腎、養血益氣、健腦安神的功效，脾虛、腎虛等身體虛弱、營養不良的人，多吃些葡萄或葡萄乾，有助於恢復健康，因為葡萄含有蛋白質、氨基酸、卵磷脂、維生素及礦物質元素等多種營養成分，特別是糖分的含量很高，而且主要是葡萄糖，容易被人體直接吸收。

營養功效：葡萄具有補虛的作用，有關研究還發現，葡萄比阿司匹林能更好地阻止血栓形成，並具有降低人體血清膽固醇水準，降低血小板凝聚力的作用，對預防心腦血管病有一定功效。此外，葡萄的根、藤、葉等有很好的利尿、消腫、安胎作用，可治療妊娠惡阻、嘔吐、水腫等病症。葡萄籽中含有的前花青素具有超強的抗酸化和抗氧化功用，從而能達到緊致肌膚、延緩衰老的作用。

食用建議：購買時可摘底部的一顆嘗嘗，如果果粒甜美，則整串都很甜。葡萄保留時間很短，購買後最好儘快吃完。剩餘的可用保鮮袋密封好，放入冰箱內，這樣能保存4~5天。糖尿病、便秘患者，陰虛內熱、津液不足者，肥胖之人，脾胃虛寒者不宜多食葡萄。孕婦也要少吃，因為酸的東西吃太多可能會影響鈣的吸收，而且葡萄含糖高，會使腹中的羊水增多。

補腎指南

1.補腎、健脾止瀉：取葡萄葉適量，洗淨，煎水兩次後去渣濃縮成糊狀，加麵粉和白糖各一半，拌勻後製成軟粒，再烘乾或曬乾。滿1歲者，每次服3~6克，日服2~3次；未滿1歲者酌減。

2.滋陰養血、駐顏消暑：葡萄500克洗淨，蘋果或鮮桃1個洗淨，去皮切塊，一同置於果汁機中，依序加入適量蜂蜜（可依個人口味加減）和200毫升涼開水，攪拌數分鐘，以紗布過濾後倒入杯中即成駐顏消暑之佳品。

食譜推薦 葡萄芹菜汁

原料 葡萄100克，芹菜90克

調料 蜂蜜20毫升

製作

1.將洗淨的芹菜切粒，待用；把洗好的葡萄倒入榨汁機中，加入芹菜粒，再倒入適量礦泉水，蓋上蓋子，榨取葡萄芹菜汁。

2.放入蜂蜜，蓋上蓋，攪拌勻；揭蓋，把榨好的葡萄芹菜汁裝入杯中即可。

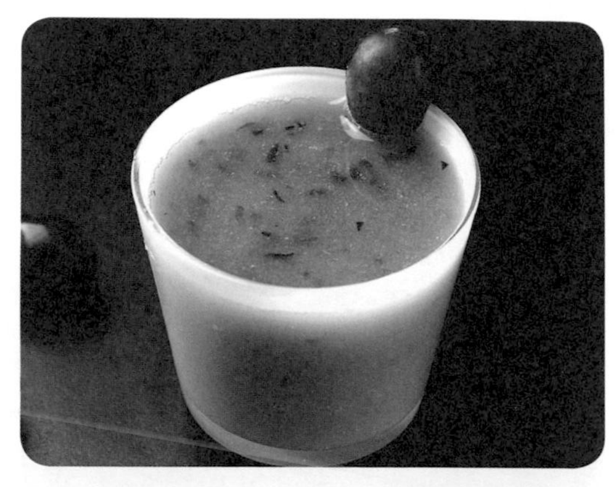

專家點評

有滋陰養腎、清熱平肝的作用。

葡萄蘋果汁

原料 葡萄100克，蘋果100克

調料 檸檬汁、蜂蜜各適量

製作

1.將洗好的蘋果切瓣，去核，再切成小塊，倒入榨汁機攪拌杯中，再倒入洗淨的葡萄，加入適量礦泉水，蓋上蓋子，選擇「榨汁」功能，榨取葡萄蘋果汁。

2.倒入適量蜂蜜，讓榨汁機繼續運轉一會兒，把榨好的果汁倒入杯中，滴入幾滴檸檬汁即可。

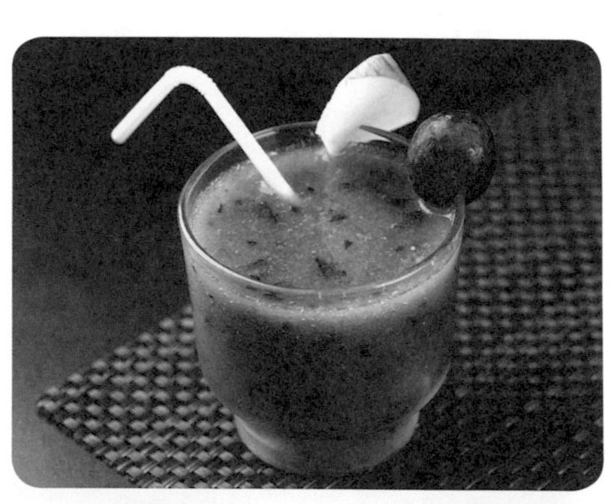

專家點評

可開胃消食、健脾補腎、增強免疫力。

石榴

生津止渴、收斂固澀之品

【每日適宜用量】50克。

營養成分

含有維生素C、B族維生素、有機酸、糖類、蛋白質、脂肪以及鈣、磷、鉀等礦物質元素。

補腎說法：石榴入腎，有補腎精、強腰膝的作用。它含有豐富的鋅、鎂等微量元素，可以緩解因缺鋅引起的抑鬱、焦慮情緒等，不但能促進身體生長發育，還能夠促進智力發育。腎「在志為恐」，腎氣足，人的心神就會安定。

營養功效：石榴不僅具有補腎精、強腰膝的作用，還因為其味酸，含有生物鹼、熊果酸等，有明顯的收斂作用，能夠澀腸止血，加之其具有良好的抑菌作用，所以是治療痢疾、泄瀉、便血及遺精、脫肛等病症的良品。此外，石榴皮及石榴樹根皮均含有石榴皮鹼，對人體的寄生蟲有麻醉作用，是驅蟲殺蟲的要藥，尤其對絛蟲的殺滅作用更強，可用於治療蟲積腹痛、疥癬等。

食用建議：在石榴的頂端橫切一刀去頂，用刀順著石榴的白筋在外皮上劃幾刀（刀口不要太深，劃開石榴皮就行了），用刀尖輕輕把中間白色的內心劃斷，劃斷後的樣子像盛開的花朵形狀，抽掉中間的白心，輕輕一掰，石榴就「開花」了，這時很容易就能取出石榴籽。石榴中含有的有機鹽非常高，因此吃完石榴後記得一定要及時刷牙，不然會腐蝕牙齒的琺瑯質。

補腎指南

1.養肝明目、固精止遺：白石榴花、夏枯草各30克，洗淨水煎或加少量黃酒服，或研末，每次服6克，一日三次，開水送服。

2.補腎溫陽、健脾益氣：雞蛋清入碗，加青菜汁、精鹽、味精、乾澱粉調成綠色蛋糊；將鍋勺放在小火上，用熟豬油分次抹勻，加入蛋糊，攤成蛋皮，再將蝦仁、鱖魚肉、肥膘肉分別剁成米粒狀，同放入碗中，加黃酒、精鹽、味精、雞蛋清、乾澱粉攪和成餡，均勻放在蛋皮上，包成石榴形狀，放入抹有熟豬油的盤中。將蝦仁加紅麴水拌勻，分放在石榴口中，上籠用中火蒸約5分鐘至熟，取出，在石榴蝦的側面刷上少許紅麴水後，放入另一盤中即成。

食譜推薦 石榴銀耳蓮子羹

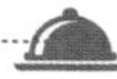

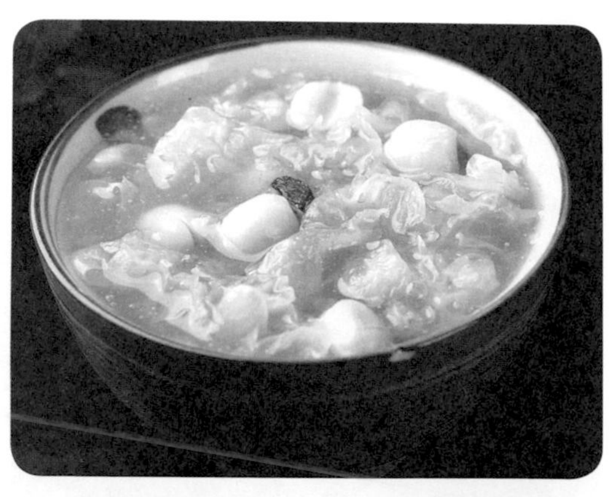

原料 石榴果肉120克，水發銀耳150克，水發蓮子80克

調料 白糖5克，水澱粉10毫升

製作

1. 將泡發洗好的銀耳切成小塊；取榨汁機，選擇「攪拌」刀座組合，倒入石榴肉。
2. 加入少許礦泉水，蓋上蓋子，選擇「榨汁」功能，榨取石榴汁，將榨好的石榴汁濾出，待用。
3. 砂鍋注水燒開，放入蓮子、銀耳，加蓋燒開後，轉小火燉30分鐘至食材熟軟，倒入石榴汁拌勻，煮沸。
4. 加入白糖拌勻，煮至白糖溶化，淋入適量水澱粉拌勻即可。

專家點評

有健脾開胃、滋陰補腎、潤燥養肺的作用。

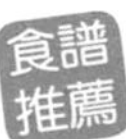

石榴火龍果盅

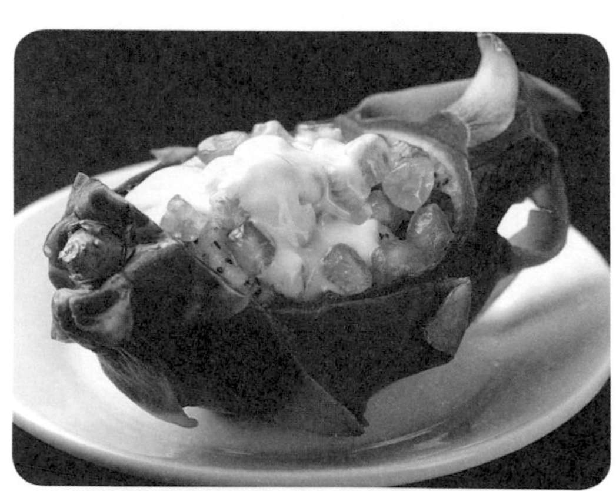

原料 石榴200克，火龍果300克

調料 優酪乳120毫升

製作

1. 將火龍果洗淨平放，沿三分之二處剖開，用小勺掏去果肉，製成火龍果盅。
2. 將石榴剖開，取出石榴果肉。
3. 把火龍果果肉和石榴果肉放入火龍果盅內，倒入優酪乳即成。

專家點評

有健脾補腎、減肥減脂、抗氧化、防衰老的功效。

蓮子

補脾止瀉、
補腎澀精之品

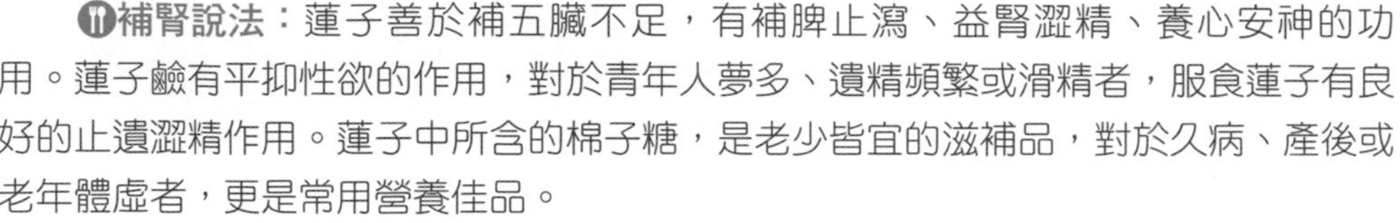

【每日適宜用量】30~50克。

營養成分

富含蛋白質、脂肪、碳水化合物及鈣、磷和鉀等微量元素。

補腎說法：蓮子善於補五臟不足，有補脾止瀉、益腎澀精、養心安神的功用。蓮子鹼有平抑性欲的作用，對於青年人夢多、遺精頻繁或滑精者，服食蓮子有良好的止遺澀精作用。蓮子中所含的棉子糖，是老少皆宜的滋補品，對於久病、產後或老年體虛者，更是常用營養佳品。

營養功效：蓮子不僅補腎作用顯著，還有很好的養心安神功效，中老年人特別是腦力勞動者經常食用，可以健腦，增強記憶力，提高工作效率，並能預防老年性癡呆發生。此外，蓮子作為保健藥膳食療時，一般是不捨棄蓮子心的。因為蓮子心雖味道極苦，卻有顯著的強心作用，能擴張外周血管，降低血壓。蓮心還有清心降火的功效，能治療口舌生瘡，助於睡眠。

食用建議：蓮子適宜孕婦臨產之前或難產之際食用，孕婦非臨產或難產之際，切勿服食。而正常懷孕期間不宜服食，因它有活血墮胎作用。蓮子皮薄如紙，剝除很費時間。若將蓮子先洗一下，再放入開水中，加入適量老鹼，攪拌均勻後稍悶片刻，倒入淘米籮內，用力揉搓，即可很快去除蓮子皮。

補腎指南

1.滋養補益、健運脾胃：蓮子肉、芡實、扁豆、薏米、山藥、白朮、茯苓各120克，人參15克（或黨參60克）。將上味洗淨共炒研末。臨用時可加適量白糖。每次用15~30克，以溫開水沖調服。

2.固精補腎、健脾補中：蓮子20克，薏米20克，牡蠣肉100克，調味料適量。將去心蓮子、薏米、牡蠣肉一起洗淨放入鍋內，加水適量，加少許薑絲、油、鹽，煮沸後轉文火燉50分鐘熟後即可直接食用。

食譜推薦 南瓜蓮子荷葉粥

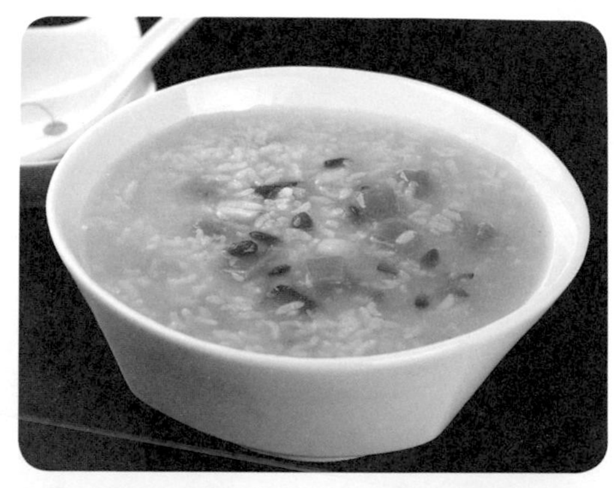

原料 南瓜90克，水發蓮子80克，水發大米40克，枸杞12克，乾荷葉10克

調料 冰糖40克

製作

1. 洗淨食材，去皮的南瓜切小丁塊，蓮子去除蓮心；枸杞洗淨。
2. 鍋中注水燒開，放入洗淨的乾荷葉，倒入蓮子、大米，撒上枸杞拌勻，用大火煮沸，再轉小火煮約30分鐘，至米粒變軟。
3. 倒入南瓜丁拌勻，加入冰糖，輕輕攪拌勻，加蓋用小火續煮約10分鐘，至冰糖完全溶化，攪拌幾下再盛出即成。

專家點評

有滋陰補腎、清熱解暑、健脾升陽、祛濕利尿的作用。

食譜推薦 蓮子百合湯

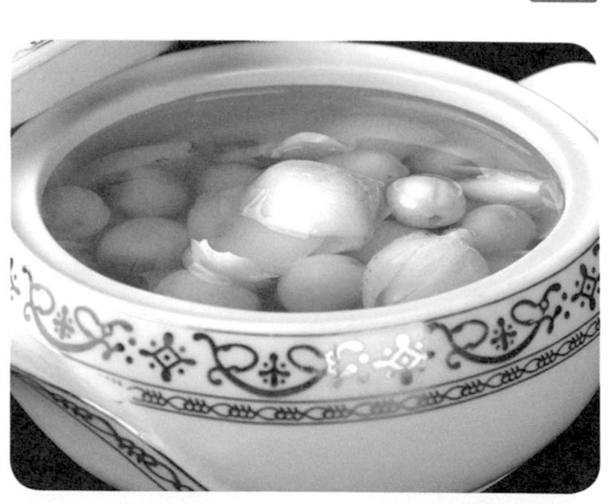

原料 鮮百合35克，水發蓮子50克

調料 白糖適量

製作

1. 洗淨的蓮子用牙籤將蓮心挑去。
2. 鍋中注水燒開，倒入蓮子，加蓋，燜煮至熟透，加入白糖拌勻，再加入洗淨的百合煮沸。
3. 將蓮子、百合盛入湯盅，放入預熱好的蒸鍋，加蓋，用慢火蒸30分鐘取出即可。

專家點評

有健脾補腎、滋補中氣、清肺養顏、安神平壓的作用。

核桃

滋補肝腎、強筋健骨之品

【每日適宜用量】10~30克。

營養成分

富含蛋白質、脂肪、膳食纖維、鉀、鈉、鈣、鐵、磷等礦物質元素。

補腎說法：核桃享有「長壽果」、「養生之寶」的美稱，其卓越的健腦效果和豐富的營養價值，已經被越來越多的人推崇。核桃仁具有滋補肝腎、強筋健骨之功效，可用於治療由於肝腎虧虛引起的症狀，如腰腿酸軟、筋骨疼痛、牙齒鬆動、鬚髮早白、虛勞咳嗽、小便清冷、婦女月經和白帶過多。

營養功效：核桃不僅具有滋補肝腎的作用，還可用於抗衰老，核桃中含有卵磷脂、不飽和脂肪酸，另外還含有多種抗氧化劑，如維生素C和維生素E，可對抗影響人體衰老的氧自由基。另外，核桃仁的長相很像人的大腦，所以有吃核桃補腦的說法。其實可以補腦是因為核桃中含有大量補腦益智的營養成分，如卵磷脂對腦神經有良好的保健作用。

食用建議：核桃仁含有多種人體需要的微量元素，當感到疲勞時嚼些核桃仁，可有效緩解疲勞和壓力。但核桃仁雖好，卻屬於高油脂類食物，所以一次不要吃得太多，否則會導致消化不良，建議一次食用20~30克為宜。如何巧剝核桃皮？先把核桃放在蒸屜內蒸上三至五分鐘，取出即放入冷水中浸泡三分鐘，撈出來用錘子在核桃四周輕輕敲打，破殼後就能取出完整核桃仁。

補腎指南

1.補腎填精、固精止遺：取核桃仁10克，五味子4.5克，分別洗淨，加入適量蜂蜜，加水，用文火煮10分鐘，主要治療男性不育症腎精虧，婚後久不生育，陽痿、遺精、早洩、神疲、腰腿酸痛。

2.益肺補腎、強筋壯骨：核桃仁500克，柿霜餅500克。將核桃仁洗淨放在碗內，置於飯鍋中蒸熟，冷卻後與柿餅一同盛入瓷器罐內再蒸，直至柿霜融化。待涼後裝入盒內，可做糕點食用。

食譜推薦 黑豆腰果核桃糖水

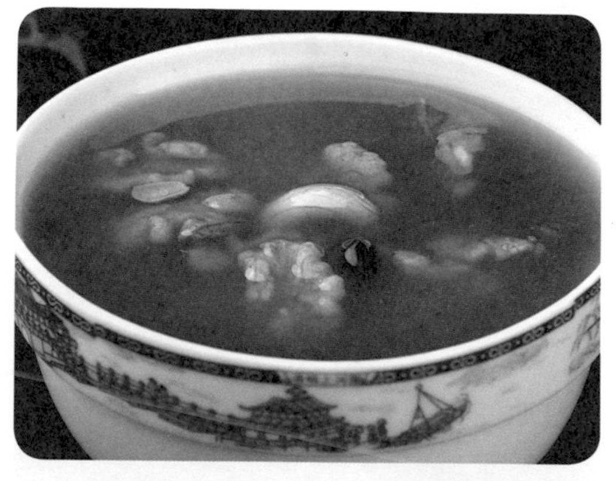

原料 黑豆50克，腰果30克，核桃30克

調料 冰糖30克，水澱粉適量

製作

1. 鍋中加入清水約1000毫升，將洗好的核桃、腰果和泡發好的黑豆依次倒入鍋中，攪拌均勻，加蓋用大火將水燒開，轉成小火再煮約20分鐘至黑豆熟軟。
2. 把冰糖倒入鍋中，輕輕攪拌片刻，加蓋煮約2分鐘至冰糖完全溶化。
3. 在鍋中倒入適量水澱粉勾芡，將鍋中材料攪勻，再煮一會兒即可。

專家點評

可補腎益腦、益氣補血、緩解疲勞。

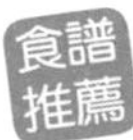

食譜推薦 香菇核桃肉片

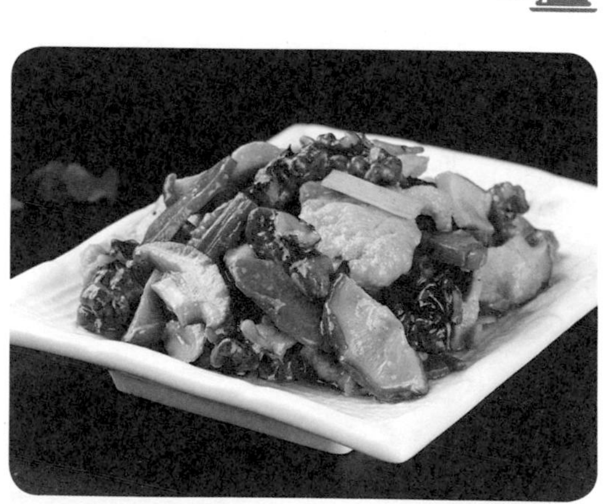

原料 鮮香菇60克，瘦肉75克，核桃仁30克，胡蘿蔔片、薑片、蒜末、蔥段各少許

調料 鹽3克，雞粉3克，料酒、生抽、水澱粉各適量

製作

1. 香菇洗淨切塊，焯水備用；瘦肉洗淨切片，加鹽、水澱粉醃漬。
2. 熱鍋注油，燒至三成熱，放核桃仁滑油半分鐘撈出。
3. 鍋底留油，下蒜末、薑片、胡蘿蔔片炒香，放香菇、肉片炒勻。
4. 加料酒、生抽、鹽、雞粉炒勻，撒上蔥段，放入核桃仁炒勻即可。

專家點評

有補氣養胃、生津潤燥、健脾補腎的功效。

花生

益智抗衰、補腎養血之品

【每日適宜用量】80~100克。

營養成分

含有蛋白質、脂肪、糖類、維生素B_6、維生素E、維生素K、鈣、磷、鐵、氨基酸、不飽和脂肪酸、卵磷脂、膽鹼、胡蘿蔔素、粗纖維。

補腎說法：花生的補腎作用體現在它可以促進人體的新陳代謝、增強記憶力，可益智、抗衰老、延長壽命。其含鈣量豐富，可以促進兒童骨骼發育，並有防止老年人骨骼退行性病變發生的作用。

營養功效：花生中的鋅能促進兒童大腦發育，有增強大腦記憶的功能，可啟動中老年人腦細胞，有效延緩人體過早衰老，具有抗老化作用。此外，花生還具有止血功效，其外皮含有可對抗纖維蛋白溶解的成分，可改善血小板品質，對於預防心臟病、高血壓和腦卒中的產生有食療作用。

食用建議：從營養方面考慮，花生油炸首先不可取；生食也不可取，因為在花生生長過程中會感染黃麴毒素，黃麴毒素是公認最強的致癌物，會沉積在肝臟中，誘發肝癌。但因為黃麴黴毒素為水溶性，如果煮食，基本能把黃麴毒素濾掉，這樣吃煮熟的花生較為安全，也易於消化，營養素的損失最小，炒的話無法破壞黃麴毒素，所以說煮食是最好的食用方法。

補腎指南

1.補腎溫陽、防治凍瘡：取花生衣150克炒黃，研成細末，加300毫升醋，調成糊狀，用時加樟腦10克調勻。塗於凍瘡處，用乾淨紗布包好，一般2~3天即可痊癒。

2.補血養血、生髮烏髮：取花生衣15克、首烏20克與紅棗10枚同洗放入鍋內，小火煎煮約半小時，加入適量紅糖即成。每日飲3次，飲湯食棗。

3.補血滋潤、美容養顏：紅棗100克，花生連衣100克，枸杞50克。將材料洗淨，用溫水泡後放鍋中加水適量，小火煮到熟軟，再加蜂蜜200克，至汁液黏稠停火。

食譜推薦 黃芪牛肚花生粥

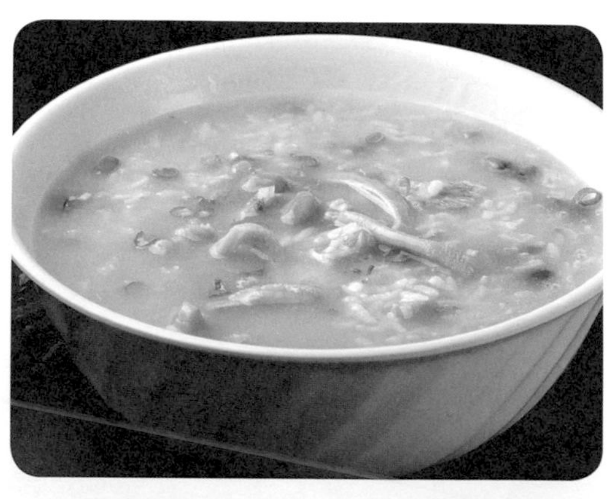

原料 水發大米180克，熟牛肚120克，水發花生米90克，黄芪7克，薑片、蔥花各少許

調料 鹽、雞粉各2克，料酒5毫升，芝麻油少許

製作

1.將熟牛肚切小片。
2.砂鍋中注水燒開，倒入洗淨的大米，下入洗淨的黃芪，放入洗淨的花生米拌勻，倒入切好的牛肚，淋入少許料酒，撒上薑片，大火煮沸後轉小火續煮至食材熟軟。
3.加鹽、雞粉，淋入少許芝麻油拌勻，盛出後撒上蔥花即成。

專家點評

有健脾益氣、升陽舉陷、補腎健腦的作用。

食譜推薦 牛肉丸花生粥

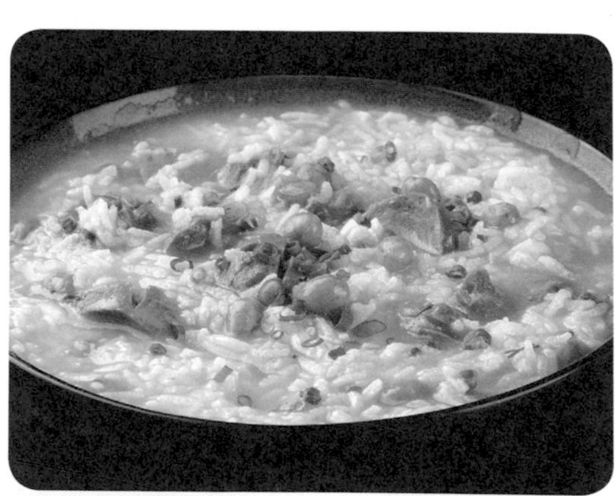

原料 牛肉丸180克，水發花生米90克，水發大米160克，薑片、蔥花各少許

調料 鹽3克，雞粉2克，胡椒粉少許，食用油適量

製作

1.牛肉丸洗淨對半切開，打花刀。
2.砂鍋中注水燒開，倒入大米、洗淨的花生米，淋入食用油拌勻，煮沸後小火續煮至米粒熟軟，下薑片、牛肉丸拌勻，煮至食材熟透。
3.攪動幾下，加鹽、雞粉、胡椒粉拌勻，續煮片刻至入味後盛出，撒上蔥花即成。

專家點評

可健脾補腎、強筋壯骨、滋陰養血、美容養顏。

松子

滋陰補腎、潤燥滑腸之品

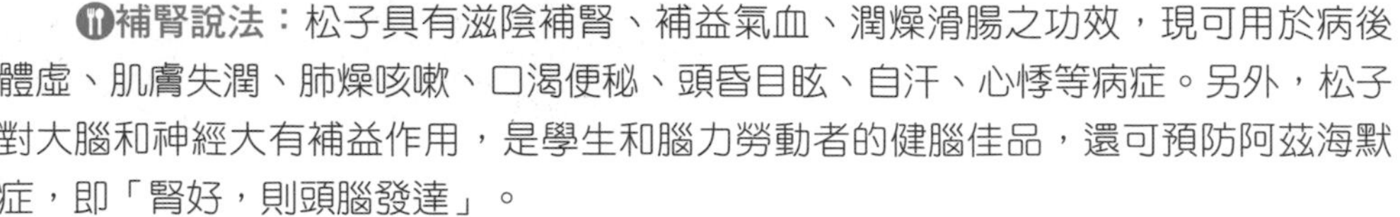

【每日適宜用量】20~30克。

營養成分

亞油酸、亞麻油酸、維生素E、鈣、鐵、磷、鉀、錳等。

補腎說法：松子具有滋陰補腎、補益氣血、潤燥滑腸之功效，現可用於病後體虛、肌膚失潤、肺燥咳嗽、口渴便秘、頭昏目眩、自汗、心悸等病症。另外，松子對大腦和神經大有補益作用，是學生和腦力勞動者的健腦佳品，還可預防阿茲海默症，即「腎好，則頭腦發達」。

營養功效：松子有軟化血管和防治動脈粥樣硬化的作用，老年人常食用松子，有防止因膽固醇增高而引起心血管疾病的作用，還可滋陰潤肺。此外，松子還能健脾通便，緩瀉而不傷正氣，對老人體虛便秘、小兒津虧便秘有一定的食療作用。松子富含的油脂還可滋養肌膚、提高肌膚免疫功能、消除皺紋、延緩肌膚衰老，是美容保健的佳品。

食用建議：松子應選色澤光亮，殼色淺褐，殼硬且脆，內仁易脫出，粒大均勻，殼形飽滿的。殼色發暗，形狀不飽滿有黴變或乾癟現象的不宜選購。膽功能嚴重不良及多痰患者應慎食。松子油性比較大，不宜大量進食，當零食吃效果比較好。松子存放時間長了會產生油耗味，不宜食用。

補腎指南

1.滋陰潤肺、潤燥生津：松子仁30克，胡桃仁60克，洗淨研成泥狀，用煉蜜15克混勻收藏。早、晚飯後各6克，開水沖服。用於陰虛肺燥、咳嗽咽乾。

2.滋陰潤肺、潤腸通便：松子仁30~60克，粳米100克，洗淨加水煮成稀粥。可稍加豬脂、食鹽調味，分2~3次服。用於肺燥咽乾或腸燥便結。

3.補肝益腎、滋陰降火：松子仁、黑芝麻、杭菊花各9克，洗淨水煎服，每日1劑，久服治肝腎不足、頭暈眼花。

食譜推薦 松仁牛肉粒

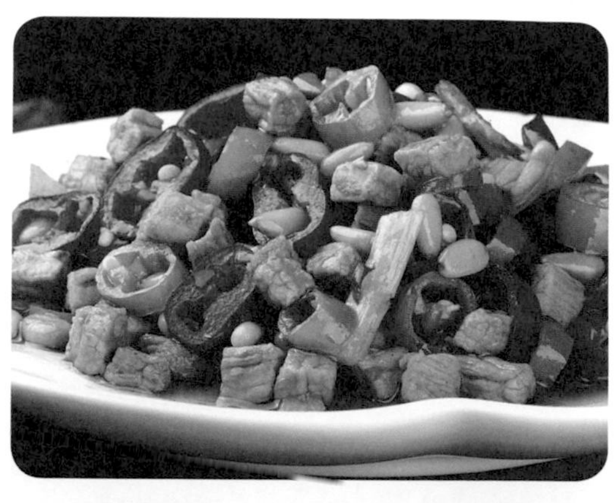

原料 牛肉200克，青椒、紅椒各20克，松仁15克，蒜末、薑片各少許

調料 鹽4克，水澱粉10毫升，豆瓣醬10克，味精、生粉、雞粉、生抽、料酒、食用油各適量

製作

1.洗淨的青椒、紅椒切圈；牛肉切丁，加生抽、鹽、雞粉、生粉醃漬。

2.松仁過油撈出，牛肉粒滑油至變色撈出。

3.另起油鍋，倒薑片、蒜末爆香，放青椒、紅椒、牛肉丁，加料酒、鹽、味精、豆瓣醬、水澱粉炒勻後盛出裝盤，撒上松仁即成。

專家點評

可補腎壯骨、補益氣血、潤燥滑腸，是男女老少皆適宜的家常菜品。

食譜推薦 松仁雞蛋炒茼蒿

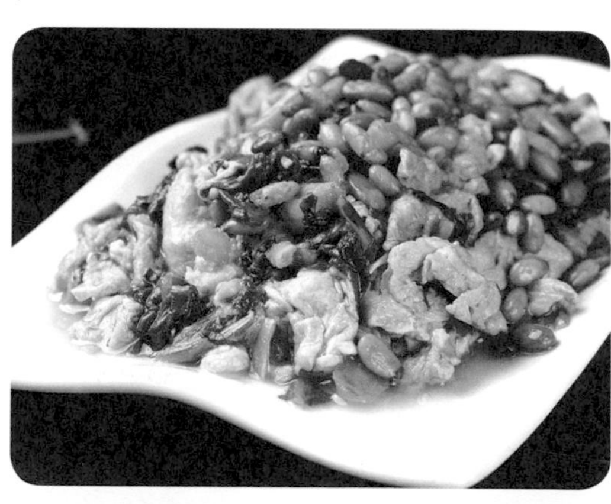

原料 松仁30克，雞蛋2個，茼蒿200克，枸杞12克，蔥花少許

調料 鹽2克，雞粉2克，水澱粉4毫升，食用油適量

製作

1.雞蛋打入碗中，加鹽、雞粉，放蔥花打散、調勻；茼蒿洗淨切碎。

2.松仁過油鍋，炸出香味撈出；鍋底留油，倒蛋液炒熟後盛出。

3.鍋中加食用油燒熱，倒入茼蒿炒至熟軟，加鹽、雞粉炒勻，倒入炒好的雞蛋炒勻，放枸杞炒勻，淋入適量水澱粉，快速炒勻後盛出裝盤，撒上松仁即可。

專家點評

可健脾開胃、補腎安神、降壓利尿、潤腸通便、美容養顏。

黑芝麻：補肝益腎、滋陰養血的滋補聖品

【每日適宜用量】20克。

營養成分

含有大量的脂肪和蛋白質、膳食纖維、維生素B_1、維生素B_2、煙酸、維生素E、卵磷脂、鈣、鐵、鎂等營養成分。

補腎說法：黑芝麻為黑色，入腎臟，對腎臟滋補作用極強，它具有潤腸通乳、補肝益腎、養髮強體、抗衰老等功效。芝麻對於肝腎不足所致的視物不清、腰酸腿軟、耳鳴耳聾、髮枯髮落、眩暈、眼花、頭髮早白等症食療療效顯著。

營養功效：黑芝麻藥食兩用，具有「補肝腎，滋五臟，益精血，潤腸燥」等功效。其保健功效一方面是因為含有優質蛋白質和豐富的礦物質元素，另一方面是因為含有豐富的不飽和脂肪酸、維生素E和珍貴的芝麻素及黑色素。除了補腎作用外，黑芝麻中鉀含量豐富，而含鈉則少很多，鉀鈉含量的比例接近40：1，這對於控制血壓和保持心臟健康非常重要。

食用建議：良質芝麻的色澤鮮亮、純淨；大而飽滿，皮薄，嘴尖而小。次質芝麻色澤發暗；外觀不飽滿或萎縮，嘴尖過長，有蟲蛀粒、破損粒。芝麻宜存放在乾燥密封的罐子裡，置於通風避光的地方。

補腎指南

1.滋陰補腎、烏髮養顏：黑芝麻30克，粳米100克，白糖適量。將黑芝麻淘洗乾淨，炒熟研碎；將粳米淘洗乾淨，與黑芝麻一併入鍋，加適量清水，先用武火煮沸，再用文火熬20~30分鐘，以米熟爛為度，加白糖調味，作晚餐或點心食用。

2.滋陰潤腸、養肝明目：桑葉、黑芝麻各等份，洗淨共研為末。用糯米湯和丸，或用煉蜜為丸。每日服12~15克。

3.補肝益腎、祛風除濕：黑芝麻500克，白朮240克，威靈仙（酒炒）120克。洗淨共研為末，早晚各服15克，開水送下。

食譜推薦 芝麻餅

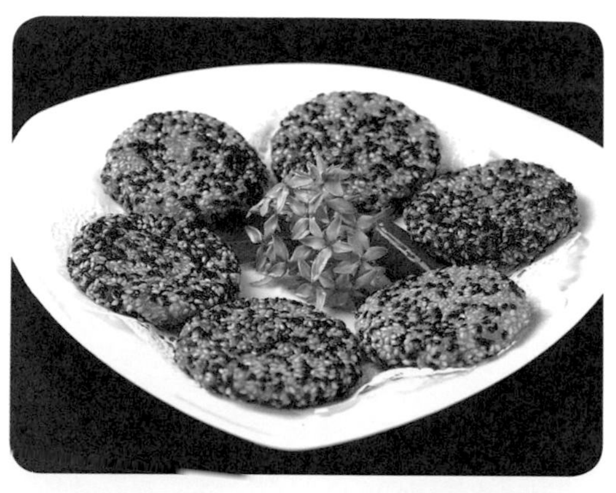

原料 熟芝麻100克，蓮蓉150克，澄麵100克，糯米粉500克

調料 豬油150克，白糖175克，食用油適量

製作

1.澄麵加水揉搓成麵團；部分糯米加白糖、水揉搓後與麵團混勻，加豬油搓成長條，下成多個小劑子。

2.蓮蓉搓條切段製成餡料，用小劑子包好餡料，搓成圓球狀，蘸清水後滾上熟芝麻，壓成餅的生坯；裝盤入鍋蒸10分鐘，取出放涼。

3.煎鍋注油燒熱，放入蒸好的芝麻餅，煎至兩面金黃即成。

專家點評

有補肝腎、潤五臟、益氣力、長肌肉、填腦髓的作用。

食譜推薦 牛奶核桃芝麻糊

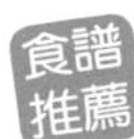

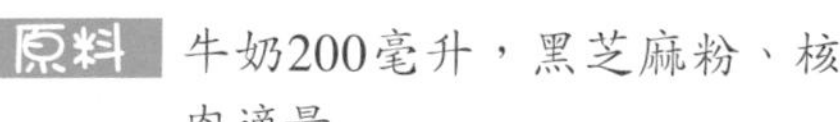

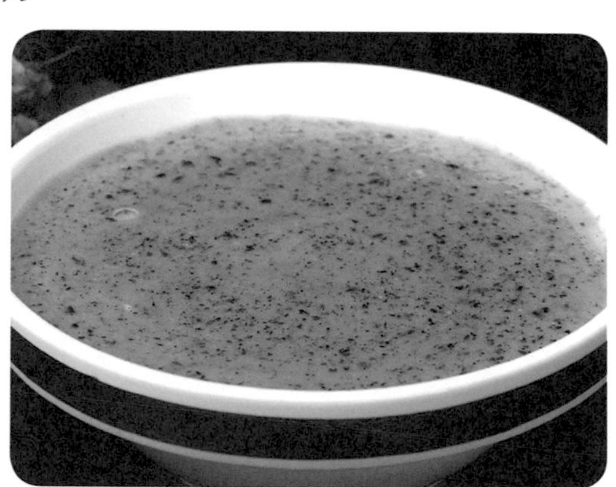

原料 牛奶200毫升，黑芝麻粉、核桃肉適量

調料 白糖30克、水澱粉30克

製作

1.鍋中倒入清水，加入純牛奶，再倒入白糖，用慢火加熱。

2.加入黑芝麻粉，再倒入核桃肉，拌勻，再倒入水澱粉，攪勻，至熟盛出即可。

專家點評

可補氣養血、潤燥化痰、益命門、利三焦、溫肺潤腸，是補虛美容佳品。

桂圓肉

補養心脾、健腦益智佳品

【每日適宜用量】10~15克。

營養成分

含有葡萄糖、酸類、腺嘌呤和膽鹼，此外尚含有蛋白質和脂肪。

補腎說法：桂圓含有多種營養物質，有補腎安神，補腎使髓海充足以健腦益智的作用，對失眠、心悸、神經衰弱、記憶力減退、貧血有較好的滋補作用，現多用於輔助治療肝腎虧虛所致的血虛失眠、心慌等更年期症狀。

營養功效：桂圓不僅可補腎，還善補益心脾，其味甜美可口，不滋膩，不壅氣，也為補心健脾之佳品，同時也適合久病體虛或老年體衰，常有氣血不足之症，而表現為面色蒼白或萎黃、倦怠乏力、心悸氣短等症者調理食用。此外，桂圓肉含有蛋白質、脂肪、糖類、有機酸、粗纖維及多種維生素及礦物質元素等，能夠抑制脂質過氧化和提高抗氧化酶活性，表明其有一定的抗衰老作用。

食用建議：脾胃有痰火及痰飲內停、消化不良、噁心嘔吐者忌服。孕婦，尤其妊娠早期，不宜服用桂圓肉，以防胎動及早產等。此外，因其葡萄糖含量高，故糖尿病患者不宜多服。新鮮的桂圓營養豐富，味道鮮美，切不可吃未熟透的桂圓肉，否則容易引起哮喘病。桂圓肉作為食療品每次食用量以乾品6克為宜。

補腎指南

1.補益心脾、補血安神：桂圓肉15克，紅棗15克，粳米100克，白糖適量。將粳米和桂圓肉、紅棗分別洗淨，一併放入鍋內，加清水，用武火煮沸，再用文火煎熬10分鐘，以米熟爛為度。加白糖調味。每日早晚各服一次。

2.補腎益陽、寧心安神：桂圓肉250克，白酒500毫升。將桂圓肉洗淨，瀝乾，裝入紗布袋內，紮緊袋口，放入酒罈內。加入白酒，密封罈口。每日振搖一次，7日後改為每週1次，浸泡100日。每次飲20毫升，每日1~2次。

食譜推薦 紅棗桂圓雞肉粥

原料 水發大米120克，雞胸肉130克，紅棗10克，桂圓肉10克，薑絲、蔥花各少許

調料 鹽4克，雞粉3克，胡椒粉少許，芝麻油3毫升，水澱粉4毫升

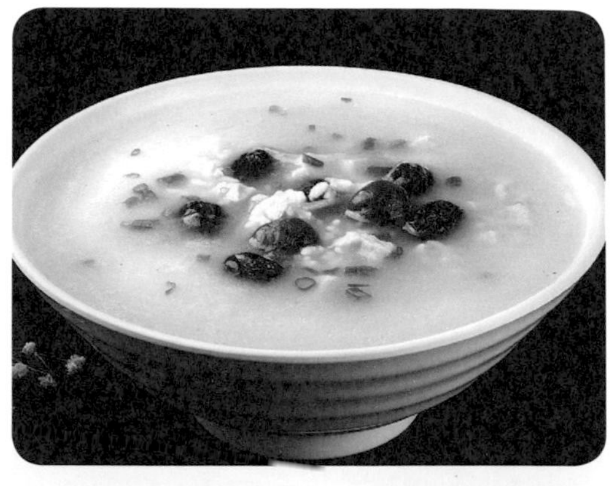

製作

1. 洗淨的雞胸肉切成丁，放鹽、雞粉、水澱粉抓勻，醃漬10分鐘。
2. 砂鍋中注水燒開，倒入洗淨的大米及紅棗、桂圓肉，攪拌勻，加蓋用小火煮至大米熟軟。
3. 放薑絲、雞肉丁拌勻，煮熟，放鹽、雞粉、胡椒粉，再淋入少許芝麻油拌勻後盛出，撒上蔥花即可。

專家點評

可補腎健腦、益氣補血、抗衰老。

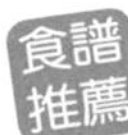

食譜推薦 紅棗桂圓蛋湯

原料 熟鵪鶉蛋45克，紅棗30克，桂圓20克

調料 紅糖30克

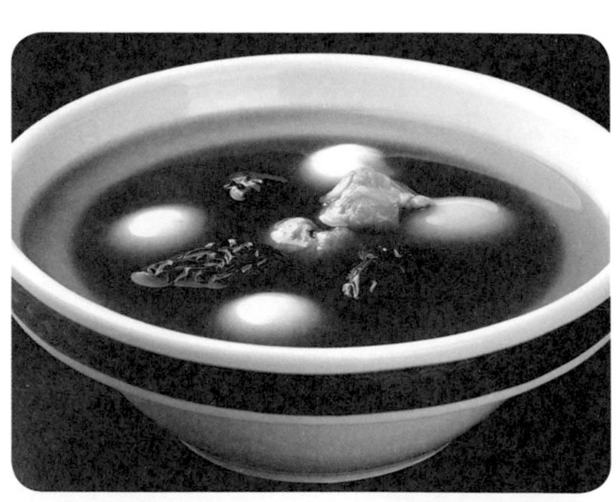

製作

1. 鍋中加入約800毫升清水，蓋上蓋用大火燒開，將洗好的紅棗倒入鍋中，去殼的桂圓倒入鍋中，加蓋轉小火燉15分鐘至食材熟軟，將剝好殼的鵪鶉蛋倒入鍋中。
2. 將鍋中食材煮至沸騰，並用鍋勺輕輕攪動，避免食材黏鍋。
3. 把紅糖倒入鍋中，用鍋勺攪拌均勻，煮約3分鐘至完全溶化即可。

專家點評

可補腎益氣、養血活血、促進血液循環，能預防流產後不孕。。

豬肉

生津潤腸、補腎解熱之品

【每日適宜用量】80~100克。

營養成分

含蛋白質、脂肪、碳水化合物、磷、鈣、鐵、維生素B_1、維生素B_2、煙酸等成分。

補腎說法：清代王士雄在《隨息居飲食譜》中指出，豬肉「補腎液，充胃汁，滋肝陰，潤肌膚，利二便，止消渴」，即豬肉有潤腸胃、生津液、滋腎陰、解熱毒的功效，可輔助治療熱病傷津、消渴羸瘦、腎虛體弱、產後血虛、燥咳、便秘等症。

營養功效：豬肉的蛋白質含量最低，脂肪含量最高，經煮燉後，豬肉的脂肪含量會降低。豬肉含有豐富維生素，可使身體感到更有力氣，還能提供人體必需的脂肪酸。豬肉既可提供血紅素（有機鐵）和促進鐵吸收的半胱氨酸，又可提供人體所需的脂肪酸，所以能從食療方面來改善缺鐵性貧血。此外，豬肉煮湯飲下可急補由於津液不足引起的煩躁、乾咳、便秘和難產。

食用建議：豬肉要斜切，因為豬肉的肉質比較細、筋少，如橫切，炒熟後會變得凌亂散碎，如斜切，即可使其不破碎，吃起來又不塞牙。豬肉烹調前莫用熱水清洗，因豬肉中含有一種肌溶蛋白的物質，在15℃以上的水中易溶解，若用熱水浸泡就會散失很多營養，同時口味也欠佳。豬肉應煮熟食用，因為豬肉中有時會有寄生蟲，如果生吃或調理不完全，可能會在肝臟或腦部寄生鉤絛蟲。

補腎指南

1.補肝益血、滋補強壯：豬瘦肉500克，洗淨切塊，當歸30克。加水適量，用小火煎煮。可稍加食鹽調味，除去藥渣，飲湯吃肉。可分作2~3次服。用於貧血或血虛所致的頭昏眼花、疲倦乏力以及產婦缺乳。

2.潤肺化痰、補腎健脾：豬瘦肉500克，栗子300克，蔥絲、薑絲少許，植物油、料酒、砂糖、醬油適量。將豬肉洗淨切成小方塊，栗子剝皮；鍋中放油與砂糖炒成橙紅色，倒入醬油，放入豬肉、栗子、蔥、薑、料酒同煮，肉軟即可。每週1次。

食譜推薦 雪梨豬肉湯

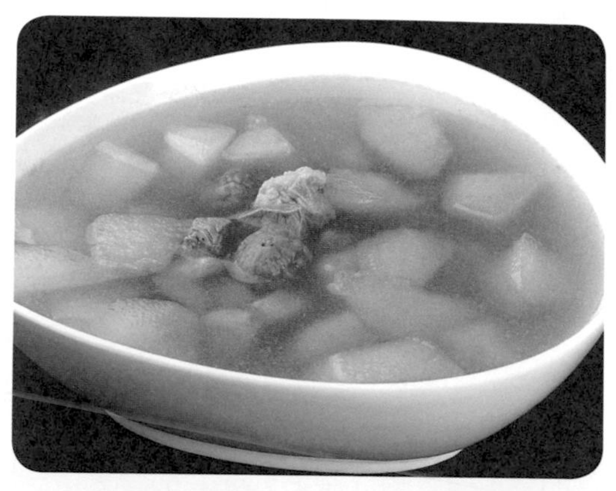

原料 雪梨300克，豬肉200克，無花果50克

調料 鹽、雞粉各少許

製作

1.洗淨的雪梨去皮，去核，切小塊；洗淨的瘦肉切小塊。

2.砂煲中倒入適量清水燒開，放入瘦肉塊、無花果拌勻，加蓋煮沸後用小火煮約15分鐘至無花果裂開。

3.放入雪梨塊，轉大火，拌勻，再蓋好蓋子，煮沸後轉小火，續煮約20分鐘至全部食材熟透，轉大火，加入鹽、雞粉拌勻即可。

專家點評

有養陰清熱、健脾補腎、利尿通淋、益精補血的作用。

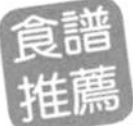

洋蔥排骨煲

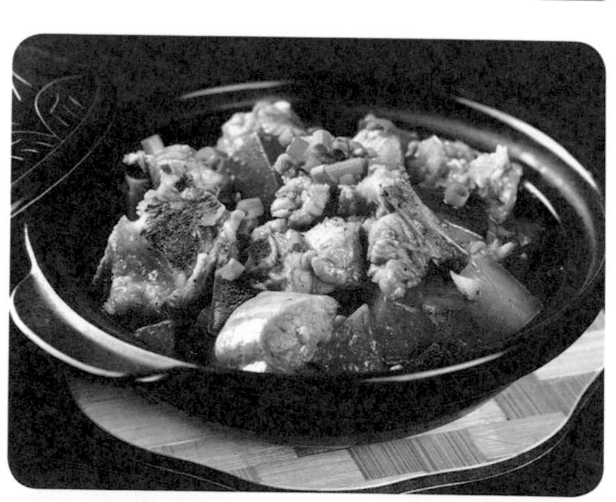

原料 排骨300克，洋蔥60克，胡蘿蔔80克，蒜末、蔥花各少許

調料 鹽2克，白糖2克，生抽、老抽各10毫升，水澱粉5毫升，料酒18毫升，食用油適量

製作

1.去皮洗淨的洋蔥、胡蘿蔔切塊；排骨洗淨，入鍋汆去血水，瀝乾。

2.鍋內放油，放蒜末爆香，倒入胡蘿蔔、排骨，放生抽、料酒、鹽、白糖炒勻，加水適量，燜至排骨熟軟，放洋蔥攪勻，小火燜5分鐘。

3.淋入老抽，炒勻後盛裝入砂煲中，置旺火上，撒上蔥花即可。

專家點評

有抗衰老、滋陰潤肺、健胃消食、防癌抗癌、養腎健體的作用。

豬蹄 補虛弱、填腎精之品

【每日適宜用量】每次1隻。

營養成分

含有較多的蛋白質、脂肪和碳水化合物，並含有鈣、磷、鎂、鐵以及維生素A、維生素D、維生素E、維生素K等有益成分。

補腎說法：豬蹄中含膠原蛋白，這是一種由生物大分子組成的膠類物質。在骨骼生成時，首先要合成充足的膠原蛋白纖維組成骨骼的框架，所以膠原蛋白又是「骨骼中的骨骼」，這與傳統中醫認為豬蹄有補虛弱、填腎精、強壯腰膝之功吻合，可用於腎陰虛所致的腰膝酸軟，以促進骨骼生長、強壯。

營養功效：豬蹄不僅具有補虛弱、填腎精的作用，且豬蹄中的膠原蛋白在烹調過程中可轉化成明膠，它能結合許多水，從而能有效改善生理功能和皮膚組織細胞的儲水功能，防止皮膚過早褶皺，延緩皮膚衰老。另外，豬蹄對於經常四肢疲乏，腿部抽筋、麻木，消化道出血，失血性休克及缺血性腦病患者有一定輔助療效，它還有助於青少年生長發育和減緩中老年婦女骨質疏鬆的速度。

食用建議：新鮮豬蹄肉色澤紅潤，肉質透明，質地緊密，富有彈性，用手輕輕按壓一下能夠很快地復原，並有一種特殊的豬肉鮮味。清洗豬蹄時，用開水煮到皮發脹，然後取出用指鉗將毛拔除，省力省時。

補腎指南

1.養血益陰、通乳：豬蹄兩隻，花生米200克，章魚60~100克。材料處理好，共同用小火煮至熟爛時，加少量鹽調味食用。適用產後乳汁缺乏或無乳。

2.健脾益氣、補腎填精：豬蹄兩隻，黃芪25克，通草15克，環留行25克。材料處理好，同煮湯食用。適用於產後乳汁缺乏或無乳。

3.滋陰養血，涼血止血：豬蹄2個，茜草20克，大棗10枚。將茜草洗淨用紗布包裹，豬蹄洗淨剁成小塊，與淨大棗共入鍋中，加水煎煮，待豬蹄熟爛，除去茜草即可。吃肉食棗飲湯，早晚餐佐食。

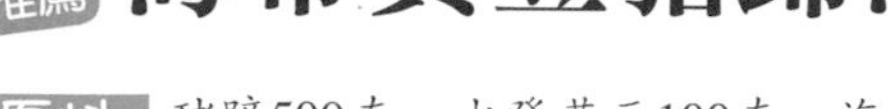

食譜推薦 海帶黃豆豬蹄湯

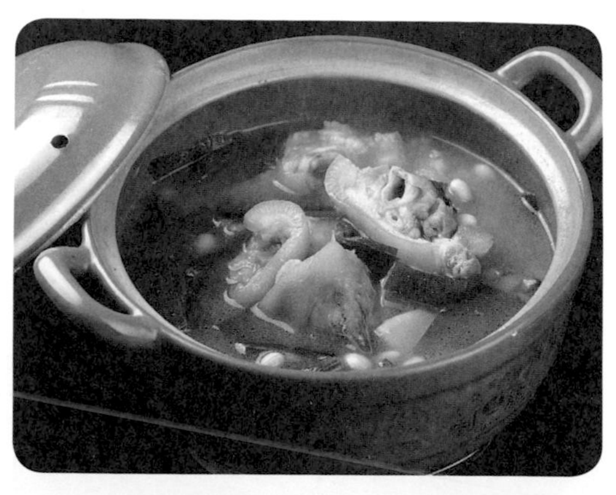

原料 豬蹄500克，水發黃豆100克，海帶80克，薑片40克

調料 鹽、雞粉各2克，胡椒粉少許，料酒6毫升，白醋15毫升

製作

1.豬蹄洗淨斬小塊，汆水備用；海帶洗淨切塊；黃豆洗淨備用。

2.砂鍋注水燒開，放入薑片、黃豆、豬蹄、海帶攪勻，淋入料酒、白醋，加蓋煮沸，再用小火煲煮約1小時至食材熟透。

3.加雞粉、鹽，攪拌片刻，再撒上胡椒粉，煮至湯汁入味即可。

專家點評

有美白養顏、養肝明目、降三高、養心補腎、軟化血管的作用。

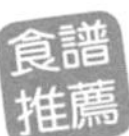

食譜推薦 腐乳燒豬蹄

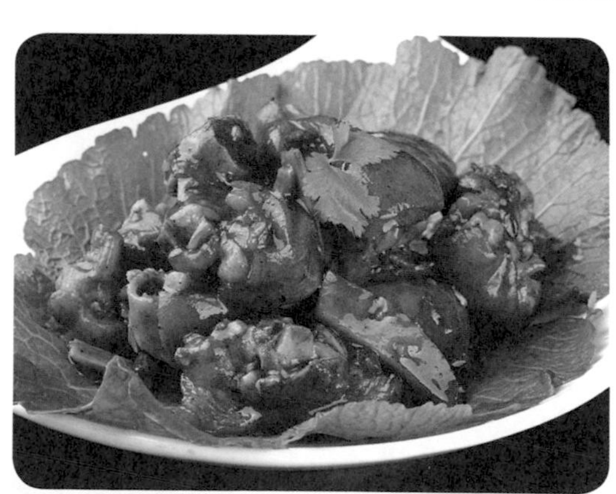

原料 豬蹄550克，腐乳30克，蒜末、蔥結、薑片各少許

調料 鹽、味精、白糖、料酒、老抽、水澱粉各適量

製作

1.洗淨的豬蹄斬成小塊，汆水備用。

2.炒鍋熱油，放入薑片、蔥結、蒜末爆香，再倒入腐乳炒勻，放入豬蹄，加料酒、老抽炒勻上色，倒入適量清水燒開。

3.加鹽、味精調味，加蓋用中火燜至熟爛，轉大火收汁，放入白糖炒勻，待汁水收乾，用水澱粉勾芡，淋入熟油炒勻，揀去蔥結即成。

專家點評

有補腎養心、開胃消食、美容養顏、抗衰老的功效。

豬腰

健腎補腰、和腎理氣之品

【每日適宜用量】100克。

營養成分

含有蛋白質、脂肪、碳水化合物、鈣、磷、鐵和維生素等。

補腎說法：傳統中醫有「以形補形，以臟補臟」的說法。其實，豬腰的補腎作用在於其發揮引導作用而已，對於腎有虛熱者宜食之，而腎氣虛寒者則不宜。而如今，人們不分腎陰虛、腎陽虛，以為只要吃豬腎就會有補益作用。所以，我們應導正對於豬腰補腎的錯誤觀點，適時、適量食用，才能達到好的補益效果。

營養功效：豬腎除了有廣為人知的補腎作用外，因其富含蛋白質、脂肪、碳水化合物、鈣、磷、鐵和維生素等，可增強免疫力，提高抗病能力。此外，其具有的利水作用，可改善身面水腫等症狀。

食用建議：挑選豬腰首先看表面有無出血點，有則不正常。其次看形體是否比一般豬腰大和厚，如果是又大又厚應仔細檢查是否有腎紅腫，有則不宜購買。豬腰處理步驟：先用水沖洗豬腰，再用手撕去黏附在豬腰表面的油脂，然後將豬腰平放在砧板上，沿豬腰的空隙處，採用拉刀批的方法將豬腰批成兩片，撕去表面膜，用刀片去豬腰臊，最後將豬腰放入水盆中清洗乾淨。

補腎指南

1.補腎養血、活血止痛：豬腎一具，糯米50克，當歸15克，知母10克，蔥白7個，芍藥15克。所有食材洗淨處理好；以水1200毫升煮豬腎，待水煎成800毫升，去豬腎入諸藥，慢火煮至400毫升時停火，一次服。治產後腎虛，四肢疼痛。

2.健脾和胃、補腎強身：生栗子250克，豬腎一個，粳米250克，陳皮6克，花椒10粒，食鹽2克。將板栗陰乾去皮，豬腎洗淨切片，同洗淨的粳米，陳皮、花椒（布包）一起入鍋，加清水2500毫升，置火上徐徐煨熬成粥，挑出陳皮，加入食鹽即成。分二、三次食用。

食譜推薦 麻油腰花

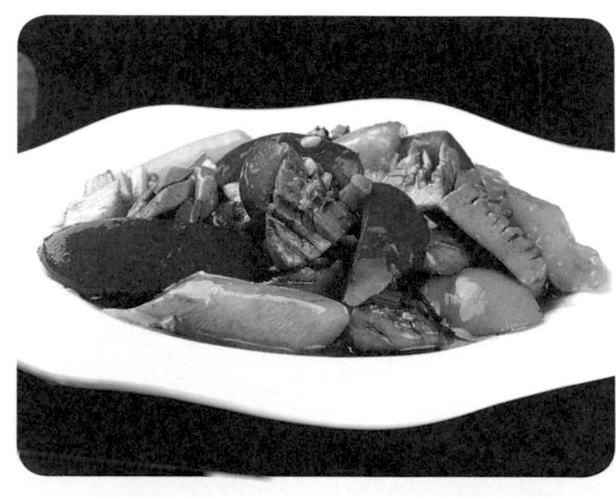

原料 豬腰220克，彩椒70克，薑片、蒜末、蔥段各少許

調料 鹽3克，雞粉3克，黑芝麻油2毫升，米酒9毫升，水澱粉、食用油各適量

製作

1.洗淨食材；彩椒切塊；豬腰處理乾淨切片，加鹽、雞粉、米酒醃漬。
2.腰花入沸水中汆去血水撈出；起油鍋，下入薑片、蒜末、蔥段爆香，放入彩椒塊，倒入腰花炒熟。
3.淋入米酒，加鹽、雞粉，淋入少許黑芝麻油，炒勻，倒入適量水澱粉，快速拌炒均勻即可。

專家點評

有益氣補血、健脾補腎、消炎殺菌、防癌抗癌及預防中暑的作用。

食譜推薦 木耳炒腰花

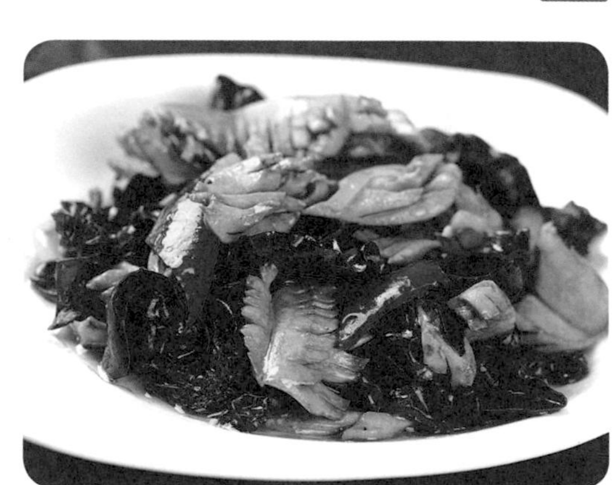

原料 豬腰200克，木耳100克，紅椒20克，薑片、蒜末、蔥段各少許

調料 鹽3克，雞粉2克，料酒5毫升，生抽、蠔油、水澱粉、食用油各適量

製作

1.洗淨食材；紅椒、木耳切小塊；木耳焯水；豬腰處理乾淨切片，放鹽、雞粉、料酒、水澱粉醃漬。
2.豬腰入沸水鍋中汆去血水撈出。
3.起油鍋，放薑片、蒜末、蔥段爆香，放紅椒、豬腰炒熟，淋料酒，放入木耳，加生抽、蠔油、鹽、雞粉炒勻，水澱粉勾芡即可。

專家點評

有減肥降脂、通便排毒、滋補肝腎、益氣補血的功效。

牛肉

補脾益氣、
補腎強筋之品

【每日適宜用量】80~100克。

營養成分

含蛋白質、脂肪、維生素B_1、維生素B_2、鈣、磷、鐵等，還含有多種特殊的成分，如肌醇、黃嘌呤、次黃質、牛磺酸、氨基酸等。

補腎說法：《本草拾遺》論述牛肉可「消水腫，除濕氣，補虛，令人強筋骨、壯健」。說明牛肉有補脾利水、益腎氣、強筋骨的作用，可改善虛損羸瘦、消渴、脾弱不運、水腫、腰膝酸軟、久病體虛、面色萎黃、頭暈目眩等不適。

營養功效：牛肉對運動員有著重要的保健作用，因為它對增長肌肉、增強力量特別有效，是對健美運動員增長肌肉起重要作用的一種氨基酸來源，還可幫助增強免疫力，促進蛋白質的新陳代謝和合成，從而有助於緊張訓練後身體的恢復。另外，牛肉富含大量鐵，有助於缺鐵性貧血的治療；含有的鉀對心腦血管系統、泌尿系統有著防病作用。

食用建議：新鮮牛肉有光澤，紅色均勻，脂肪潔白或呈淡黃色；外表微乾或有風乾膜，不黏手，彈性好。如不慎買到老牛肉，可急凍再冷藏一兩天，肉質可稍變嫩。牛肉不易煮爛，烹飪時放個山楂或一塊橘皮可使其易爛。煮老牛肉的前一天晚上把牛肉塗上一層芥末，第二天用冷水沖洗乾淨後下鍋煮，煮時再放點酒、醋，這樣處理可使老牛肉容易煮爛，且肉質變嫩。

補腎指南

1.補脾益氣、強身健體：牛肉塊250克，山藥、蓮子、茯苓、小茴香（布包）、大棗各30克。諸材料洗淨，加水適量，小火燉至爛熟，酌加食鹽調味，飲湯吃肉。藥物除小茴香外，均可食用。

2.溫中開胃、補腎壯陽：淨牛肉500克，胡椒、砂仁各3克，蓽茇、橘皮、草果、高良薑、生薑各6克。除牛肉外，諸料均洗淨，共研成細末；薑汁、蔥汁、食鹽和水適量。一同將肉拌勻，醃二日，煮熟收汁。取出切片食，或切片後烘乾食。

3.益胃生津、健脾益氣：牛肉1000克，洗淨切小塊，加水適量，小火煮成濃湯，少鹽調味。適用於營養不良、面浮足腫、小便短少。

食譜推薦 山藥燉牛腩

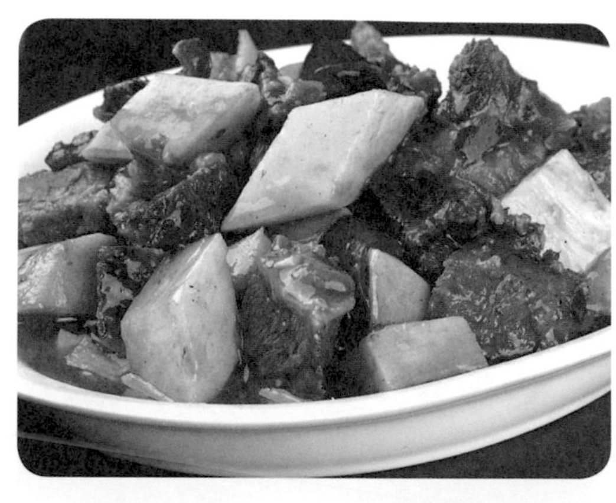

原料 熟牛腩300克，山藥150克，紅椒15克，薑片、蒜末各少許

調料 豆瓣醬15克，鹽3克，雞粉2克，老抽2毫升，料酒7毫升，水澱粉、食用油、水澱粉各適量

製作

1.山藥洗淨去皮，切塊；紅椒、熟牛腩分別洗淨，切小塊備用。
2.起油鍋，下薑片、蒜末爆香，放熟牛腩炒勻，放豆瓣醬、老抽、料酒炒香，放山藥，加水燉煮。
3.加鹽、雞粉調味，小火燉煮至食材熟軟，倒入紅椒塊炒至斷生，大火收汁，倒入水澱粉炒勻即成。

專家點評

有健脾補腎、滋陰益精、潤肺止咳、降低血糖、延年益壽等作用。

食譜推薦 子薑牛肉

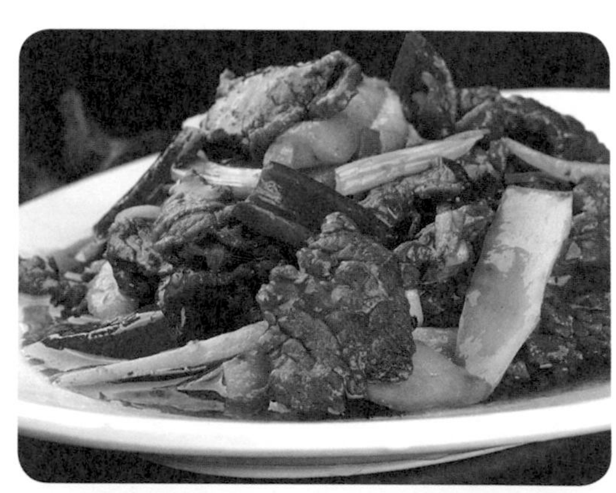

原料 牛肉300克，子薑300克，紅椒塊20克，蒜末、蔥白各少許

調料 豆瓣醬15克，鹽3克，雞粉2克，味精2克，生抽、小蘇打粉、料酒、食用油、水澱粉各適量

製作

1.牛肉切片，加小蘇打粉、生抽、鹽、味精、水澱粉醃漬。
2.鍋中加水燒沸，放鹽、子薑略煮，放紅椒塊焯水，撈出瀝乾。
3.起油鍋，倒入蒜末、蔥白爆香，放入牛肉炒至變色，倒入焯好的食材，淋入少許料酒、豆瓣醬炒勻，加鹽、雞粉炒至入味即成。

專家點評

健脾開胃、氣血雙補，是改善腎陽虛肢寒畏冷的食療佳品。

羊肉

益氣補虛、補腎壯陽之品

【每日適宜用量】50~60克。

營養成分

含有蛋白質、脂肪、維生素B_1和維生素B_2、煙酸以及鈣、磷、鐵等多種營養成分。

補腎說法：羊肉具有補腎、益氣補虛的作用，李時珍在《本草綱目》中有描述：「羊肉能暖中補虛，補中益氣，開胃健身，益腎氣，養膽明目，治虛勞寒冷，五勞七傷」。它對虛寒哮喘、腎虧陽痿、腹部冷痛、體虛怕冷、腰膝酸軟、面黃肌瘦、氣血兩虧、病後或產後身體虛虧等一切虛狀，均有治療和補益效果。

營養功效：羊肉可養腎補虛，還可溫補脾胃，保護胃壁，增加消化酶的分泌，幫助消化，對脾胃虛寒所致的反胃、身體瘦弱、畏寒等症有改善作用。羊肉還具有益血、補肝、明目之功效，對治療產後貧血、肺結核、夜盲、白內障、青光眼等症有很好的效果。另外，冬天尤其是適合吃羊肉的季節，可改善手足冰冷，氣血循環不良等症。

食用建議：新鮮羊肉肉色鮮紅而均勻，有光澤，肉質細而緊密，有彈性，外表略乾，不黏手。買回的新鮮羊肉要及時進行冷藏，使肉溫降到5℃以下，以便減少細菌污染，延長保鮮期。感冒發燒及患有高血壓、肝病、急性腸炎和其他感染病者，發熱、牙痛、口舌生瘡、咯吐黃痰等上火症狀者不宜食用。另外，羊肉不可燒焦烤糊，否則不僅肉老不鮮，還會產生致癌物。

補腎指南

1.補腎壯陽、固精縮尿：取新鮮羊肉300克（洗淨切片），熟地黃25克，紅棗10克，生薑10克，核桃肉50克。把上述材料洗淨放入砂鍋中，加水適量，以小火慢煮3~4小時，然後加食鹽適量調味，分2~3次食用。本品適用於腎陽虛，症見腰膝酸軟、下肢怕冷、夜尿頻多、舌淡苔白、脈沉弱者。

2.補益肺氣、健脾補腎：新鮮羊肉500克，北芪30克，薑絲、蔥絲、黃酒、胡椒粉、鹽各適量。諸材洗淨處理好，加水慢火煮至羊肉爛熟，然後加薑絲、蔥絲、黃酒、胡椒粉和食鹽，吃肉喝湯，分3次食用，每天一次。本品適用肺衛不固，症見面色蒼白、自汗畏風、神疲肢倦、舌淡苔白、脈虛無力及平素易患感冒、咳喘者。

食譜推薦 辣拌羊肉

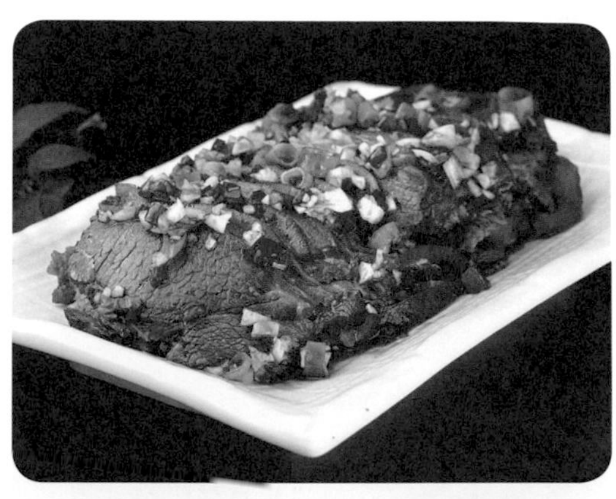

原料 滷羊肉200克，紅椒15克，蒜末、蔥花各少許

調料 鹽2克，雞粉、生抽、陳醋、芝麻油、辣椒油各適量

製作

1.洗淨的紅椒切丁，滷羊肉切薄片。
2.取一乾淨的小碗，倒入紅椒、蒜末、蔥花，放入辣椒油、芝麻油，加入鹽、雞粉，淋入生抽、陳醋拌約半分鐘，製成調味汁，待用。
3.把切好的羊肉盛放在盤中，擺放整齊，再均勻地澆上調好的醬汁，擺好盤即成。

專家點評

能益氣補虛、壯腰健腎，可改善形寒肢冷、倦怠乏力等陽虛徵候。

食譜推薦 京蔥羊里脊

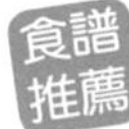

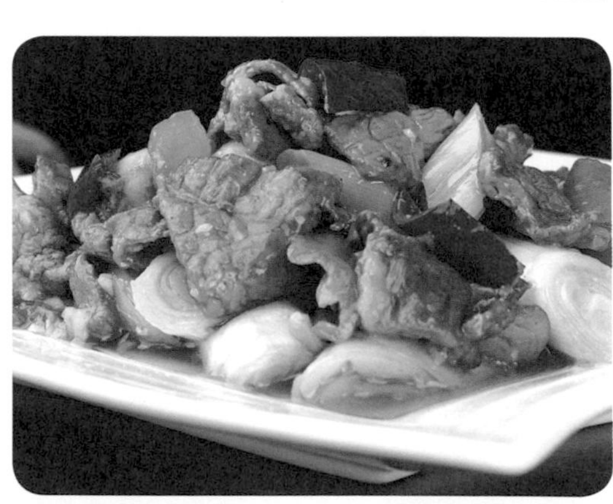

原料 羊里脊150克，青、紅椒各20克，大蔥60克，蒜末、薑片各少許

調料 料酒、蠔油、鹽、味精、生抽、水澱粉、食用油各適量

製作

1.洗淨食材；大蔥切段；青椒、紅椒切成片；羊肉切片，加鹽、味精、生抽、水澱粉、食用油醃漬。
2.熱鍋注油，倒入羊肉滑油備用。
3.鍋底留油，放蒜末、薑片、青椒、紅椒爆香，放大蔥、羊肉，加料酒、蠔油、鹽、味精炒熟，加入水澱粉，淋入熟油快速炒勻即可。

專家點評

可益氣補血、補腎壯陽，是適合腎陽虛者和冬季驅寒的佳品。

烏雞

滋陰補腎、養血填精之品

【每日適宜用量】150克。

營養成分

含有氨基酸、鐵、磷、鈣、鋅、鎂、維生素B_1、煙酸、維生素E及少量膽固醇和脂肪。

補腎說法：烏雞是補虛勞、養身體的上好佳品。食用烏雞可滋陰補腎、延緩衰老、強筋健骨，對防治骨質疏鬆、佝僂病、婦女缺鐵性貧血症等有明顯功效。

營養功效：烏骨雞含有豐富的蛋白質、黑色素、B族維生素、18種氨基酸和18種微量元素，膽固醇和脂肪含量卻很低。它具有清潔人體血液和清除血液中垃圾之功能，能調節人體免疫功能，對氣血虧虛引起的月經紊亂及老年人虛損性疾病，有很好的補益作用。此外，烏雞含有大量維生素A、微量元素硒，它們具有清除體內自由基、抗衰老和抑制癌細胞生長的功效。

食用建議：烏雞雖是補益佳品，但多食能生痰助火，生熱動風，故體肥及邪氣內盛和嚴重皮膚疾病患者宜少食或忌食，患嚴重外感疾患時也不宜食用，同時還應忌辛辣油膩及煙酒等。感冒發熱、咳嗽多痰或濕熱內蘊而見食少、腹脹者，有急性菌痢腸炎者忌食。

補腎指南

1.健脾補中、寧心安神：烏雞肉150克，大棗15枚，大米100克，鹽適量。將烏雞肉洗淨切成碎末；與洗淨的大棗、大米一同放入鍋中，加清水適量，大火燒開，改用小火熬成粥，調入少許鹽即成。

2.益氣養血、補虛強身：烏雞1隻，當歸、黨參各15克，蔥絲、薑絲、料酒、精鹽各適量。烏雞除內臟洗淨，把所有材料放入烏雞腹內入鍋，加水適量，置大火上燒沸，改用小火燉至烏雞肉熟爛即可。

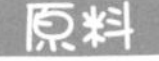

黑豆烏雞湯

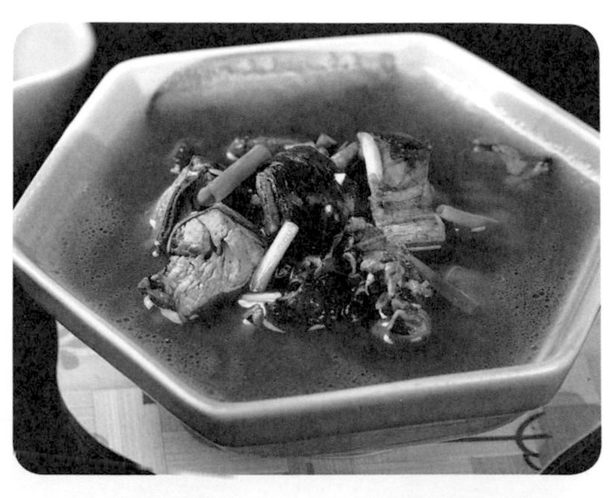

原料 烏雞肉250克，水發黑豆70克，薑片、蔥段各少許

調料 鹽3克，雞粉3克，料酒4毫升

製作

1.將洗淨的烏雞肉切成小塊，鍋中注水燒開，倒入雞塊煮1分鐘，汆去血水撈出。

2.砂鍋中注入適量清水，倒入洗好的黑豆，加蓋用大火燒開，放入烏雞肉、薑片，加適量料酒，加蓋燒開後用小火燉30分鐘至雞肉熟透。

3.放入鹽、雞粉，拌勻調味，盛出，裝入碗中，放上蔥段即可。

專家點評

可補血養顏、補腎烏髮、養心安神，多食可使膚質細膩、面色紅潤。

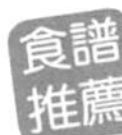

黨參枸杞烏雞粥

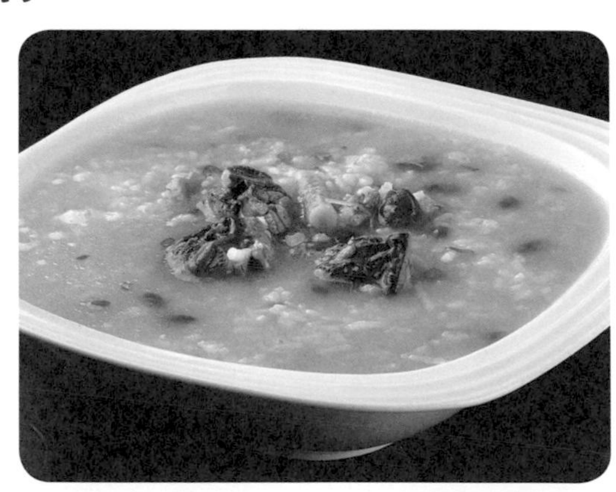

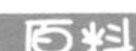

原料 烏雞塊200克，黨參8克，枸杞5克，水發大米120克，薑絲、蔥花各少許

調料 鹽4克，雞粉3克，胡椒粉少許，料酒4毫升，食用油適量

製作

1.烏雞塊加鹽、雞粉、料酒拌勻，醃漬約15分鐘至入味。

2.鍋內入水，下洗淨的大米、黨參、枸杞，淋食用油拌勻，煮沸後改小火煮約30分鐘至散出藥香味。

3.撒薑絲，倒入烏雞塊續煮約15分鐘至全部食材熟透。

4.加鹽、雞粉、胡椒粉拌勻，續煮至入味後盛出，撒上蔥花即成。

專家點評

有健脾補腎、強筋健骨、提高生理機能、延緩衰老的作用。

鴨肉

養胃滋陰、大補虛勞之品

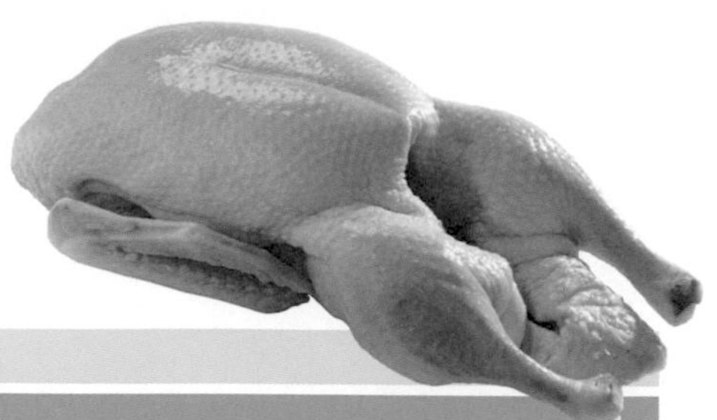

【每日適宜用量】80~100克。

營養成分

富含蛋白質、B族維生素、維生素E以及鐵、銅、鋅等微量元素。

補腎說法：《本草綱目》記載：鴨肉「主大補虛勞，最消毒熱，利小便，除水腫，消脹滿，利臟腑」，說明鴨肉不單補腎，還可補五臟，具有養胃滋陰、清肺解熱、大補虛勞、利水消腫之功效，適宜營養不良、產後病後體虛、腎虛盜汗、遺精、婦女月經少、咽乾口渴者食用。

營養功效：鴨肉具有很好的養腎補虛作用，但鴨肉所含的脂肪卻很健康，其富含B族維生素和維生素E，脂肪酸主要是不飽和脂肪酸和低碳飽和脂肪酸，易於消化。此外，鴨肉中的脂肪不同於其他動物油，各種脂肪酸的比例接近理想值，有降低膽固醇的作用，對患動脈粥樣硬化者尤為適宜。此外，鴨肉富含鉀，對心臟有保護作用。

食用建議：公鴨肉性微寒，母鴨肉性微溫。入藥以老而白、白而骨烏者為佳。用老而肥大之鴨和海參燉食，具有很大的滋補功效，燉出的鴨汁，善補五臟之陰和虛癆之熱。鴨肉與竹筍共燉食，可治老年人痔瘡下血。素體虛寒，受涼引起不思飲食、胃部冷痛、腹瀉清稀、腰痛及寒性痛經及肥胖、動脈硬化、慢性腸炎患者應少食；感冒患者不宜食用。

補腎指南

1.平肝補腎、滋陰潤肺：玉竹、沙參各50克，老鴨1隻，蔥絲、生薑絲、味精、精鹽各適量。將老鴨宰殺，整理乾淨，與沙參、玉竹同放入砂鍋內，加適量水，以武火燒沸，轉小火燜煮1小時以上，使鴨肉熟爛，放調料即可，飲湯吃鴨肉。

2.益脾益胃、固腎澀精：芡實200克，老鴨1隻，蔥絲、薑絲、鹽、料酒、味精各適量。將老鴨宰殺後，洗淨血水，鴨腹內放入洗淨的芡實，放入砂鍋內，加水適量，以武火燒開，加入蔥、薑、料酒，改文火燉煮約2小時，至鴨肉熟爛即成。加些味精調味即可，吃肉喝湯。

食譜推薦 香菇馬蹄鴨腿粥

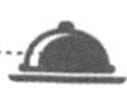

原料 馬蹄肉100克，鮮香菇35克，水發大米170克，鴨肉200克，薑片、蔥花各少許

調料 鹽4克，雞粉4克，胡椒粉少許，芝麻油2毫升，料酒3毫升，生抽4毫升，食用油適量

製作

1. 香菇、馬蹄肉、鴨肉洗淨切塊。
2. 鴨肉加鹽、雞粉、料酒、生抽、食用油拌勻，醃漬入味。
3. 鍋內加水，入大米、鴨肉、薑片煮沸後轉小火，倒馬蹄塊、香菇拌勻，續煮至食材熟透，加鹽、雞粉、芝麻油、胡椒粉拌勻，煮至入味，撒上蔥花即成。

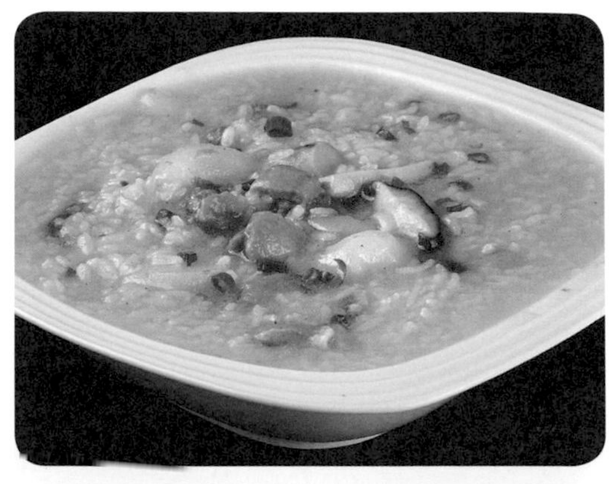

專家點評

有健脾補腎、益氣補血、防癌抗癌的作用。

食譜推薦 鳳梨炒鴨丁

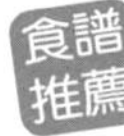

原料 鴨肉200克，鳳梨肉180克，彩椒50克，薑片、蒜末、蔥段各少許

調料 鹽4克，雞粉2克，蠔油5克，料酒6毫升，生抽8毫升，水澱粉、食用油各適量

製作

1. 鳳梨肉切丁，彩椒、鴨肉切塊。
2. 鴨肉塊加生抽、料酒、鹽、雞粉、水澱粉、食用油醃漬入味；將鳳梨丁、彩椒塊入沸水汆熟撈出。
2. 將薑片、蒜末、蔥段爆香，倒入鴨塊炒勻，淋料酒，加食材翻炒。
3. 加蠔油、生抽、鹽、雞粉翻炒至食材入味，加水澱粉勾芡即成。

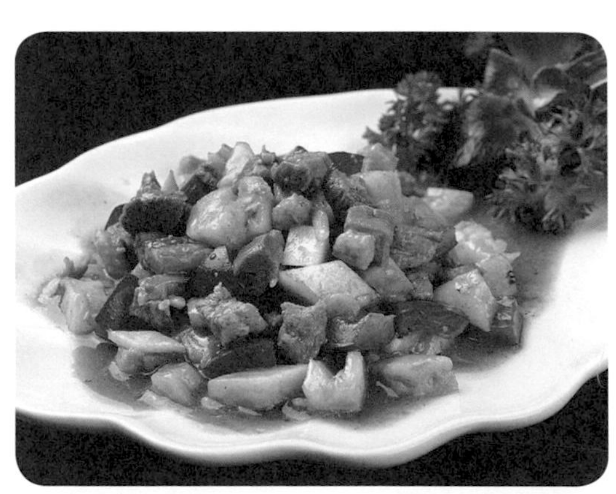

專家點評

可補腎壯陽、益氣補血，適合腎陽虛畏寒肢冷、腰膝冷痛、小便頻數、多尿等症。

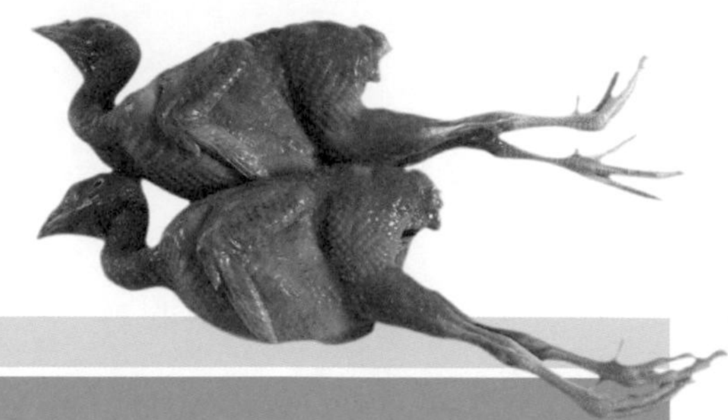

鵪鶉

補五臟、
益精血之品

【每日適宜用量】50~100克。

營養成分

主要含蛋白質、脂肪、無機鹽類及維生素B_1、維生素B_2、維生素P、腦磷脂、卵磷脂等成分。

補腎說法：鵪鶉可與「補藥之王」——人參相媲美，被譽為「動物人參」。鵪鶉肉具有補五臟、益精血、溫腎助陽之功效，用於腎陽虛諸症，主治脾虛氣弱、體倦乏力、食少腹瀉或小兒疳疾、營養不良、水腫、肝腎不足、筋骨不健、腰膝酸軟等。男子經常食用鵪鶉，可增強性功能，增氣力，壯筋骨。

營養功效：鵪鶉不僅適合腎虛者，還是典型的高蛋白、低脂肪、低膽固醇食物，特別適合中老年人及高血壓、肥胖症患者食用。鵪鶉所含有的豐富卵磷脂，可抑制血小板凝聚，阻止血栓形成，保護血管壁，阻止動脈硬化，磷脂還具有健腦作用。鵪鶉肉的蛋白質含量很高，脂肪和膽固醇含量相對較低，有健腦滋補的作用。其肉具有藥用價值，蛋的營養價值也高於雞蛋。

食用建議：在烹製過程中注意不要讓鵪鶉肉發乾，烹飪時間以20~25分鐘為宜。鵪鶉通常與葡萄一起燉製，也可做砂鍋菜或燒烤；鵪鶉可以烤製，因其骨頭細小可食用。鵪鶉肉質非常嫩，一燒就酥，如果不用油炸一下，放在水中燒一會兒就散了，也沒有嚼勁，可先將鵪鶉肉炸一下，再燉湯。鵪鶉肉忌與豬肉同食，同食令人面黑。

補腎指南

1.**補肝腎、強筋骨**：鵪鶉1隻，枸杞30克，杜仲15克，材料洗淨，煎水取汁飲，並食鵪鶉肉。該方用鵪鶉、枸杞、杜仲補肝腎而健筋骨，強腰膝，用於肝腎虛弱、腰膝酸軟或疼痛等。

2.**健脾益氣、利尿消腫**：鵪鶉2隻，赤小豆30克，生薑3克。加水煮熟食用，治療脾虛不運、少食乏力、便溏腹瀉或脾虛水腫。

食譜推薦 枸杞鵪鶉粥

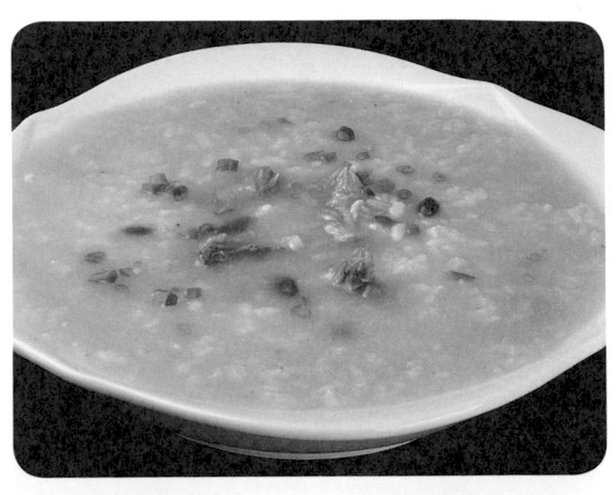

原料 水發大米180克，鵪鶉150克，枸杞7克，薑片、蔥花各少許

調料 鹽3克，雞粉3克，胡椒粉少許，料酒3毫升

製作

1. 鵪鶉清洗乾淨斬小塊，加鹽、雞粉、料酒抓勻，醃漬15分鐘至入味。
2. 砂鍋中注水燒開，倒入洗淨的大米拌勻，加入洗淨的枸杞，加蓋用小火煮30分鐘至大米熟軟，放入薑片、鵪鶉拌勻，加蓋用小火煮15分鐘至食材熟透。
3. 稍加攪拌，放入適量鹽、雞粉、胡椒粉拌勻調味後盛出，裝入大碗中，撒上蔥花即可。

專家點評

有補中益氣、清熱利濕、滋陰養血、補益肝腎等功效。

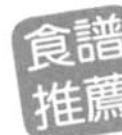

食譜推薦 鵪鶉茴香粥

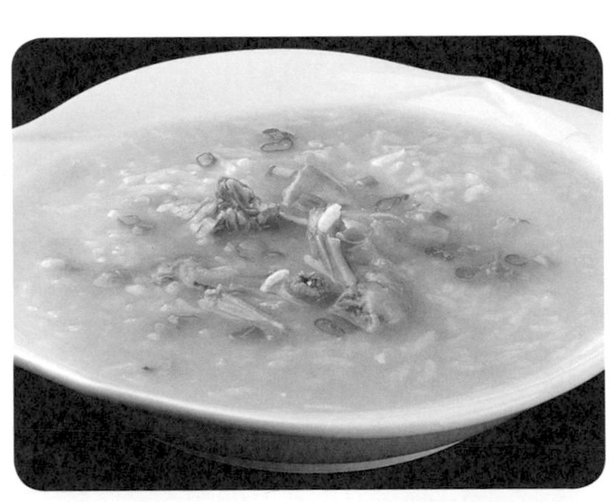

原料 水發大米180克，鵪鶉肉140克，茴香5克，隔渣袋1個，薑片、蔥花各少許

調料 鹽4克，雞粉4克，胡椒粉3克，料酒8毫升，食用油適量

製作

1. 茴香放入隔渣袋中；鵪鶉肉斬塊，加鹽、雞粉、料酒拌勻醃漬。
2. 鍋中注水燒熱，放茴香袋煮沸後轉小火煮約15分鐘至散發香味揀出，倒入大米、食用油拌勻，放入鵪鶉肉攪拌，撒薑片拌勻，加蓋煮沸後用小火續煮約30分鐘至食材熟軟。
3. 加鹽、雞粉，撒上胡椒粉拌勻至入味後盛出，撒上蔥花即成。

專家點評

可補腎、益氣補血，還可抑制血小板凝聚，阻止血栓形成，有保護血管壁、阻止動脈硬化作用。

鴿肉

補腎、益氣、養血之品

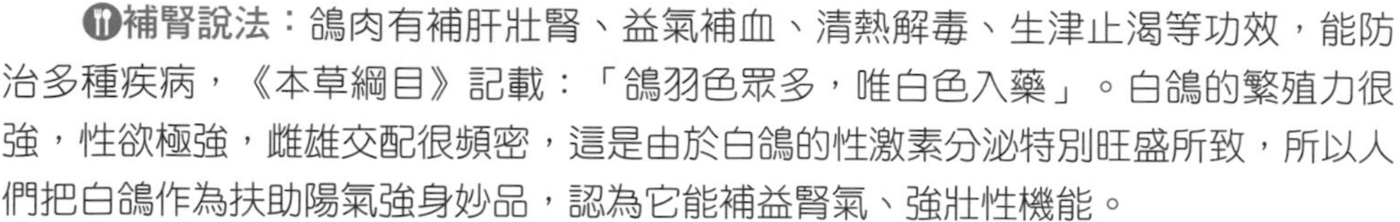

【每日適宜用量】80克。

營養成分

主要含蛋白質、低脂肪、鈣、鐵、銅等元素及維生素A、B族維生素、維生素E等。

補腎說法：鴿肉有補肝壯腎、益氣補血、清熱解毒、生津止渴等功效，能防治多種疾病，《本草綱目》記載：「鴿羽色眾多，唯白色入藥」。白鴿的繁殖力很強，性欲極強，雌雄交配很頻密，這是由於白鴿的性激素分泌特別旺盛所致，所以人們把白鴿作為扶助陽氣強身妙品，認為它能補益腎氣、強壯性機能。

營養功效：鴿肉不僅有補腎作用，同時鴿子又被稱為「甜血動物」，意在說明其對貧血的人有幫助恢復健康的作用。鴿肉對皮膚的修復、保養作用也很好。乳鴿含有較多的支鏈氨基酸和精氨酸，可促進體內蛋白質合成，加快創傷癒合。乳鴿的骨內含有豐富的軟骨素，可與鹿茸中的軟骨素相媲美，經常食用具有改善皮膚細胞活力，增強皮膚彈性，改善血液循環，面色紅潤等功效。

食用建議：選購時以無鴿痘，皮膚無紅色充血痕跡，肌肉有彈性，經指壓後凹陷立即恢復原位，表皮和肌肉切面有光澤，具有鴿肉固有色澤、氣味，無異味者為佳。不要挑選肉和皮的表面比較乾，或者水較多、脂肪稀鬆的鴿肉。鴿肉較容易變質，購買後要馬上冷藏。如果一時吃不完，最好將剩下的鴿肉煮熟保存，而不要保存生的。

補腎指南

1.補腎填精、滋陰潤燥：白鴿1隻，山藥15克，玉竹15克，麥門冬15克。諸材料洗淨，加水煎湯，飲湯吃肉。用於肝腎不足、消渴飲水。

2.滋陰補血、活血調經：鴿1隻，黨參25克，當歸12克。諸料洗淨加水煨湯服，用於久病虛羸少氣，或婦女血虛經閉。

3.補腎固精、健脾益氣：枸杞24克，黃精50克，白鴿1隻，諸材料洗淨共燉或蒸熟。適用腎虛早洩、神疲乏力、眩暈耳鳴、腰膝酸軟等症。

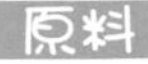

食譜推薦 香菇蒸鴿子

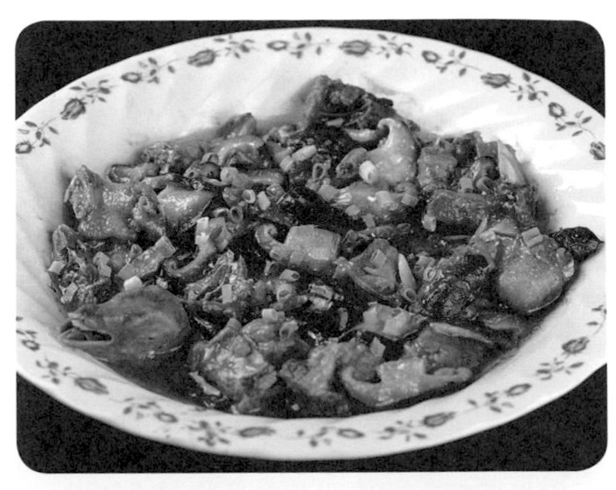

原料 鴿子肉350克，鮮香菇40克，紅棗20克，薑片、蔥花各少許

調料 鹽2克，雞粉2克，生粉10克，生抽4毫升，料酒5毫升，芝麻油、食用油各適量

製作

1.食材洗淨；香菇切絲，紅棗去核；鴿肉斬塊加雞粉、鹽、生抽、料酒拌勻，撒薑片，放入紅棗肉、香菇絲，再撒上生粉，淋少許芝麻油醃漬入味。

2.醃漬好的食材入蒸盤，放入預熱好的蒸鍋，用中火蒸約15分鐘至食材熟透取出，趁熱撒上蔥花，澆上熱油即成。

專家點評

有補腎滋陰、暖胃健脾的功效，還可益智安神、美容養顏。

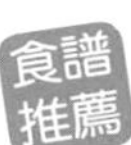

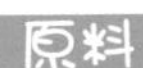

食譜推薦 金針燉乳鴿

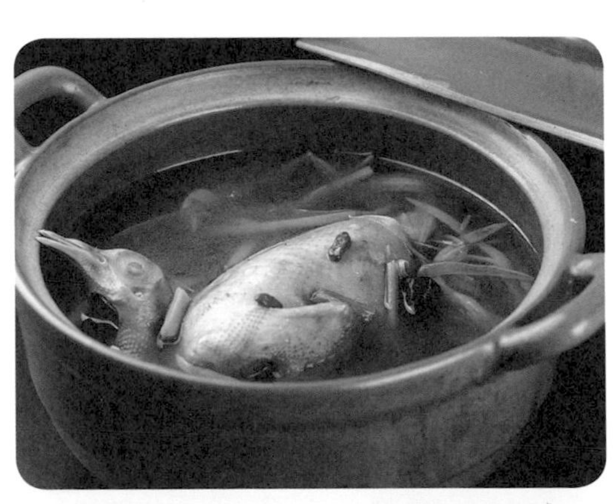

原料 乳鴿肉400克，水發金針100克，紅棗20克，枸杞10克，花椒、薑片、蔥段各少許

調料 鹽、雞粉各2克，料酒7毫升

製作

1.食材洗淨，金針切除根部。

2.鍋中注水燒開，放淨乳鴿肉略煮，淋料酒煮約半分鐘撈出，瀝乾。

3.砂鍋中注水燒開，撒花椒，放薑片，倒入紅棗、枸杞，放入乳鴿、金針拌勻，淋料酒提味，煮沸後改小火燉煮約1小時，至食材熟透。

4.加少許雞粉、鹽攪勻，大火收汁，趁熱撒上蔥段即成。

專家點評

有健脾益氣、補腎強壯、清熱解毒、止血、止渴生津、利尿通乳、解酒毒的功效。

火腿

健脾開胃、生津益血之品

【每日適宜用量】50~80克。

營養成分

含豐富的蛋白質和適度脂肪，十多種氨基酸、多種維生素和礦物質元素。

補腎說法：火腿含有豐富的氨基酸，能補足腎氣，提高免疫力及抗病能力。火腿經過發酵分解，各種營養成分更易被人體吸收，具有健脾補腎、養胃生津、益氣養血等作用，還是病後、產後、腎虛調補的上品。

營養功效：火腿健脾開胃、生津益血的功用並不亞於其補腎作用，能治療脾虛久瀉、胃口不佳、虛痢久瀉等症。火腿歷來被看作是席上佳餚、饋贈珍品。火腿內含豐富的蛋白質和適量脂肪，十多種氨基酸、多種維生素和礦物質，還因其有加速創口癒合的功能，現已用為外科手術後的輔助食療佳品。

食用建議：用火腿製作菜肴時不要使用刺激性較強的調味品，因為火腿本身味厚香濃，鮮美醇正，如果使用辣椒油、咖喱等調味品，很容易掩蓋住火腿的味道。火腿本身水分很少，乾炒很容易使火腿變得更乾硬，不但失去它應有的鮮美味道，還會讓做出來的火腿口感極度不佳。不要用醬或醬油，因火腿味道重，這樣做會丟失其本身的新鮮口味，本來紅白分明的色澤也會變得黝黑難看。

補腎指南

1.**滋陰補腎、健脾益肺：**銀耳泡發去根撕小塊。取一小碗，火腿粒墊底，放上銀耳，倒入高湯，放薑片、鹽，上蒸鍋蒸20分鐘。將湯倒出，扣在盤中，撒上紅椒絲、香蔥，淋芝麻油即可。

2.**止咳消腫、滋補強身：**活鯉魚1尾，火腿片、玉蘭片、香菇片、蔥絲、薑絲、料酒、鹽、醋、奶湯（即雞、鴨肘子和骨頭燉的湯）各適量。將鯉魚去鱗開膛，去內臟，漂洗乾淨，切成瓦塊形狀，與蔥、薑一起投入油鍋，顛翻幾下，加入料酒、鹽、醋等調料；然後加入奶湯，待沸再加適量火腿片、玉蘭片、香菇片等；燉約3分鐘後盛入火鍋內上桌。

食譜推薦 火腿鴿子

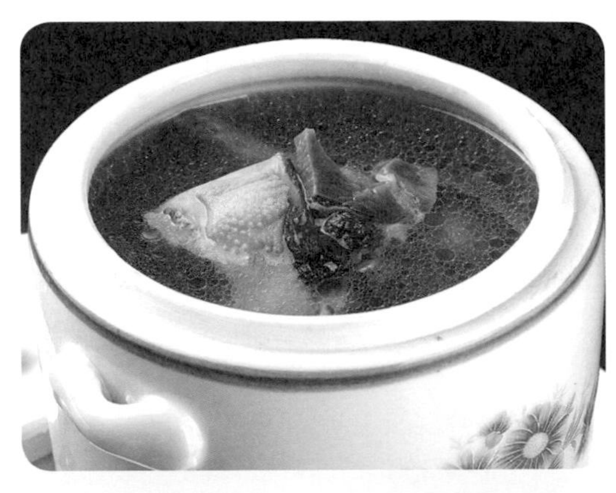

原料 鴿子肉180克，瘦肉60克，金華火腿片45克，薑片少許

調料 鹽3克，雞粉2克，米酒10毫升

製作

1.淨鴿子斬成塊，淨瘦肉切成塊。
2.將鴿肉、瘦肉、火腿片加少許米酒，汆去血水，撈出。
3.把鴿肉、瘦肉、火腿片、薑片放入乾淨的燉盅內，鍋中倒水，用大火燒開，放鹽、雞粉、米酒拌勻，調成清湯，把清湯注入燉盅，放入預熱好的蒸鍋用小火蒸1小時，至食材熟爛後將燉盅取出即可。

專家點評

有健脾補腎、益氣補血、增強免疫力的作用。

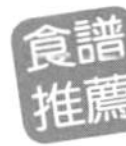

食譜推薦 麒麟鱸魚

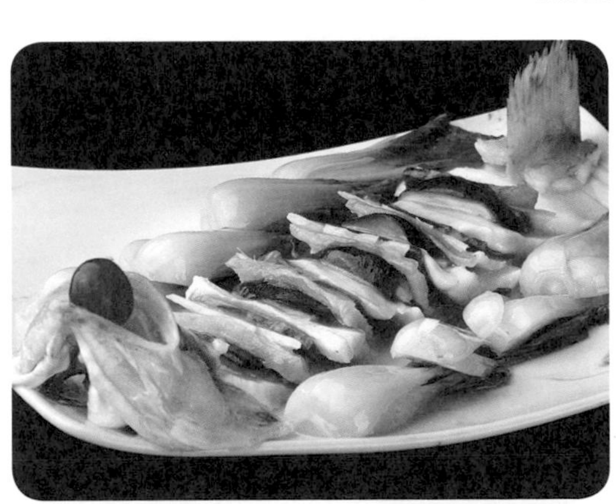

原料 鱸魚1尾，五花肉60克，冬菇80克，油菜150克，火腿60克，薑適量

調料 鹽、味精、雞粉、水澱粉各適量

製作

1.食材洗淨；五花肉煮熟切片；冬菇、火腿、薑切片；油菜對半切；鱸魚取魚肉切片，加鹽、味精、水澱粉醃漬。
2.冬菇加雞粉、鹽拌勻汆熟，將切好的材料碼放盤內，放入蒸鍋蒸熟取出；魚頭、魚尾蒸熟取出擺好；油菜汆熟擺盤，水澱粉加鹽、味精、雞粉拌勻，淋盤即成。

專家點評

有補肝腎、益脾胃、化痰止咳之效，對肝腎不足者有很好的補益作用。

鯉魚

健脾和胃、滋陰利水之品

【每日適宜用量】80~100克。

營養成分

富含蛋白質、碳水化合物、脂肪、多種維生素、組織蛋白酶A、組織蛋白酶B、組織蛋白酶C、鈣、鐵、磷、谷氨酸、甘氨酸等成分。

補腎說法：鯉魚具有健胃滋補、催乳利水的功效，其補腎作用還在於它具有黑髮、悅顏、明目的效果，其不飽和脂肪酸還有促進大腦發育的作用。腎氣充足則頭腦發達，頭髮烏黑光亮。

營養功效：鯉魚的蛋白質不但含量高，而且品質也很高，人體消化吸收率可達96%。鯉魚還含有人體必需的氨基酸、礦物質元素、維生素A和維生素D等。鯉魚的脂肪多為不飽和脂肪酸，可降低膽固醇，防治動脈硬化、冠心病。此外，鯉魚還適合婦女妊娠水腫、胎動不安、產後乳汁缺少者食用。

食用建議：鯉魚體呈紡錘形、青黃色，最好的魚游在水的下層，呼吸時鰓蓋起伏均勻。在鯉魚的鼻孔滴一兩滴白酒，然後把魚放在通氣的籃子裡，上面蓋一層濕布，在兩三天內魚不會死去。凡患有惡性腫瘤、淋巴結核、紅斑性狼瘡、支氣管哮喘、小兒痄腮、血栓閉塞性脈管炎、癰疽瘰瘡、蕁麻疹、皮膚濕疹等疾病之人均忌食，同時鯉魚是發物，素體陽亢及瘡瘍者慎食。

補腎指南

1.暖胃和中、健脾益氣：鯉魚500克，收拾乾淨煮湯，用胡椒、食鹽少許調味，飲湯吃肉。用於病後或產後脾胃虛寒、少食納呆。

2.健脾益氣、利尿消腫：鯉魚肉500克，赤小豆50克。將赤小豆洗淨用水煮開後，放入鯉魚一同煮熟，不加任何調料，每日早飯時趁熱1次服完。病重者每日可用2劑。適用於脾虛水腫、腳氣病患者食服；現用於門靜脈性肝硬化性腹水，以及慢性腎炎水腫，均有明顯利尿消腫作用；亦可用於妊娠水腫。

食譜推薦 鯉魚紅豆粥

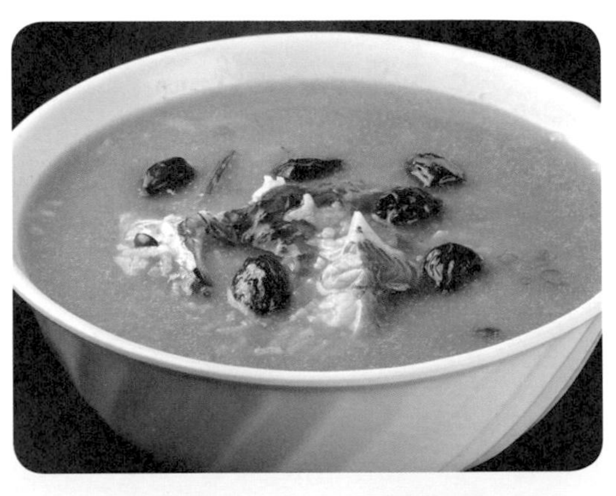

原料 鯉魚肉250克，水發大米180克，水發紅豆60克，紅棗12克，薑片、蔥花各少許

調料 鹽4克，雞粉3克，胡椒粉2克，芝麻油適量

製作

1. 鯉魚肉切塊，加鹽、雞粉醃漬。
2. 砂鍋中注水燒開，入大米拌勻，下紅豆、紅棗拌勻，加蓋煮沸後用小火煮約30分鐘至紅棗裂開，撒上薑片，倒入醃漬好的魚塊，攪散拌勻，加蓋煮約8分鐘至魚肉熟透。
3. 加入鹽、雞粉，淋入少許芝麻油，再撒上胡椒粉拌勻，續煮一會兒至入味後盛出，撒上蔥花即成。

專家點評

可健脾利水、降壓利尿，適合腎虛、高血壓患者調理飲食。

食譜推薦 金針木耳燒鯉魚

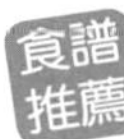

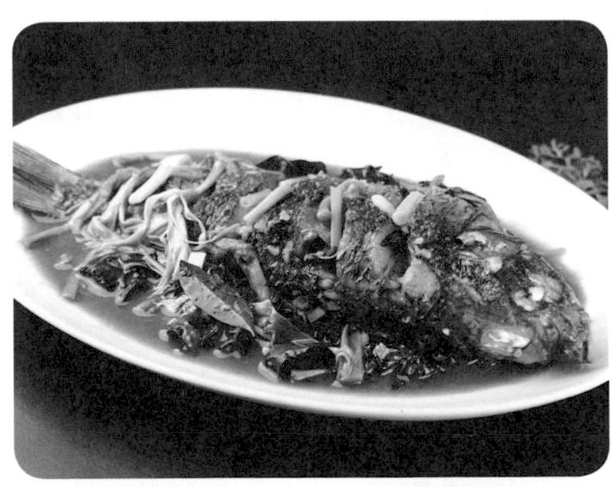

原料 鯉魚400克，水發金針100克，水發木耳40克，八角、香葉、薑絲、蒜末、蔥段各少許

調料 鹽3克，雞粉、白糖各2克，胡椒粉少許，老抽2毫升，生抽4毫升，料酒5毫升，水澱粉、芝麻油、食用油各適量

製作

1. 食材洗淨；木耳、金針汆熟；鯉魚打花刀煎至變色。
2. 將薑絲、蒜末、蔥段爆香，倒入八角、香葉、金針、木耳、淋料酒炒香；加鹽、生抽、老抽、雞粉、白糖燒至魚肉熟軟，撒胡椒粉，以水澱粉勾芡，淋芝麻油即成。

專家點評

有健脾補腎、潤腸通便、益智健腦、保持精神安定的作用。

鱔魚

補氣養血、
補腎強筋之品

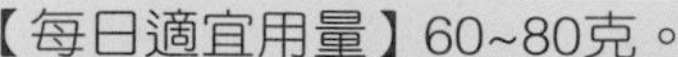

【每日適宜用量】60~80克。

營養成分

富含蛋白質、鈣、磷、鐵、煙酸、維生素B_1、維生素B_2及少量脂肪。

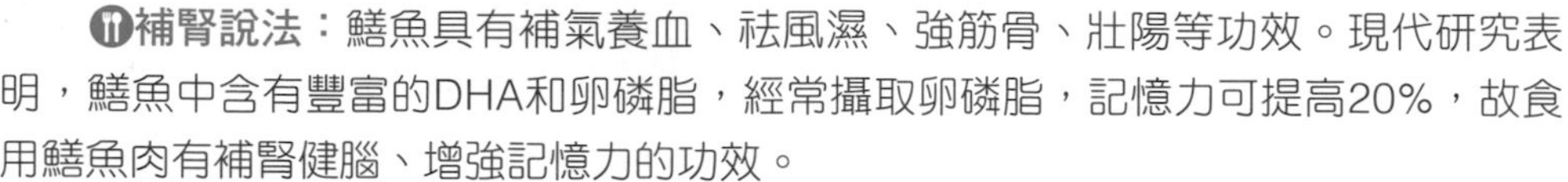

補腎說法：鱔魚具有補氣養血、祛風濕、強筋骨、壯陽等功效。現代研究表明，鱔魚中含有豐富的DHA和卵磷脂，經常攝取卵磷脂，記憶力可提高20%，故食用鱔魚肉有補腎健腦、增強記憶力的功效。

營養功效：鱔魚所含維生素A可增進視力，促進皮膜的新陳代謝，能夠防治夜盲症和視力減退，防治糖尿病患者併發眼部疾病。同時，維生素A還有抗呼吸系統感染的作用，能促進發育，強壯骨骼。另外它還對降低血液中膽固醇的濃度，預防因動脈硬化而引起的心血管疾病有顯著的食療作用。

食用建議：鱔魚要挑選大而肥、體色為灰黃色的活體。最好現殺現烹，不要吃死的，特別是不宜食用死過半天以上的鱔魚，因為鱔魚死後容易產生組胺，易引發中毒現象，不利於人體健康。宰殺鱔魚較普遍的方法是：大缸內放上適量的鹽和醋，將鱔魚放入，再倒入開水，立即蓋上缸蓋，待鱔魚都張開嘴，即可取出剖腹洗淨。

補腎指南

1.益氣補中、調節免疫力：當歸、黨參各15克，鱔魚500克，鹽、蔥絲、薑絲各適量。將鱔魚去頭、骨、內臟後，洗淨切絲；當歸、黨參用紗布包起來，加水煎煮1小時後撈出，加入鱔魚絲、鹽、蔥、薑調味後煮熟。佐餐食用，喝湯吃魚。

2.理氣健脾、溫腎壯陽：黃鱔2條，洋蔥2個，鹽、醬油各適量。將黃鱔去腸雜洗淨切塊，洋蔥洗淨切片。起油鍋，先放入黃鱔煎熟，再放入洋蔥，翻炒片刻，加鹽、醬油、清水少量，燜片刻，至黃鱔熟透即可。

食譜推薦 韭黃炒鱔絲

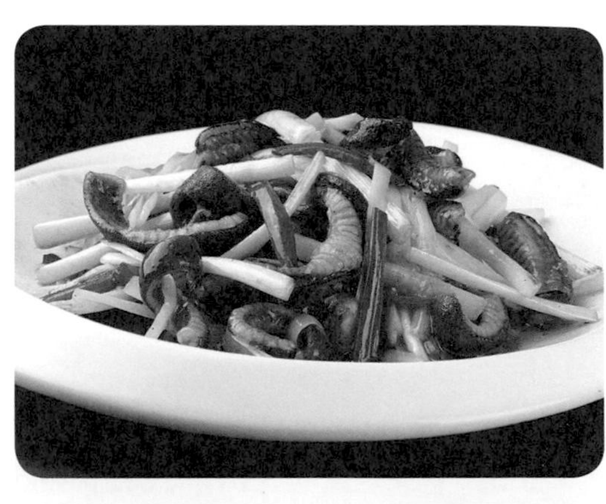

原料 韭黃100克，鱔魚200克，胡蘿蔔35克，薑片、蔥段各少許

調料 鹽3克，雞粉3克，老抽2毫升，生抽3毫升，料酒7毫升，生粉、食用油各適量

製作

1. 食材洗淨；韭黃切段；去皮的胡蘿蔔切成絲；鱔魚切成絲，放鹽、雞粉、生抽、料酒、生粉拌勻，再淋食用油，醃漬15分鐘至入味。
2. 油鍋燒熱，下入薑片、胡蘿蔔炒香，倒入醃漬好的鱔魚絲炒勻，淋入適量料酒炒香，加入韭黃、蔥段，炒至韭黃變軟。
3. 加入鹽、雞粉，炒勻調味，再倒入水澱粉炒勻即可。

專家點評

對男人陽痿早洩、養精護腎具有一定的食療效果。

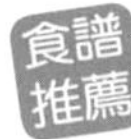

食譜推薦 生滾鱔魚粥

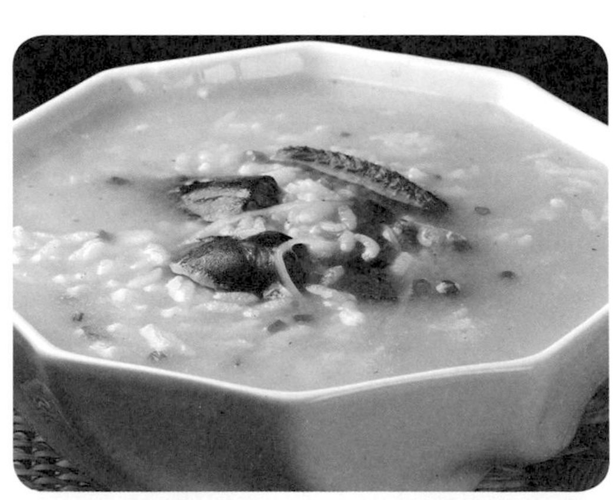

原料 鱔魚200克，大米300克，薑絲、蔥花各少許

調料 鹽3克，雞粉2克，胡椒粉、芝麻油、料酒、食用油各適量

製作

1. 將處理乾淨的鱔魚斬成塊，加料酒、鹽、雞粉拌勻，醃漬10分鐘。
2. 將砂煲置於旺火上，注水燒開，倒入泡發好的大米，加少許食用油攪勻，加蓋燒開後，慢火煮40分鐘，放入薑絲、鱔魚，拌勻，小火煮10分鐘。
3. 加鹽、雞粉拌勻，再加入少許胡椒粉、芝麻油拌勻，撒入少許蔥花，拌勻即成。

專家點評

有健脾補腎、益氣養血的功效。

黃魚

和胃止血、益腎補虛之品

【每日適宜用量】80~100克。

營養成分

富含蛋白質、脂肪、磷、鐵、維生素B_1、維生素B_2、煙酸。

補腎說法：中醫認為，黃魚有健脾升胃、安神止痢、益氣填精之功效，對貧血、失眠、頭暈、食欲不振及婦女產後體虛有良好療效。現代研究也證實，黃魚中含有豐富的蛋白質、微量元素和維生素，對人體有很好的補益作用，對腎虛等體質虛弱者，食用黃魚會收到很好的食療效果。

營養功效：黃魚能補腎強身，同時黃魚能清除人體代謝產生的自由基，延緩衰老，並對各種癌症有防治功效，還是老年人的滋補佳品。另外，黃魚含有多種氨基酸，其提取物可作癌症病人的康復劑和治療劑，如用黃魚製取的水解蛋白，是癌症病人良好的蛋白質補充劑。

食用建議：黃魚的背脊呈黃褐色，腹部金黃色，魚鰭灰黃，魚唇橘紅，應選擇體形較肥、魚肚鼓脹的比較肥嫩。清洗黃魚時不用剖腹，可以用筷子從口中攪出腸肚，再用清水沖洗幾遍即可。煎魚時，先把鍋燒熱，再用油滑鍋，當油燒至冒煙時，油已達到八成熱，這時放入魚不黏鍋。

補腎指南

1.健脾養胃、滋陰補虛：黃魚1條，圓糯米1杯，清水8杯，鹽、生抽、蔥絲、薑絲、香菜等各適量。將魚骨與清水熬湯後加入洗淨的圓糯米煮食。此品具有健脾養胃的作用，適合食欲不振及產後體虛者。

2.健脾益氣、利濕和胃：蓴菜15克，黃魚500克。食材洗淨煮濃汁服。蓴菜能利濕和胃，黃魚與之同煮，健脾開胃、益氣之功尤強，可用於脾胃虛弱、少食不饑、倦怠乏力等。

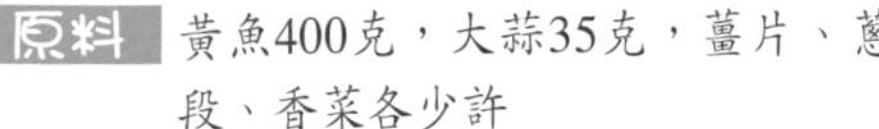

食譜推薦 蒜燒黃魚

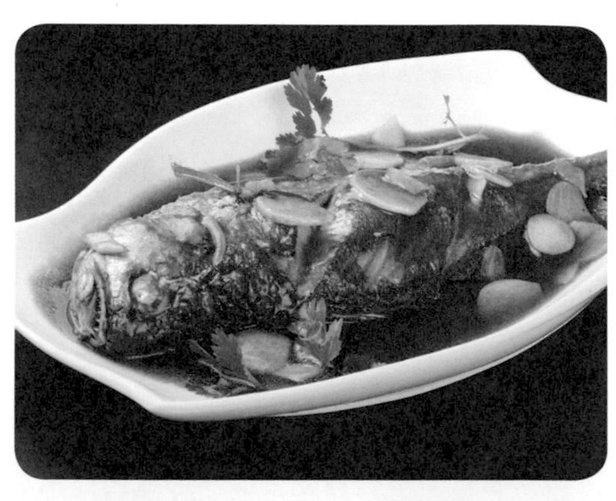

原料 黃魚400克，大蒜35克，薑片、蔥段、香菜各少許

調料 鹽3克，雞粉2克，生抽8毫升，料酒8毫升，生粉35克，白糖3克，蠔油7毫升，老抽2毫升，水澱粉4毫升，食用油適量

製作

1.食材洗淨；大蒜切片；黃魚切上一字花刀，放鹽、生抽、料酒抹勻，醃15分鐘，撒上適量生粉。

2.油燒熱，入黃魚炸至金黃色。

3.將蒜片、薑片、蔥段爆香，加清水、鹽、雞粉、白糖、生抽、蠔油、老抽拌勻，煮沸，放入黃魚，煮2分鐘至入味盛出，裝入盤中。

4.水澱粉勾芡，澆在黃魚上即可。

專家點評

有健脾升胃、安神止痢、益氣填精、解毒殺菌之功效。

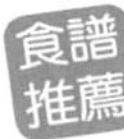

食譜推薦 豆腐蒸黃魚

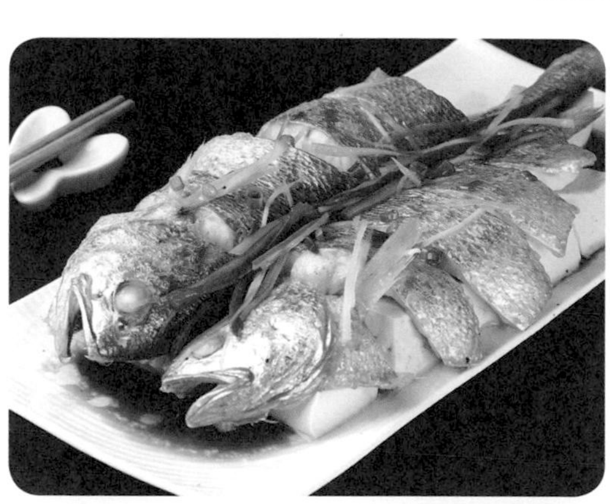

原料 豆腐500克，黃魚400克，紅椒絲、青椒絲、薑絲各10克，蔥花少許

調料 鹽、雞粉、蒸魚豉油、食用油各適量

製作

1.洗淨的豆腐切成長方塊擺盤，撒上一層鹽；收拾乾淨的黃魚切成塊，加鹽、雞粉拌勻，醃漬入味。

2.將醃好的黃魚放在豆腐塊上，撒上青椒絲、紅椒絲和薑絲，把盤放入蒸鍋，中火蒸約8分鐘至熟。

3.將蒸熟的豆腐黃魚取出，撒上蔥花，淋上熱油和少許蒸魚豉油即成。

專家點評

對人體有很好的補益作用，適合腎虛者、體質虛弱的老年人食用。

泥鰍

暖脾胃、壯陽止虛汗之品

【每日適宜用量】30~50克。

營養成分

碳水化合物、脂肪、蛋白質、纖維素以及鈣、磷、鐵、維生素B_1、維生素B_2和煙酸等。

補腎說法：泥鰍富含優質蛋白、鈣、磷、鐵、維生素和煙酸等，還含有一種特有的氨基酸，具有促進精子形成的作用。成年男子常食泥鰍有養腎生精、滋補強身之效，對調節性功能有較好的幫助。

營養功效：泥鰍所含脂肪成分較低，膽固醇更少，屬高蛋白低脂肪食品，且含一種類似二十碳戊烯酸的不飽和脂肪酸，有利於人體抗血管衰老，故有益於老年人及心血管病人。此外，泥鰍皮膚中分泌的黏液即所謂的「泥鰍滑液」，有較好的抗菌、消炎作用，對小便不通、熱淋便血、癰腫、中耳炎有很好的食療作用。

食用建議：選擇鮮活、無異味的泥鰍。把新買的活泥鰍用清水漂一下，撈起放進一個不漏氣的塑膠袋裡（袋內先裝一點點水），將袋口用橡皮筋或細繩紮緊，放進冰箱的冷凍室裡，長時間存放都不會死掉，只是呈冬眠狀態。烹製時，取出泥鰍，放進一盆乾淨的冷水裡（千萬不能用熱水），待冰塊融化後，泥鰍很快復活，製作後鮮香味美。

補腎指南

1.潤肺健脾、暖腰補腎：泥鰍200克，豬瘦肉100克，紅棗10克，黃芪15克，薑、鹽適量。諸食材收拾好煲湯服。泥鰍性平味甘，補中氣，祛濕邪；黃芪性微溫味甘，補中益氣。

2.溫中益氣、祛風利濕、解表壯陽：泥鰍200克，水發木耳20克，水發筍片50克，料酒、精鹽、蔥段、薑片、豬油適量。泥鰍收拾乾淨，用油稍煎再加水，與諸料同煮至熟爛即可。用於營養不良性水腫、急慢性肝炎、腎陽虛弱所致的陽痿、早洩以及痔瘡等症。

食譜推薦 萵筍燜泥鰍

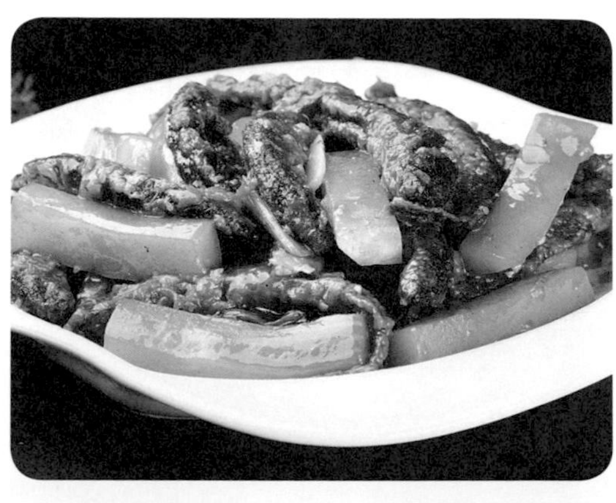

原料 萵筍100克，泥鰍200克，薑片、蒜末、蔥白各少許，麵粉15克

調料 鹽2克，雞粉3克，生抽4毫升，老抽2毫升，蠔油5毫升，水澱粉、食用油各適量

製作

1. 萵筍洗淨切條；泥鰍收拾乾淨撒上麵粉，用小火炸約2分鐘至熟撈出，瀝乾油。
2. 起油鍋，放入蒜末、薑片、蔥白爆香，倒入萵筍翻炒片刻，加入適量鹽、雞粉、生抽、老抽，再加入少許蠔油炒勻，倒入炸好的泥鰍，注入適量清水，加蓋，小火燜2分鐘至入味。
3. 用大火收汁，水澱粉勾芡即成。

專家點評

有健脾補腎、補中氣、清熱利尿、祛濕邪之功效。

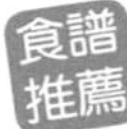

食譜推薦 萵筍泥鰍粥

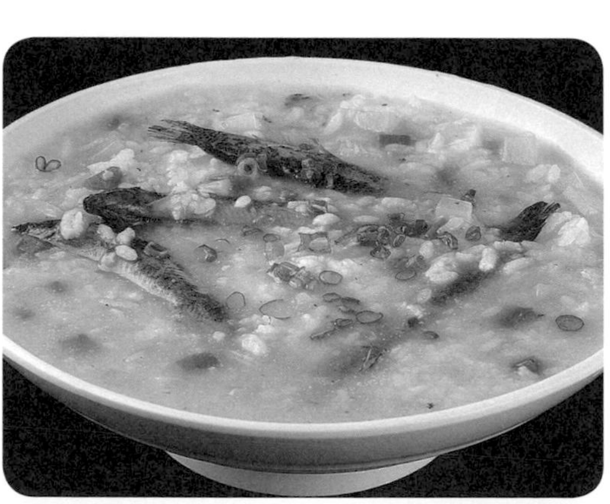

原料 萵筍70克，胡蘿蔔50克，水發大米150克，泥鰍130克，薑絲、蔥花各少許

調料 鹽3克，雞粉2克，芝麻油2毫升，食用油適量

製作

1. 食材洗淨；萵筍和胡蘿蔔洗淨切丁，泥鰍去除內臟洗淨後放碗中。
2. 鍋中注水，入大米、食用油，用大火煮沸後轉小火煮約30分鐘至米粒熟軟，倒入胡蘿蔔丁、萵筍、泥鰍拌勻，小火續煮至全部食材熟透。
3. 撒薑絲，入鹽、雞粉、芝麻油，拌煮至入味盛出，撒上蔥花即成。

專家點評

有暖脾胃、補中益氣、益腎助陽的功效。

甲魚

益氣補虛、滋陰壯陽之品

【每日適宜用量】50~60克。

營養成分

富含蛋白質、無機鹽、維生素A、維生素B_1、維生素B_2、煙酸、碳水化合物、脂肪。

補腎說法：《本草綱目》記載「鱉可補癆傷，壯陽氣，大補陰之不足」，即是說鱉（甲魚）有補腎壯陽的作用，適宜腎虛所致的腰膝酸軟、遺精、陽痿等症，被人們視為滋補腎陽的營養保健品。

營養功效：甲魚富含維生素A、維生素E、膠原蛋白和多種氨基酸、不飽和脂肪酸、微量元素，對降低血膽固醇、高血壓、冠心病有一定的輔助療效。甲魚肉及其提取物還能提高人體免疫功能，促進新陳代謝，增強抗病能力，對預防和抑制胃癌、肝癌、急性淋巴性白血病和防治因放療、化療引起的貧血、虛弱、白細胞減少等症功效顯著，常食還有養顏美容和延緩衰老的作用。

食用建議：甲魚一定要選用新鮮的活魚，最好現宰現吃，死去的甲魚吃了對身體有害。腸胃功能虛弱、消化不良的人應慎吃，尤其是患有腸胃炎、胃潰瘍、膽囊炎等消化系統疾病患者不宜食用。失眠、孕婦及產後泄瀉也不宜食用，以免吃後引發胃腸不適等症或產生其他副作用。

補腎指南

1.大補元氣、滋陰填精：甲魚1隻洗淨，天麻10克，熟火腿20克，鹽、薑絲、黃酒、高湯各適量。將甲魚洗淨斬塊加水適量，用大火煮沸2~3分鐘後撈出，除去表面衣膜，洗淨，再放入大碗中，加入天麻、火腿和薑、黃酒、高湯，用大火蒸 90分鐘，至甲魚肉酥爛，加調料即可。1~2天內分次食完，不可連續大量食用，尤其忌一次食用過多。

2.滋陰清熱、益氣活血：甲魚1000克，麥門冬15克，山楂15克，薑10克，胡椒2克，鹽5克，味精2克。諸材料收拾乾淨處理好，用文火燉煮，肉熟爛再加調料即成，每週服用1次。

食譜推薦 山藥甲魚湯

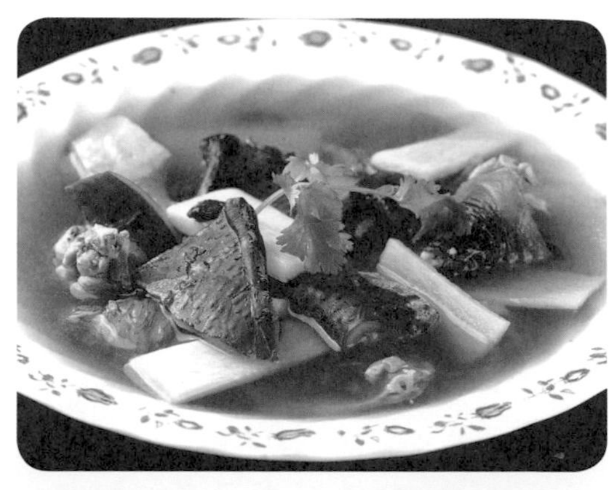

原料 甲魚塊700克，山藥130克，薑片45克，枸杞20克

調料 料酒20毫升，鹽2克，雞粉2克

製作

1.去皮洗淨的山藥切成片。

2.鍋中注水燒開，倒入甲魚塊攪散開，加入料酒拌勻，煮沸後，汆去血水後撈出，瀝乾水分。

3.砂鍋注水燒開，放入淨枸杞、薑片，倒入甲魚塊，加入料酒拌勻，加蓋，燒開後小火燉20分鐘，放入山藥，攪拌幾下，加蓋用小火再燉10分鐘，將山藥燉熟。

4.放鹽、雞粉調味即可。

專家點評

健脾養胃、滋陰潛陽，不論脾腎陽虧或陰虛皆可食用。

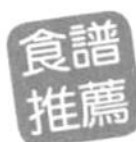

食譜推薦 甲魚燒土雞

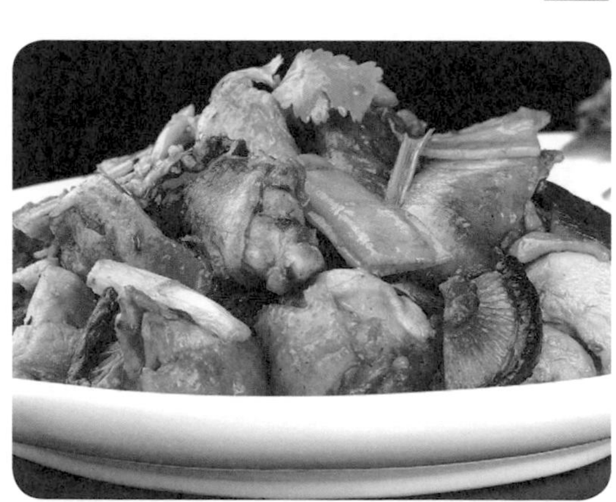

原料 土雞350克，甲魚1隻，水發香菇35克，蒜末、薑片、蔥白各少許

調料 料酒、鹽、味精、生抽、生粉、蠔油、老抽、水澱粉各適量

製作

1.香菇洗淨切片；甲魚收拾乾淨斬塊；土雞收拾乾淨斬塊，加料酒、鹽、味精、生抽、生粉醃漬；甲魚加料酒、鹽、味精拌勻，醃漬。

2.甲魚煮熟撈出，抹生粉，將甲魚塊炸1分鐘撈出，雞塊滑油撈出。

3.爆香蒜末、薑片、蔥白、香菇，入甲魚、雞塊，加料酒、味精、鹽、蠔油、老抽調味，加水燜5分鐘，加水澱粉勾芡即可。

專家點評

可滋陰補腎、滋補強壯、軟堅散結，增強免疫力。

牡蠣

潛陽補陰、軟堅散結之品

【每日適宜用量】30~50克。

營養成分

含有蛋白質、脂肪、肝糖、還有B族維生素和18種氨基酸。

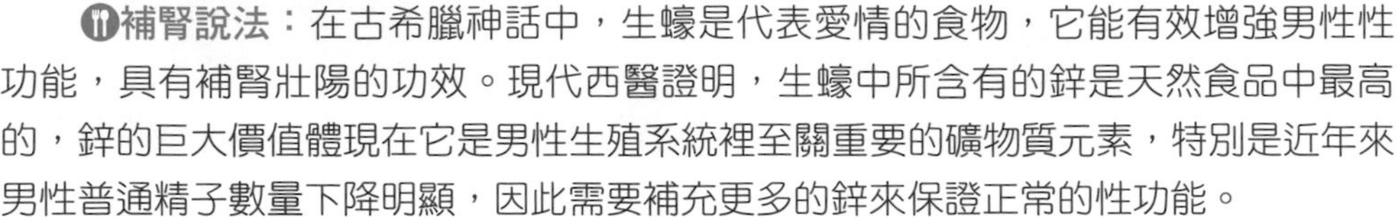

補腎說法：在古希臘神話中，生蠔是代表愛情的食物，它能有效增強男性性功能，具有補腎壯陽的功效。現代西醫證明，生蠔中所含有的鋅是天然食品中最高的，鋅的巨大價值體現在它是男性生殖系統裡至關重要的礦物質元素，特別是近年來男性普通精子數量下降明顯，因此需要補充更多的鋅來保證正常的性功能。

營養功效：常吃生蠔可有效提高免疫力。生蠔中含有一種叫牛磺酸的物質，能夠很好地降血脂、降血壓。「生蠔肉治夜不眠，治意不定」，經常食用生蠔可減少陰虛陽亢所致的煩躁不安、心悸失眠、頭暈目眩及耳鳴等症狀。生蠔中所含的多種維生素與礦物質元素，特別是硒，可調節神經、穩定情緒。生蠔還具有活躍造血功能的作用，可預防動脈硬化。

食用建議：在選購優質牡蠣時應注意選體大肥實，顏色淡黃，個體均勻，乾燥，表面顏色褐紅者。煮熟的牡蠣殼是稍微打開的，這表示煮之前是活的。新鮮的牡蠣在溫度很低的情況下，如0℃以下，可多存活5~10天，但是其肥度就會降低，口感也會起變化，所以儘量不要存放，宜現買現吃。

補腎指南

1.滋陰補腎、養血寧心：生蠔肉150克，豬瘦肉150克，食鹽等調料適量。諸材料處理好，煮湯服用，此品具有養血寧心的作用，適用陰虛煩躁、夜睡不寧、血虛心悸、怔忡等症。

2.滋陰潤腸、降壓明目：牡蠣肉50克，草決明15克，洗淨加水煮至肉爛，每日1~2次。草決明有清熱明目、潤腸通便的功效。此品可用於老年高血壓、高血脂及習慣性便秘的冠心病患者，有助大便通暢，還有明目、降壓、調脂等保健功能。

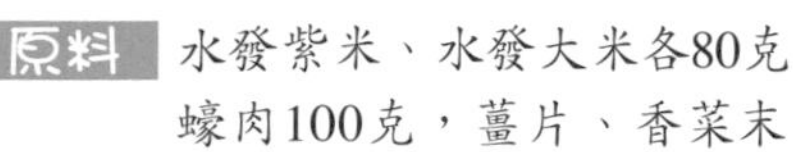

食譜推薦 生蠔粥

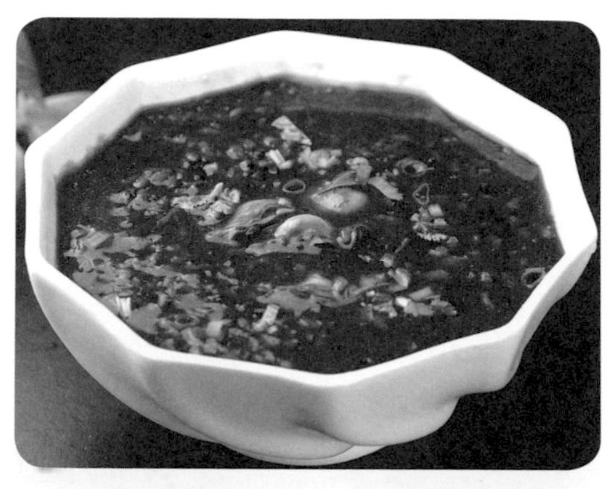

原料 水發紫米、水發大米各80克，生蠔肉100克，薑片、香菜末、蔥花各少許

調料 鹽2克，雞粉2克，料酒3毫升，胡椒粉2克，芝麻油2毫升

製作

1.將洗淨的生蠔肉裝入碗中，放入薑片，加入少許鹽、雞粉、料酒攪拌勻，醃漬10分鐘。

2.砂鍋中注水燒開，倒入洗淨的大米、紫米拌勻，蓋上蓋，燒開後用小火煮30分鐘，至食材熟透，倒入醃好的生蠔肉，煮沸。

3.加適量鹽、雞粉、胡椒粉、芝麻油，攪勻後盛入湯碗，撒上香菜末、蔥花即可。

專家點評

可補腎安神，益於心悸、白帶多、胃酸過多者。

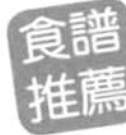

食譜推薦 薑蔥生蠔

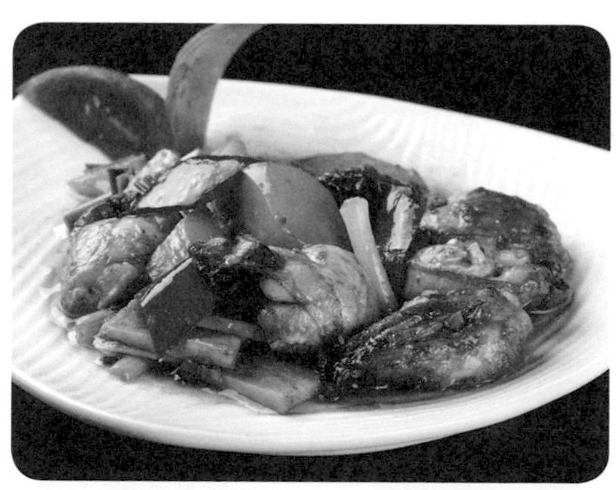

原料 生蠔肉180克，薑片30克，彩椒片、紅椒片各35克，蒜末、蔥段各少許

調料 鹽3克，雞粉2克，白糖3克，生粉10克，老抽2毫升，料酒4毫升，生抽5毫升，水澱粉、食用油各適量

製作

1.生蠔肉洗淨汆熟瀝乾，裝碗，淋生抽拌勻，裹上適量生粉醃漬至入味。

2.將生蠔肉炸至呈微黃色，撈出，瀝油；爆香薑片、蒜末、紅椒片、彩椒片，入生蠔肉、蔥段，淋料酒、老抽、生抽，放鹽、雞粉、白糖、水澱粉炒勻，至食材熟透即成。

專家點評

滋陰補腎、強身益精。腎陰虛、腰膝酸軟無力、耳鳴、失眠、遺精、白帶多者可常食。

田螺

清熱明目、利尿通淋之品

【每日適宜用量】30~50克。

營養成分

富含氨基酸、碳水化合物、礦物質元素、維生素A、維生素D、維生素B_1、維生素B_2。

補腎說法：螺有「盤中明珠」的美譽，是典型高蛋白、低脂肪、高鈣質的天然動物性保健食品。中醫認為，田螺具有潤肺補腎的作用，適合肺腎陰虛者食用。

營養功效：田螺富含蛋白質，具有維持鉀鈉平衡、消除水腫、提高免疫力、調低血壓、緩衝貧血的功效。田螺含有豐富的鈣，有益於兒童生長發育，還可預防骨質疏鬆。田螺還含利尿成分，能消除體內水鈉滯留，利尿消腫，治水腫、目赤腫痛、疔瘡腫毒。當人們飲酒過量時，吃適量田螺能解乙醇毒性，並能於解酒後迅速排出體外。常吃田螺肉還能明目，增強肌肉彈性，使皮膚光滑細嫩。

食用建議：新鮮田螺個大、體圓、殼薄，掩蓋能完整收縮。挑選時用小指尖往掩蓋上輕輕壓一下，有彈性的就是活螺。凡脾胃虛寒、便溏腹瀉之人忌食；螺性大寒，不宜多時，且風寒感冒期間、女子行經期間、婦人產後、素有胃寒病者忌食。

補腎指南

1.滋陰補腎、利尿消炎：車前子30克，紅棗10個，田螺（連殼）1000克。先用清水靜養田螺1~2天，經常換水以漂去污泥，斬去田螺篤；紅棗去核洗淨。用紗布另包車前子，與紅棗、田螺一起放入鍋內，加清水適量，武火煮沸後，文火煲2小時，飲湯吃螺肉。

2.補腎明目、利尿：洗淨田螺，把清水燒開後倒入田螺焯一下，撈出洗淨。將鍋燒熱後放油，油溫後下蔥段、薑片、蒜頭煸出香味，把洗淨的田螺倒入翻炒，烹入料酒去腥，再放入醬油、糖、香葉和適量水，燒開後加蓋用中火燜煮30分鐘，加入糟鹵再煮5分鐘，最後撒上胡椒粉即可。

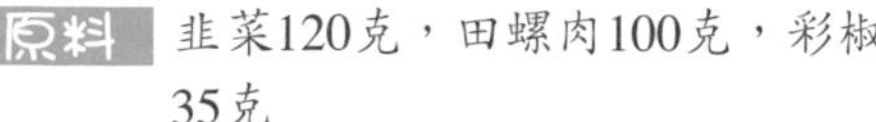

食譜推薦 韭菜炒螺肉

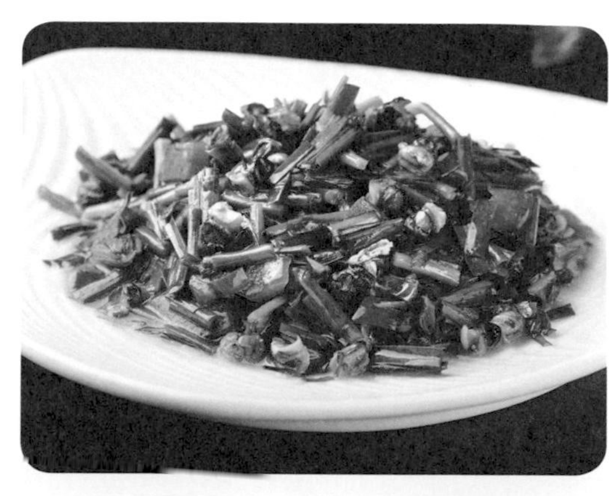

原料 韭菜120克，田螺肉100克，彩椒35克

調料 鹽、雞粉各2克，料酒5毫升，水澱粉、食用油各適量

製作

1.將洗淨的韭菜切成段，洗淨的彩椒切成顆粒狀小丁。

2.起油鍋，倒入洗淨的田螺肉及彩椒粒，翻炒一會兒，淋入少許料酒，炒勻，倒入切好的韭菜，翻炒片刻，至食材斷生。

3.加鹽、雞粉炒勻調味，倒入適量水澱粉快速翻炒幾下，至食材熟透、入味即成。

專家點評

有溫中行氣、散血解毒、補腎溫陽、健脾開胃的功效。

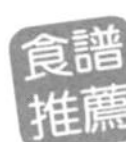

食譜推薦 醬炒田螺

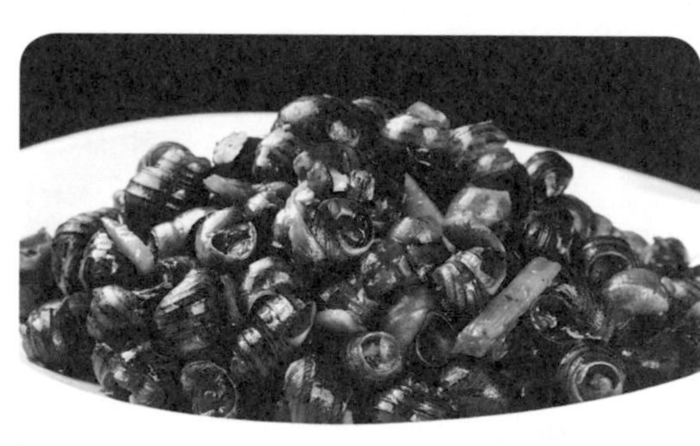

原料 田螺500克，豆瓣醬20克，薑片、蒜末、蔥段各少許

調料 鹽3克，雞粉2克，料酒、生抽各5毫升，水澱粉10毫升，食用油適量

製作

1.鍋中注水燒開，倒入洗淨的田螺，加入2毫升料酒，煮約2分鐘至熟撈出。

2.起油鍋，倒入薑片、蒜末、蔥段爆香，倒入田螺，翻炒約1分鐘至熟透，淋入料酒炒香，加適量豆瓣醬炒勻，注入少許清水，煮沸。

3.加適量鹽、雞粉，再淋入少許生抽，加入少許水澱粉炒勻即可。

專家點評

有健脾開胃、溫陽補腎、解酒的作用。

干貝

滋陰補腎、
和胃調中之品

【每日適宜用量】漲發品每天50~100克。

營養成分

含蛋白質、脂肪、碳水化合物、維生素A、鈣、鉀、鐵、鎂、硒等營養元素。

補腎說法：干貝又稱江珧柱，《本草求真》中提到干貝具有「滋真陰」的功效，也就是說干貝具有很好滋補腎陰的作用。因此無論是腎陽虛還是腎陰虛的患者，日常生活中都可食用干貝來調理腎功能，從而保證正常的性功能。

營養功效：干貝含利尿成分，能消除體內水鈉滯留，利尿消腫，可治全身水腫、小便不利等；干貝能提供人體必需的脂肪酸，促進這些脂溶性維生素的吸收，增加飽腹感，使血壓更易控制，並使毛細管擴張，血黏度降低，微循環改善，能軟化和保護血管，有降低人體中血脂和膽固醇的作用，適宜消瘦、免疫力低、記憶力下降、貧血、水腫等症狀的人及生長發育停滯的兒童食用。

食用建議：干貝在烹調之前可先用溫水浸泡漲發，或用少量清水加適量黃酒、薑、蔥隔水蒸軟。過量食用會影響腸胃的運動消化功能，導致食物積滯，難以消化吸收。干貝蛋白質含量高，多食可能會引發皮疹。干貝所含的谷氨酸鈉是味精的主要成分，可分解為谷氨酸和酪氨酸等，在腸道細菌的作用下，轉化為有毒、有害物質，會干擾大腦神經細胞正常代謝，因此要適量食用。

補腎指南

1.清熱利濕、滋陰補腎：將生冬瓜球500克放湯中，加鹽、味精、料酒慢火煮爛，將干貝蒸好，鍋內加雞湯，加冬瓜球、干貝，調好口味，勾芡，淋蔥油，盛入盤內即成。

2.滋陰補腎、養肝明目：海參2條，干貝2個，海帶20克，夏枯草20克，薑絲、蔥絲、鹽各適量。海參、干貝浸泡一夜，海參放薑絲、蔥絲煮軟，將干貝、洗淨的海帶切細加入煮軟的海參燉湯，7碗水燉至3.5碗，將夏枯草煎取汁倒入湯中，調味即成。

食譜推薦 干貝蒸水蛋

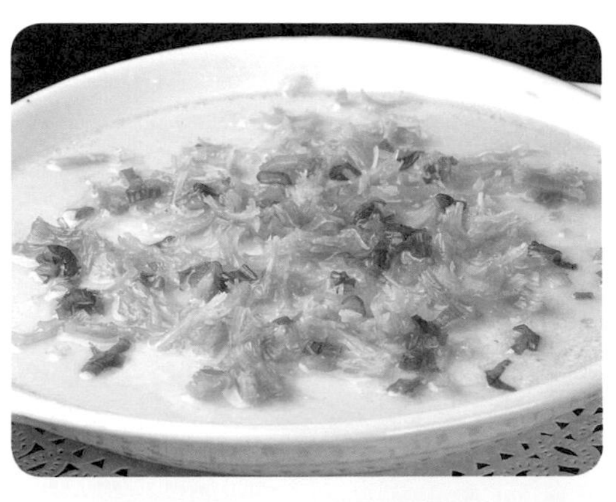

原料 水發干貝20克，雞蛋3個，生薑片15克，蔥條5克，蔥花少許

調料 鹽、味精、料酒、胡椒粉、芝麻油各適量

製作

1. 水發干貝加入生薑片、蔥條、料酒，放入蒸鍋蒸15分鐘取出，待冷卻後，壓碎備用；雞蛋打散，加鹽、味精、胡椒粉、芝麻油，溫水調勻。
2. 將調好味的蛋液放入蒸鍋，加蓋蒸8~10分鐘至熟，熱鍋注油，倒入干貝略炸，撈出。
3. 取出蒸熟的蛋液，撒上干貝和少許蔥花，最後澆上少許熱油即成。

專家點評

口感爽滑，具滋陰補腎、和胃調中的作用。

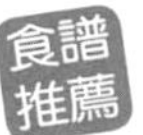

食譜推薦 菠菜干貝脊骨湯

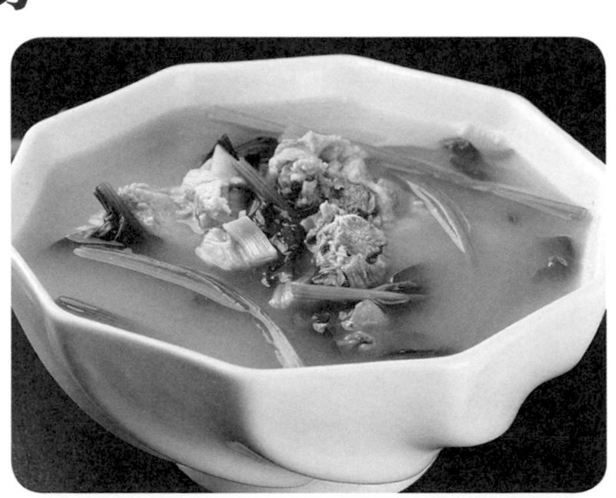

原料 豬脊骨段400克，菠菜75克，干貝15克，薑片少許

調料 鹽、雞粉各2克，料酒10毫升

製作

1. 食材洗淨；將菠菜切去根部，再切成段。
2. 鍋內水燒開，放入脊骨段攪勻，加料酒，煮去血水後撈出瀝乾。
3. 鍋內水燒開，倒入薑片、干貝，再放入脊骨段，淋入料酒，加蓋煮沸後用小火煮至脊骨熟透。
4. 加入少許鹽、雞粉，攪勻調味，倒入切好的菠菜，攪勻，略煮至菠菜熟軟、入味即成。

專家點評

富含鈣質，能滋陰補腎、補血，還有瘦身作用，男女老少皆宜。

淡菜

補腎益精、養血調肝之品

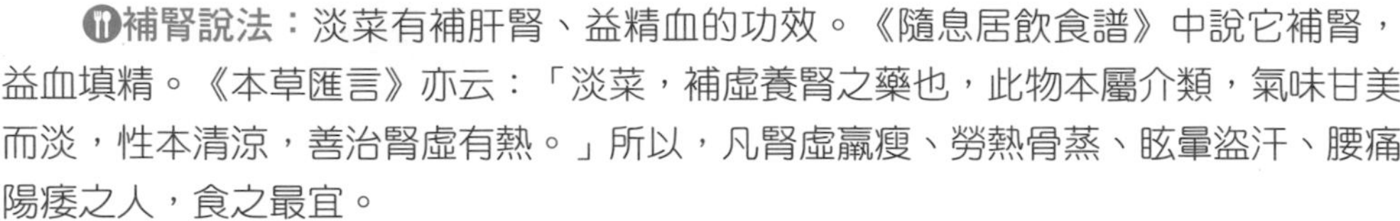

【每日適宜用量】30~50克。

營養成分

含有蛋白質、脂肪、豐富的鈣、磷、鐵、鋅和B族維生素、煙酸等。

補腎說法：淡菜有補肝腎、益精血的功效。《隨息居飲食譜》中說它補腎，益血填精。《本草匯言》亦云：「淡菜，補虛養腎之藥也，此物本屬介類，氣味甘美而淡，性本清涼，善治腎虛有熱。」所以，凡腎虛羸瘦、勞熱骨蒸、眩暈盜汗、腰痛陽痿之人，食之最宜。

營養功效：淡菜及其他貝類食物中都含一種具有降低血清膽固醇作用的代爾太7-膽固醇和24-亞甲基膽固醇，它們兼有抑制膽固醇在肝臟合成和加速排泄膽固醇的獨特作用，從而使體內膽固醇下降，功效比常用的降膽固醇藥物谷固醇更強。淡菜還含有大量的碘，對甲狀腺亢進的患者是極好的保健食品。其所含的脂肪裡不飽和脂肪酸較多，可維持人體的正常生理功能、促進發育。

食用建議：乾製品淡菜形體扁圓，中間有條縫，外皮生小毛，色澤黑黃。選購時，以體大肉肥，色澤棕紅，富有光澤，大小均勻，質地乾燥，口味鮮淡，沒有破碎和雜質的為上品。食用前應將淡菜乾放入碗中，加入熱水燙至發鬆回軟，撈出擇去中心帶毛的黑色腸胃，褪去沙粒，在清水內洗淨，然後放入鍋中，加入清水，用小火燉爛即可食。

補腎指南

補腎填精、防癌抗癌：淡菜、乾蘑菇、枸杞、蘿蔔、豆腐、鹽、雞精、芹菜葉碎各適量。淡菜用清水泡軟，需浸泡1個小時以上，去除雜質，洗淨；乾蘑菇泡發洗淨，枸杞洗淨，蘿蔔和豆腐洗淨，切成手指粗細的條狀。炒鍋置火上，下少許油，油熱下淡菜略微翻炒，加清水，大火燒開，移入砂鍋裡，中火燒開後小火慢燉30分鐘。另起一鍋燒開水，將蘿蔔略燙後撈出。晾涼後，將蘿蔔和枸杞一起倒入湯中，燒開後再次小火燉30分鐘。將豆腐、蘑菇一起放入鍋中，加鹽、雞精，開鍋後再用微火燉30分鐘，撒上芹菜碎葉即可。

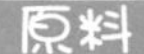

淡菜海帶冬瓜湯

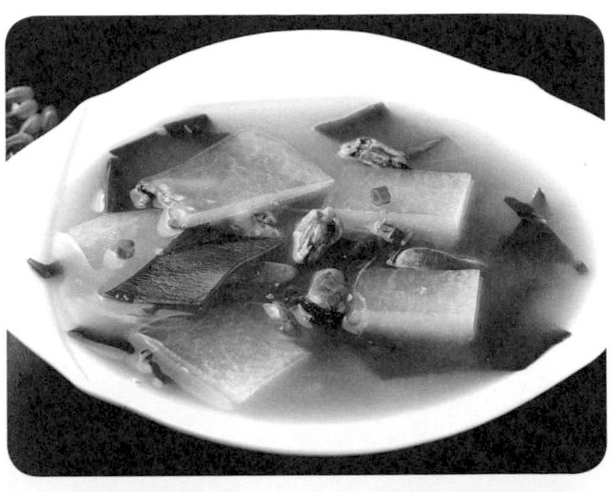

原料 冬瓜300克，海帶200克，水發淡菜150克，薑絲、蔥花各少許

調料 鹽、雞粉各2克，料酒4毫升

製作

1. 將洗淨去皮的冬瓜切成片，海帶洗淨切小塊。
2. 砂鍋中注水燒開，倒入洗淨的淡菜，撒上薑絲，淋入少許料酒，加蓋煮沸後用小火煮約20分鐘，至淡菜變軟，倒入冬瓜片，放入切好的海帶攪拌勻，再加蓋用小火續煮約20分鐘，至食材熟透。
3. 加入少許鹽、雞粉攪勻，用大火再煮片刻，至湯汁入味後裝入湯碗中，撒上蔥花即成。

專家點評

有豐富的蛋白質、鈣、鐵、鋅、碘等營養成分，適合孕婦，也適合腎虛者調理食用。

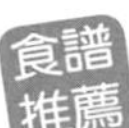

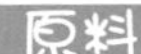

淡菜蘿蔔豆腐湯

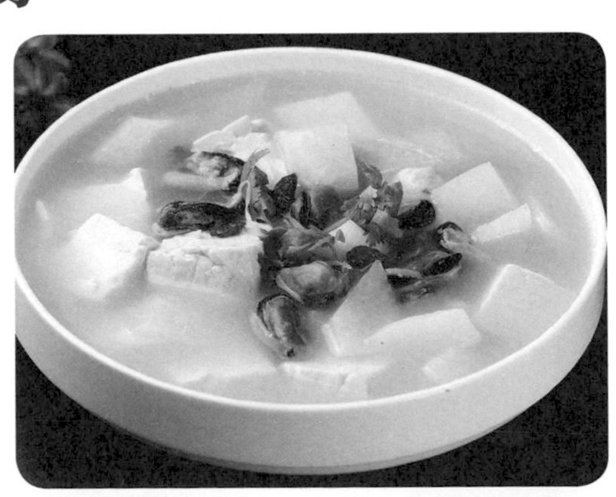

原料 豆腐200克，白蘿蔔180克，水發淡菜100克，香菜、枸杞、薑絲各少許

調料 鹽、雞粉各2克，料酒4毫升，食用油少許

製作

1. 食材洗淨，蘿蔔切塊，豆腐切塊，香菜切段。
2. 淡菜入鍋煮熟，加蘿蔔塊、薑絲、料酒，加蓋煮沸後用小火煮約20分鐘，至蘿蔔塊熟軟，放入枸杞，倒入豆腐塊，攪拌勻。
3. 加入少許鹽、雞粉，攪勻調味，加蓋再煮約5分鐘，至食材熟透，淋入少許食用油，攪拌勻，續煮一會兒，裝入湯碗中，撒上香菜即可。

專家點評

淡菜能保養皮膚，白蘿蔔消食潤燥，豆腐益氣和中，可補益腎虛，是冬季養顏的靚湯。

魷魚

補虛養氣、滋陰養顏之品

【每日適宜用量】40~50克。

營養成分

富含蛋白質、鈣、磷、牛磺酸、維生素B_1。

補腎說法：腎陰虧虛一般多表現為腰膝酸軟疼痛、神疲乏力、身體潮熱、手足心發熱、面色潮紅等，治療當滋陰清虛熱補腎。而魷魚具有滋陰補虛勞的功效，所以腎陰虧虛患者可酌情食用。

營養功效：魷魚富含鈣、磷、鐵元素，有利於骨骼發育和造血，能有效治療貧血。除富含蛋白質和人體所需的氨基酸外，魷魚還含有大量牛磺酸，可抑制血液中膽固醇含量，緩解疲勞，恢復視力，改善肝臟功能；其所含多肽和硒有抗病毒、抗射線作用。常食魷魚可降低血液中膽固醇濃度、調節血壓、保護神經纖維、活化細胞，對預防血管硬化、膽結石形成、補充腦力等有一定的食療功效。

食用建議：優質魷魚體形完整，呈粉紅色，有光澤，體表略現白霜，肉肥厚，半透明，背部不紅。乾魷魚應放在乾燥通風處，一旦受潮應立即曬乾，否則易生蟲、黴變。脾胃虛寒、高血脂、高膽固醇血症、動脈硬化等心血管病及肝病患者，濕疹、蕁麻疹等疾病患者忌食。魷魚中含有致痛風的物質，所以注意不要過多食用，痛風患者更應少食。

補腎指南

1.滋陰補腎、健脾益氣：馬鈴薯250克，魷魚乾2條，瘦肉200克，紹菜200克，香菇、薑絲各少許。瘦肉洗淨切丁；魷魚浸水發後用鍋炒過；香菇浸發；馬鈴薯去皮洗淨切粒；紹菜洗淨切塊。將適量清水煮沸，放入食材煮沸，再改慢火燉2小時，放鹽調味即可。

2.補腎壯陽、溫中行氣：韭菜魷魚鬚，見以下「食譜推薦」做法。

食譜推薦 香辣魷魚蝦

原料 魷魚片150克，蝦仁100克，紅椒15克，薑片、蒜末、蔥白各少許

調料 辣椒醬、豆瓣醬各10克，料酒、鹽、味精、生粉、水澱粉、食用油各適量

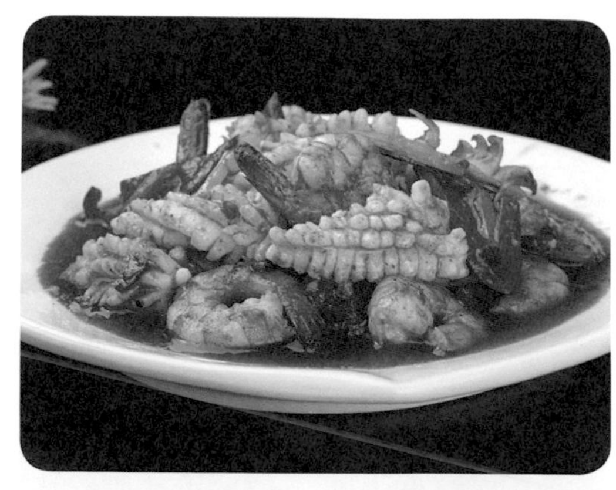

製作

1. 食材洗淨；紅椒切塊；魷魚片打花刀切塊；魷魚和蝦仁加料酒、鹽、味精、生粉拌勻，醃漬5分鐘。
2. 將魷魚和蝦仁汆燙片刻後撈出。
3. 起油鍋，倒入薑片、蒜末、蔥白、紅椒，放入魷魚和蝦仁炒勻，淋入料酒，加辣椒醬、豆瓣醬、鹽、味精炒勻，加水澱粉勾芡，把鍋中材料炒至入味即可。

專家點評

有補腎養血、健腦明目、降糖、軟化血管、防癌的作用。

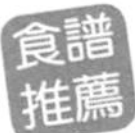

食譜推薦 韭菜魷魚鬚

原料 韭菜300克，魷魚鬚100克，紅椒20克

調料 鹽、料酒、味精、生粉、食用油各適量

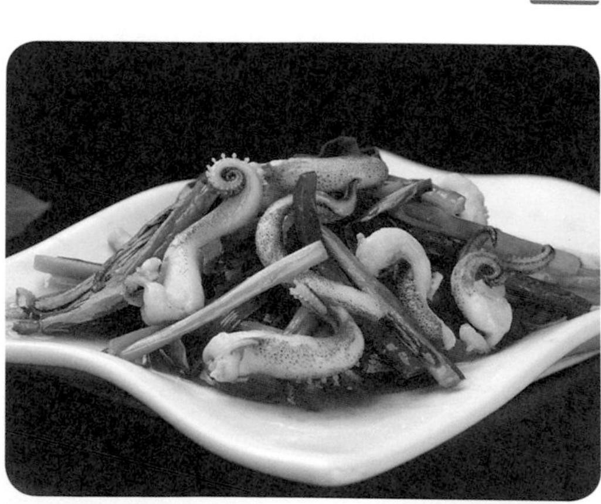

製作

1. 洗淨食材，韭菜切段，紅椒切絲；魷魚鬚一根根地切開，加少許鹽、料酒拌勻，醃漬10分鐘。
2. 鍋中注水燒開，倒入魷魚鬚，汆燙片刻後撈出。
3. 起油鍋，放入紅椒絲、魷魚鬚，淋入少許料酒炒勻，倒入韭菜，翻炒約1分鐘，加鹽、味精炒勻即可。

專家點評

可滋陰養胃，補虛潤膚，緩解疲勞，恢復視力，改善肝功能。

蝦

補腎壯陽、通乳之品

【每日適宜用量】30~50克。

營養成分

富含蛋白質、脂肪、碳水化合物、谷氨酸、糖類、維生素B_1、維生素B_2、煙酸以及鈣、磷、鐵、硒等礦物質元素。

補腎說法：蝦性溫，味甘鹹，入腎經，有補腎壯陽的作用。凡因腎氣虛弱、腎陽不足所致的腰腳軟弱無力，或陽痿或男子不育症患者，宜多食蝦。

營養功效：蝦的營養價值極高，蝦皮有鎮靜作用，常用來治療神經衰弱、自主神經功能紊亂等症。蝦中含有鎂，對心臟活動具有重要的調節作用，可以保護心血管系統，減少血液中膽固醇含量，防止動脈硬化，同時還能擴張冠狀動脈，有利於預防高血壓及心肌梗死。海蝦營養豐富，肉質鬆軟，易消化，很適合身體虛弱及病後需要調養的人，其所含有的元素硒能有效預防癌症。

食用建議：宿疾者、正值上火之時不宜食蝦；體質過敏，如患過敏性鼻炎、支氣管炎、反復發作性過敏性皮炎的老年人不宜吃蝦；蝦為動風發物，患有皮膚疥癬者忌食。蝦可降低膽固醇，但其本身膽固醇含量較高，故膽固醇偏高者不可過量食用。

補腎指南

1.補腎陽、強筋骨、降壓降脂：仙茅20克，大蝦250克，生薑2片，鹽少許。仙茅用清水洗淨；大蝦用清水洗淨去殼，挑去蝦腸；生薑切末。把以上原料一起放入瓦煲內，加水適量，中火煲1小時，加入鹽少許即成。

2.養血固精、益氣滋陰：基圍蝦500克，豌豆粉35克，椒鹽15克，花生油75克，澱粉適量。將蝦洗淨，撈起瀝乾待用。炒鍋燒熱，下油燒至六七成熱時，將乾澱粉撒在蝦上，然後放入鍋中，炸至色紅殼脆撈起瀝油。炒鍋倒去油，接著將蝦倒入鍋中，撒上椒鹽，顛翻幾下，即出鍋裝盤。

食譜推薦 椒鹽基圍蝦

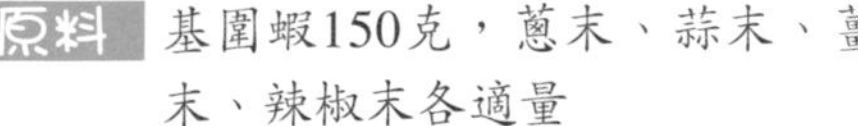

原料 基圍蝦150克，蔥末、蒜末、薑末、辣椒末各適量

調料 椒鹽、生粉、食用油各適量

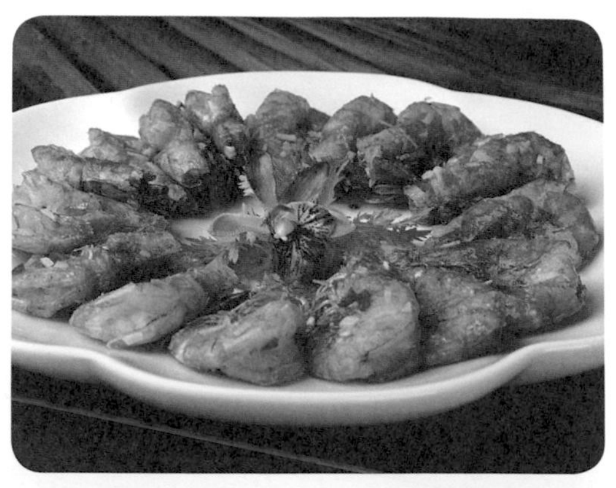

製作

1. 基圍蝦洗淨，切去頭鬚，切開背部後裝入盤內，撒上生粉。
2. 熱鍋注油，燒至六成熱時，倒入基圍蝦炸約1分鐘變紅後撈出。
3. 鍋留底油，倒入蔥白、蒜末、薑末、辣椒末煸香，倒入基圍蝦炒勻，撒入椒鹽炒勻，再倒入蔥末，翻炒片刻即成。

專家點評

有補腎壯陽、通乳抗毒、養血固精、化瘀解毒的功效。

食譜推薦 木耳香蔥爆鮮蝦

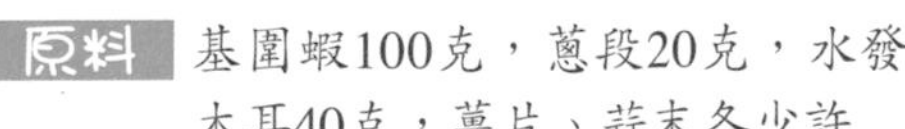

原料 基圍蝦100克，蔥段20克，水發木耳40克，薑片、蒜末各少許

調料 鹽2克，雞粉2克，料酒、生抽、水澱粉、食用油各適量

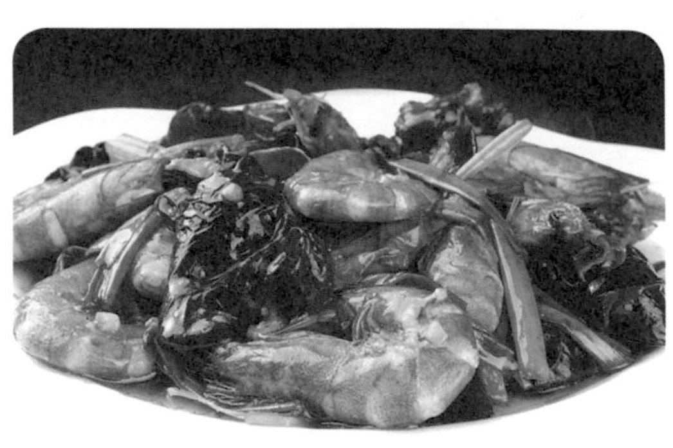

製作

1. 起油鍋，放入薑片、蒜末，爆香，倒入處理乾淨的基圍蝦炒勻。
2. 淋入少許料酒炒香，加入適量生抽、鹽、雞粉，放入洗好的木耳，炒至熟軟，撒上少許蔥段，炒出蔥香味。
3. 倒入少許水澱粉快速拌炒均勻，盛出，裝盤即成。

專家點評

可滋陰助陽，還可通便排毒、美容養顏。

海參

補腎益精、養血潤燥之品

【每日適宜用量】漲發品每天50~100克。

營養成分

含有蛋白質、牛磺酸、硫酸軟骨素、刺參黏多糖等多種成分及鈣、磷、鐵、碘、鋅、硒、錳等元素，維生素B_1、維生素B_2、煙酸等多種維生素。

補腎說法：海參性溫，味鹹，質地雖陰柔，但能補腎之陽氣，為腎陰腎陽雙補之品。《本草從新》中說：「海參補腎益精，壯陽療痿。」《隨息居飲食譜》也說它滋陰，健陽。故凡腎虛之人皆宜食之。

營養功效：海參所含賴氨酸被譽為人體的「生長素」和「腦靈素」，它是精子形成的必要成分，能促進人體發育，增強免疫功能，並有提高中樞神經組織功能的作用，故有恢復大腦疲勞、增強記憶力、預防阿茲海默症等功效。海參含有豐富的鋅，而鋅是男性前列腺的重要組成部分，故而具有防治前列腺炎和尿路感染的作用。

食用建議：將泡發好的海參切成所需要的形狀，每5000克發好的海參，配250克醋加500克開水，然後倒在海參內，攪勻。海參蘸醋後即收縮變硬，海參中的灰粒（鹼性物質）和醋中和，並溶於水中。隨後將海參放入自來水中，漂浸2~3個小時，至海參還原變軟，無酸味和苦澀味即可。瀝盡水分，即可烹製。

補腎指南

1.補腎益腎、溫陽養血：海參1條，羊肉100克，生薑3片，粳米100克。羊肉洗淨煮至將熟，加入泡發的海參、洗淨的粳米、薑片，再用小火燉煮至米爛，即成。

2.補腎益精、養血潤燥：海參、冰糖適量。將海參泡發燉爛後加入冰糖，再燉片刻即成。早飯前空腹飲用。

3.滋陰養血、養顏潤膚：海參200克，水發竹筍100克，瘦豬肉湯500毫升，調味料適量。將水發海參切成長條，鮮筍洗淨切成片。將肉湯燒開，加入海參、竹筍，小火煮片刻，加入鹽、糖、醬油、黃酒，淋入澱粉勾芡，湯汁透明即可。

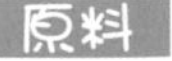

食譜推薦 蔥燒海參

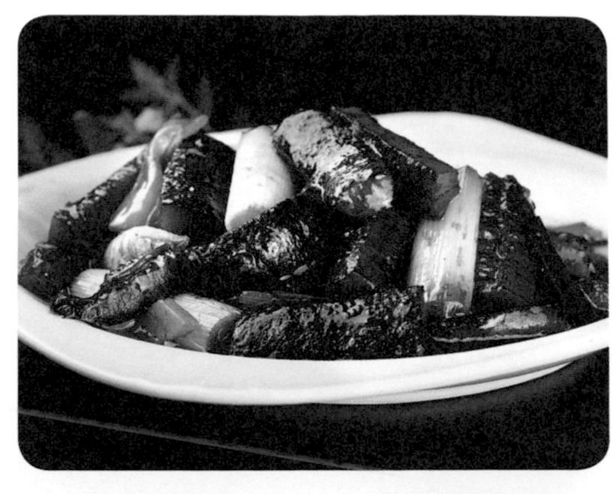

原料 水發海參200克，大蔥70克，薑片、蒜末、蔥白各少許

調料 鹽3克，雞粉6克，白糖3克，蠔油5毫升，料酒10毫升，老抽、水澱粉、食用油各適量

製作

1.食材洗淨，蔥切段，海參切小塊。
2.鍋內燒開水，加入食用油，加雞粉、鹽、料酒、海參，煮熟撈出。
3.大蔥爆香，入薑片、蒜末、蔥白炒勻，倒海參，淋料酒，加入鹽、雞粉、白糖，淋入老抽，再注入少許清水拌勻，煮沸，放入蠔油，拌勻入味至收乾湯汁，淋少許清水，倒入少許水澱粉炒勻即成。

專家點評

蔥香味醇，營養豐富，可滋肺補腎、益精壯陽，適用腎陰虛的陽痿、遺精。

食譜推薦 小米海參粥

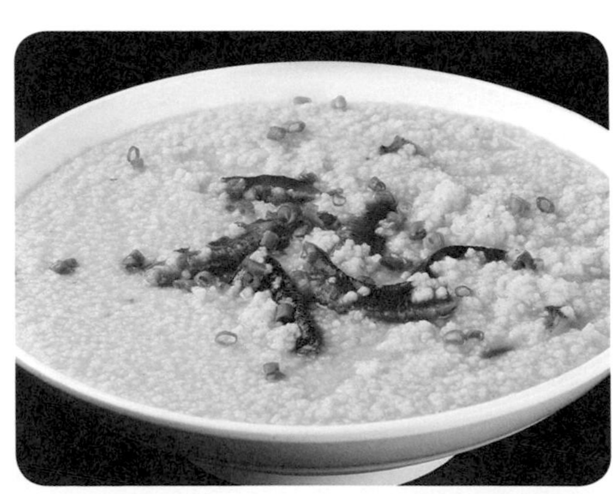

原料 水發小米200克，海參150克，蔥花、薑絲各少許

調料 鹽3克，雞粉2克，芝麻油3毫升

製作

1.將處理乾淨的海參切成條裝入盤中。
2.砂鍋中注水燒開，倒入小米拌勻，加蓋用小火煮30分鐘至小米熟軟，下入少許薑絲，倒入煮好的海參，攪拌勻，加蓋用小火煮10分鐘。
3.放入適量鹽、雞粉、芝麻油，拌勻後盛入碗中，再放少許蔥花即可。

專家點評

有補腎益精、養血潤燥的功效，適合精血不足、鬚髮早白、記憶力下降者。

海帶

滋陰清熱、軟堅散結之品

【每日適宜用量】15~20克。

營養成分

含蛋白質、碘、鉀、鈣、鈉、鎂、鐵、銅、硒、維生素A、藻多糖。

補腎說法：海帶表面有一種白色粉末，略帶甜味，叫甘露醇。甘露醇在海帶裡含量高達17%，具有良好的利尿作用，可治療腎衰竭、藥物中毒、水腫等。海帶中還含有藻酸，這種物質能使人體中過多的鹽排出體外，對腎病有獨特的預防作用。

營養功效：海帶中含有大量的多不飽和脂肪酸EPA，能使血液的黏度降低，減少血管硬化，因此，常吃海帶能預防心血管方面的疾病。此外，海帶中的碘極為豐富，它是體內合成甲狀腺素的主要原料，而頭髮的光澤就是由於體內甲狀腺素發揮作用而形成的。碘可以刺激垂體，使女性體內雌激素水準降低，恢復卵巢的正常機能，糾正內分泌失調，消除乳腺增生的隱患。

食用建議：甲狀腺腫大、高血壓、高血脂、冠心病、動脈粥樣硬化、急性腎衰竭、腦水腫患者可常食，但孕婦、甲狀腺功能亢進者不宜食用。海帶應當在洗淨之後再浸泡，然後將浸泡的水和海帶一起下鍋做湯食用。這樣可避免溶於水中的甘露醇和某些維生素被丟棄，從而保存了海帶中的有效成分。海帶不易煮軟，可先將海帶放在蒸籠蒸半小時，煮時就會變得脆嫩軟爛。

補腎指南

1.滋陰補腎、補脾利水：黑豆30克，海帶50克，牛尾200克，調味料適量。牛尾洗淨焯水，撈出；海帶洗淨切塊；黑豆泡發，三者入鍋一同煮湯，待熟後加入調料調味即可。

2.滋陰潤燥、排毒養顏：金針菇100克，海帶100克，胡蘿蔔50克，涼拌汁、芝麻油適量。胡蘿蔔、海帶洗淨切絲，金針菇洗淨切去根部撕散，入沸水汆燙瀝乾；所有材料放入碗中，倒入涼拌汁和芝麻油拌勻即可。

食譜推薦 蛤蜊豆腐燉海帶

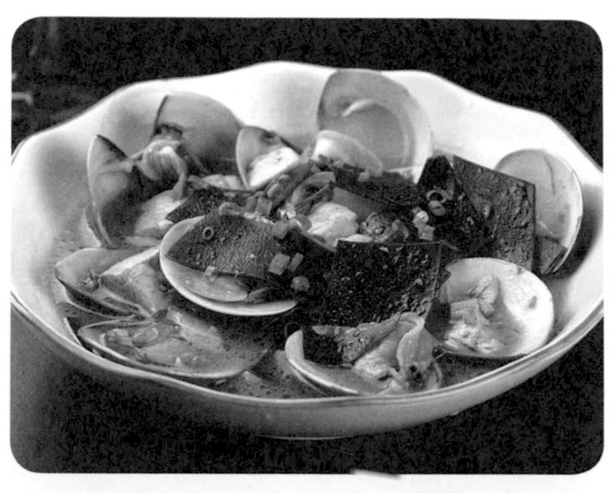

原料 蛤蜊300克，豆腐200克，水發海帶100克，薑片、蒜末、蔥花各少許

調料 鹽3克，芝麻油、食用油各適量

製作

1. 豆腐、海帶洗淨，切小塊，分別入開水中焯燙後撈出，蛤蜊洗淨。
2. 起油鍋，放入蒜末、薑片爆香，倒入豆腐塊和海帶，快速炒勻；注入適量清水煮沸，倒入蛤蜊煮至熟。
3. 加入少許鹽調味，滴上少許芝麻油炒勻，盛出裝盤，點綴蔥花即成。

專家點評

味道鮮美、營養豐富，可補腎填精，促進代謝和幫助人體解毒等。

食譜推薦 海帶蝦仁炒雞蛋

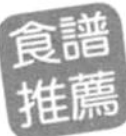

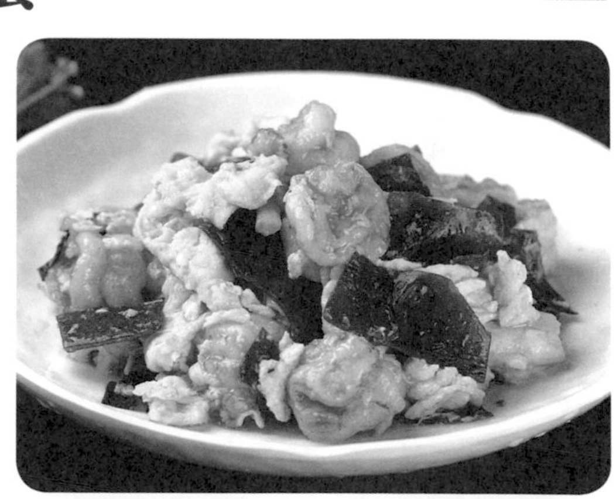

原料 海帶85克，蝦仁75克，雞蛋3個，蔥段少許

調料 鹽3克，雞粉4克，料酒12毫升，生抽4毫升，水澱粉4毫升，芝麻油、食用油各適量

製作

1. 食材洗淨；海帶切塊；蝦仁加料酒、鹽、雞粉、水澱粉、芝麻油醃漬10分鐘。
2. 雞蛋打散，放鹽、雞粉，攪勻，炒熟；將海帶煮熟撈出瀝乾。
3. 起油鍋，倒入蝦仁翻炒至變色，加入海帶炒勻，加料酒、生抽、雞粉，倒入炒好的雞蛋，放入蔥段，繼續翻炒使食材更入味即可。

專家點評

有補養肝腎、利尿消炎、降壓降脂、預防腦卒中、防癌抗癌、防治結石等作用。

海蜇

清熱化痰、潤腸通便之品

【每日適宜用量】40~60克。

營養成分

含蛋白質、碳水化合物、鈣、碘及多種維生素。

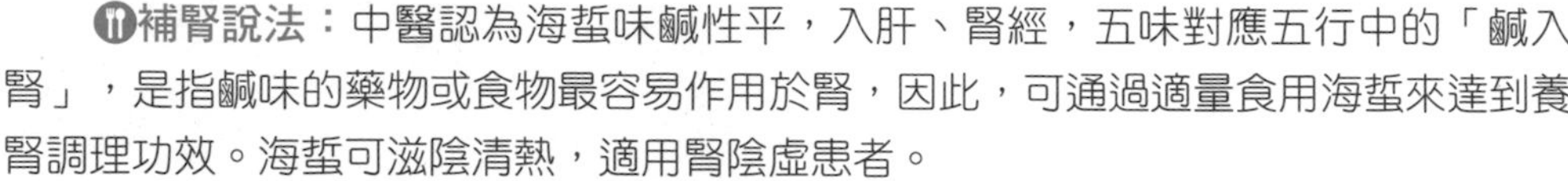

補腎說法：中醫認為海蜇味鹹性平，入肝、腎經，五味對應五行中的「鹹入腎」，是指鹹味的藥物或食物最容易作用於腎，因此，可通過適量食用海蜇來達到養腎調理功效。海蜇可滋陰清熱，適用腎陰虛患者。

營養功效：海蜇含有類似於乙醯膽鹼的物質，能擴張血管，降低血壓，所含的甘露多糖膠質對防治動脈粥樣硬化有一定功效。海蜇能軟堅散結、行瘀化積、清熱化痰，對氣管炎、哮喘、胃潰瘍、風濕性關節炎等疾病有益，並有防治腫瘤的作用，從事理髮、紡織、糧食加工等與塵埃接觸較多的工作人員，常吃海蜇可去塵積、清腸胃，同時也可預防腫瘤發生，抑制癌細胞生長。

食用建議：優質海蜇頭應呈白色、黃褐色或紅琥珀色等自然色澤，有光澤，形狀完整，無蜇鬚，肉質厚實有韌性，且口感鬆脆。劣質海蜇頭呈紫黑色，韌性差，手拿起時易碎裂，有異味和膿樣液體。市售的海蜇通常放了很多鹽以防止變質，因此在家也可以用鹽裹住，像醃鹹菜一樣密封保存，注意不能沾到水。海蜇吃前一定要在清水中浸泡一兩天，否則會很鹹。

補腎指南

1滋陰潤肺、清熱化痰：海蜇100克，蜂蜜或冰糖30克。海蜇處理好與蜂蜜拌勻，蒸熟食。用於陰虛肺燥、痰熱咳嗽、咽乾痰稠等。

2.健胃消食、清熱滋陰：海蜇60克，馬蹄100克，洗淨加水一同煮熟，待水將乾，除去海蜇，將馬蹄分數次服食。用於小兒飲食積滯，消化不良。

3.滋陰退熱、通便排毒：海蜇120克，馬蹄360克，水1000毫升。諸料處理好，煎至250毫升，空腹頓服或分2次服，用於陰虛痰熱、大便秘結。

食譜推薦 金針拌海蜇

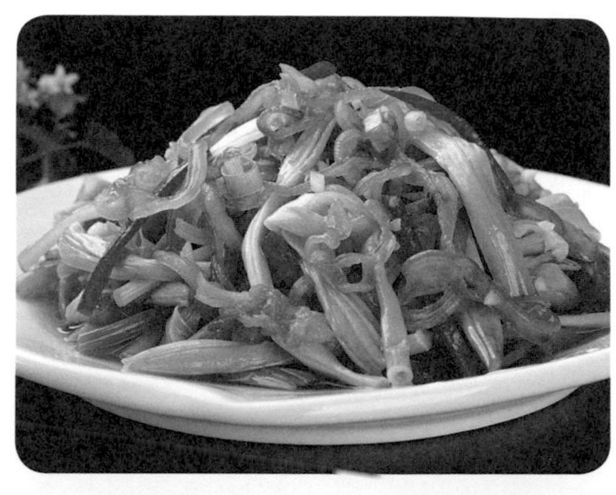

原料 水發海蜇絲200克，水發金針300克，紅椒10克，蒜末、蔥花各少許

調料 鹽3克，雞粉、生抽、芝麻油、食用油各適量

製作

1.食材洗淨，金針去蒂，紅椒切絲。

2.鍋中注水燒開，加少許食用油，倒入海蜇絲，煮半分鐘撈出裝盤；鍋中另加清水燒開，加少許食用油，倒入金針，略煮，放入紅椒絲，煮1分鐘後撈出。

3.將金針和紅椒絲裝入碗中，加入海蜇絲、蒜末、蔥花，加入適量鹽、雞粉、生抽，淋入少許芝麻油拌勻即成。

專家點評

滋陰補腎、清熱解毒、利濕消炎、明目安神，可作為病後或產後的調補品。

食譜推薦 黑木耳拌海蜇絲

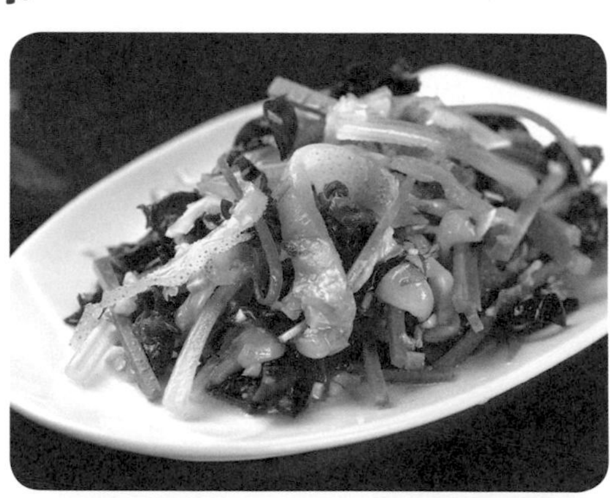

原料 水發黑木耳40克，水發海蜇120克，胡蘿蔔80克，西芹80克，香菜20克，蒜末少許

調料 鹽1克，雞粉2克，白糖4克，陳醋6毫升，芝麻油2毫升

製作

1.胡蘿蔔洗淨，去皮切絲；黑木耳洗淨切絲；西芹洗淨切絲，香菜洗淨切末，海蜇洗淨切絲；分別入沸水中焯至斷生。

2.將所有食材裝入碗，放蒜末、香菜、白糖、鹽、雞粉、陳醋拌勻，淋上芝麻油即可。

專家點評

有滋陰補腎、益氣潤肺、涼血止血、通便排毒、美容養顏等功效。

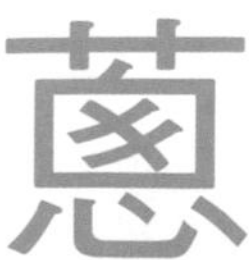

蔥 解毒殺菌、通乳利尿之品

【每日適宜用量】10~20克。

營養成分

含揮發油，油中主要成分為蒜素；含二烯丙基硫醚、草酸鈣；含維生素C、維生素B_1、維生素B_2、煙酸、胡蘿蔔素、脂肪、多糖、鈣、鎂、鐵等。

補腎說法：蔥含有揮發性硫化物，具有特殊辛辣味，是重要的解腥調味品。蔥性溫熱，對於腎陽虛衰有良好補益作用。

營養功效：蔥與維生素B_1含量較多的食物一起攝取時，維生素B_1所含的澱粉及糖質會變為熱量，有緩解疲勞的作用。蔥還有舒張小血管、促進血液循環的作用，有助防止血壓升高所致的頭暈，使大腦保持靈活和預防阿茲海默症。經常吃蔥的人，即便脂多體胖，但膽固醇並不高，且體質強壯。蔥可降低胃液內的亞硝酸鹽含量，對預防胃癌及多種癌症有一定作用。

食用建議：選蔥白粗細勻稱、硬實無傷的大蔥，不要選過於粗壯或纖細的大蔥，比大拇指稍微粗些正好，蔥葉顏色要青綠。有狐臭及表虛多汗、自汗之人忌食。患有胃腸道疾病，特別是潰瘍病的人不宜多食。過多食用蔥會損傷視力。

補腎指南

1.發散風寒、理氣和中：蔥段30克，淡豆豉10克，生薑3片，黃酒30毫升。將蔥、淡豆豉、生薑並水500毫升入煎，煎沸再入黃酒，沸即可。適用外感風寒、惡寒發熱、頭痛、鼻塞、咳嗽等病症。

2.補益脾胃、散寒通陽：大棗20枚，蔥白7根。紅棗洗淨，用水泡發，入鍋，加水適量，用文火燒沸，約20分鐘後再加入洗淨的蔥白，續用文火煎10分鐘即成。服用時吃棗喝湯，每日2次。可輔治心氣虛弱、胸中煩悶、失眠多夢、健忘等症。

食譜推薦 香蔥炒雞蛋

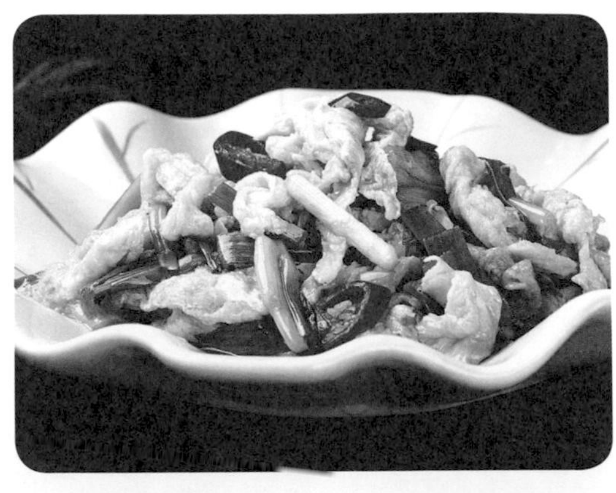

原料 蔥20克，雞蛋2個，紅椒15克

調料 鹽3克，雞粉、生抽、食用油各適量

製作

1.將洗淨的蔥切成段，紅椒切成圈。

2.雞蛋打入碗中，加鹽、雞粉，用 筷子打散調勻。

3.起油鍋，燒熱，倒入蛋液炒至凝固，倒入蔥段、紅椒圈，淋入少許生抽，翻炒均勻，盛出裝盤即可。

專家點評

有利肺通陽、發汗解表的功效，香蔥的香辣味可刺激唾液和胃液分泌，增進食欲。

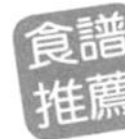

食譜推薦 蔥香牛肉

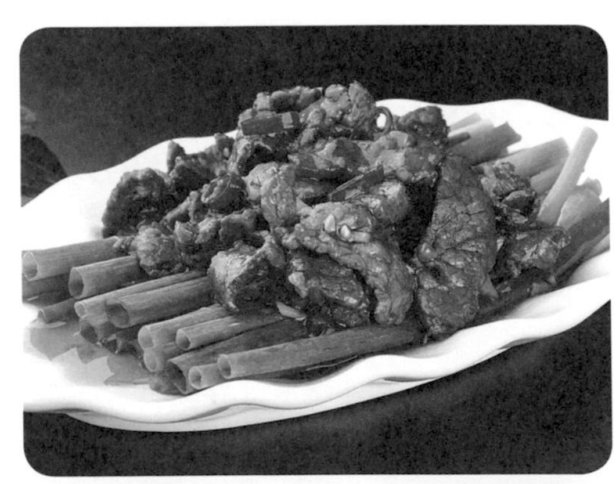

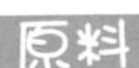

原料 牛肉250克，蔥條35克，紅椒圈、薑片、蒜末、蔥白各少許

調料 食用油30毫升，鹽3克，生抽、味精、白糖、小蘇打粉、生粉、料酒、蠔油、豆瓣醬、水澱粉各適量

製作

1.牛肉切片，加鹽、生抽、味精、白糖、小蘇打粉、生粉醃漬10分鐘後，入沸水汆燙片刻，撈出。

2.牛肉入油鍋滑油，撈出；鍋留底油，放紅椒圈、薑片、蒜末炒香，放牛肉、加鹽、味精、白糖、蠔油、豆瓣醬、料酒炒勻，水澱粉勾芡，擺放在洗淨的蔥條上即可。

專家點評

有健脾補腎、益氣溫陽、強筋壯骨的作用。

生薑

辛溫散寒、溫中助陽之品

【每日適宜用量】10~20克。

營養成分

主要含有薑醇、薑油萜、薑烯、檸檬醛、水芹烯、芳芝麻油等油性揮發物，及辣素、維生素、薑油酚、樹脂、澱粉、纖維素及少量礦物質元素。

補腎說法：生薑是助陽之品，自古以來中醫便有「男子不可百日無薑」之語。生薑溫中散寒，健胃活血，滋補肝腎，益精明目，可治療由腎陽虛衰引起的陽痿、畏寒肢冷、腰疼、腰膝酸軟、倦怠等。

營養功效：生薑味辛性溫，長於發散風寒、化痰止咳，又能溫中止嘔、解毒，臨床上常用於治療外感風寒及胃寒嘔逆等症，前人稱之為「嘔家聖藥」。生薑有解毒殺菌作用，還能刺激胃黏膜，引起血管運動中樞及交感神經的反射性興奮，促進血液循環，振奮胃功能，達到健胃、止痛、發汗、解熱的作用，並有顯著抑制皮膚真菌和殺死陰道滴蟲的功效。

食用建議：生薑買回來後用紙包好（不要用報紙，否則容易在生薑表面遺留重金屬鉛，對人體有害），放在陰涼通風處，這樣可保存較長的時間。還有兩種方法可較好地保存生薑，一是在潮而不濕的細砂土或黃土中保存，二是將其洗淨擦乾後埋入盛食鹽的罐內，這樣可使生薑較長時間不乾，保持濃郁的薑香。

補腎指南

1.開胃止嘔、溫中健脾：子薑60克，洗淨切成細絲，加醋、鹽適量拌食；亦可加適量白糖、芝麻油。該品以醋、鹽等拌食有很好的開胃和中，止嘔作用；味微辛辣而酸，但不甚溫熱。用於胃氣不和而偏寒的嘔逆少食。

2.溫肺化痰、潤肺止咳：生薑60克，飴糖30克。加水煎成濃湯，趁溫熱徐徐飲。源於《本草匯言》。本方以生薑溫肺化痰、止咳，飴糖潤肺。用於虛寒性咳嗽咯痰。

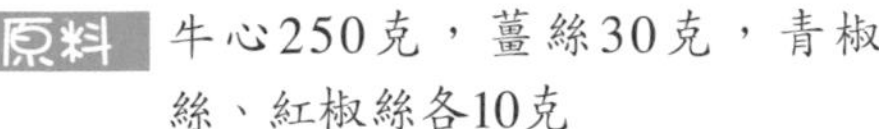

食譜推薦 薑絲爆牛心

原料 牛心250克，薑絲30克，青椒絲、紅椒絲各10克

調料 鹽3克，白糖1克，味精、蠔油、生抽、料酒、生粉、水澱粉、食用油各適量

製作

1. 牛心處理乾淨，切片，加料酒、鹽、味精、生抽、生粉醃漬10分鐘，入沸水汆至變色，撈出。
2. 起油鍋，放薑絲、蒜末爆香，倒入牛心炒勻，淋料酒炒香，加紅椒絲、青椒絲，加鹽、味精、白糖、蠔油、生抽，加少許水澱粉勾芡，再翻炒片刻至入味即成。

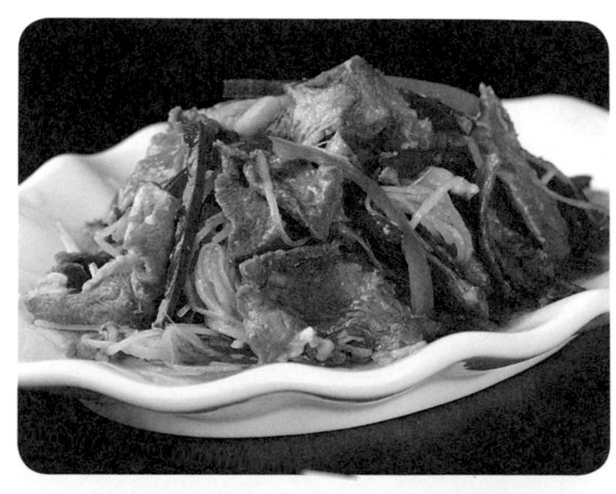

專家點評

有良好的補腎壯陽作用，還可健脾益胃、溫中止嘔、解毒。

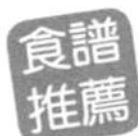

食譜推薦 薑汁羊肉

原料 鹵羊肉150克，生薑20克，蔥花少許

調料 鹽2克，雞粉、陳醋各適量

製作

1. 把去皮洗淨的生薑切小塊，拍破，剁成細末；鹵羊肉切成薄片。
2. 將薑末放入小碟子中，倒入少許開水，浸泡一小會兒，再加入鹽、雞粉，放入陳醋拌勻，調製成醬汁。
3. 把羊肉片放在盤中，擺放好，澆上拌好的醬汁，再撒上蔥花即成。

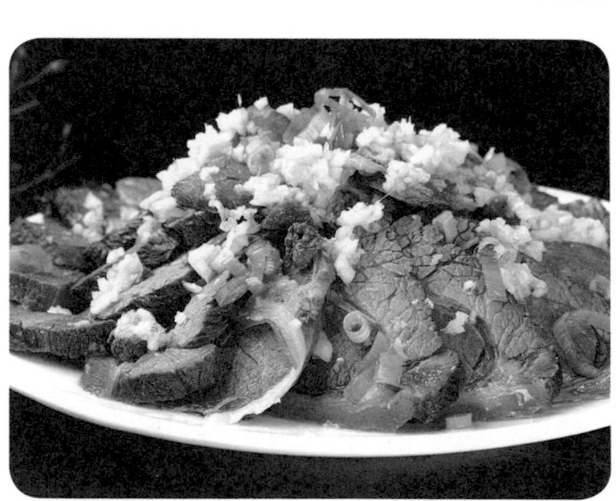

專家點評

可溫補肝腎、補血溫經，是助元陽、補精血、療肺虛、益勞損之佳品。

八角

溫陽散寒、理氣止痛之品

【每日適宜用量】5~8克。

營養成分

含蛋白質、脂肪、膳食纖維、茴芝麻油、茴香烯和失水戊糖等。

補腎說法：八角茴香本身是一種香料、調料，同時也是一種藥食同源的中藥材，醫學理論認為其具強烈香味，其性溫，味辛，有溫陽散寒、理氣止痛之功效，適合腎陽虛者。

營養功效：八角的主要成分是茴芝麻油，它能刺激胃腸神經血管，促進消化液分泌，增加胃腸蠕動，有健胃、行氣的功效，有助於緩解痙攣、減輕疼痛。其所含茴香烯，能促進骨髓細胞成熟並釋放入外周血液，有明顯升高白血球的作用，主要是升高中性粒細胞，可用於白血球減少症，治療噁心嘔吐、胃脘寒痛、腹中冷痛、寒疝腹痛、腹脹及腎陽虛衰、陽痿、便秘、腰痛等病症。

食用建議：每年第一次開花所結的果實稱為「春八角」，第二次開花結的果實稱為「秋八角」。秋八角肥壯飽滿，皮紅色，氣味濃郁，品質較好。八角因其性燥熱，不適合體質熱、易上火的人大量服用。此外，八角茴香中含有抗病毒良藥中的主要成分莽草酸，但直接燉服能攝取莽草酸的說法目前還未被證實，所以建議不宜盲目大量服用，尤其是熱性體質的人及老人、小孩。

補腎指南

1.增強免疫力：八角和艾葉搭配，八角油對流感病毒、金黃色葡萄球菌、肺炎球菌、白喉桿菌、霍亂弧菌等病菌有較強的抑制作用。將八角9克、艾葉15克加水煎煮，以熱氣薰蒸房間，可預防流感。

2.溫中補虛、補腎壯陽：鮮蝦洗淨，去殼留頭尾；柳橙切片，備用。將洗好的鮮蝦加入青蔥、八角、檸檬汁、橄欖油及所有調味料醃約20分鐘，然後放入烤箱，以180℃烤10分鐘，取出加上柳橙片裝飾即可。

食譜推薦 香辣牛腩煲

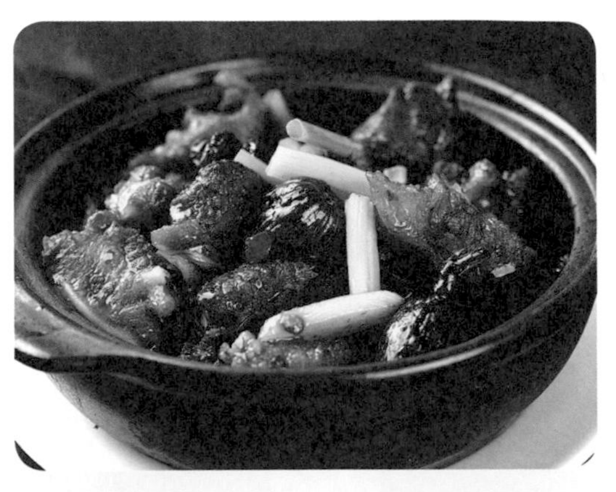

原料 熟牛腩200克，薑片、蔥段各15克，乾辣椒10克，山楂乾15克，冰糖30克，蒜片35克，草果15克，八角8克

調料 鹽2克，雞粉2克，料酒、豆瓣醬、陳醋、辣椒油、水澱粉各適量

製作

1. 熟牛腩切小塊；起油鍋，待油熱放薑片、草果、八角、山楂乾、蒜片炒香。
2. 放乾辣椒、冰糖、牛腩、料酒、豆瓣醬、陳醋炒勻，加適量水，放鹽、雞粉炒勻，放辣椒油小火燜熟，水澱粉勾芡。
3. 盛出放入砂煲，置旺火上燒熱後離火，撒上蔥段即可。

專家點評

有補中益氣、滋養脾胃、補腎強筋、化痰熄風、止渴止涎的功效。

滷羊肉

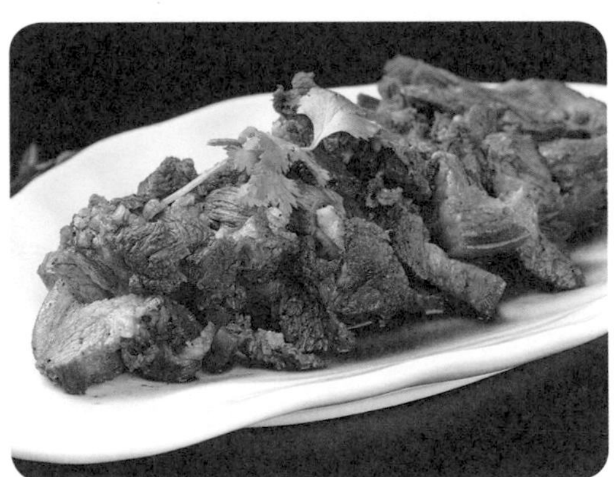

原料 羊肉400克，薑片20克，滷包1包，花椒、蔥結、蒜頭、香菜各適量

調料 鹽30克，生抽、老抽各20毫升，雞粉、食用油、白糖各適量

製作

1. 熱鍋注油，放蒜頭、蔥結、白糖，倒入上湯煮沸，放入滷包煮沸。
2. 加鹽、生抽、老抽、雞粉調味，煮30分鐘後挑去蔥結，製成精滷水。
3. 羊肉、薑片入沸水中略煮，去膻味後放入滷水中，小火滷30分鐘撈出，切塊擺盤即可。

專家點評

可溫補肝腎，用於治療腎陽虛所致的腰膝酸軟冷痛、陽痿等症。

當歸

補血活血、潤腸通便之品

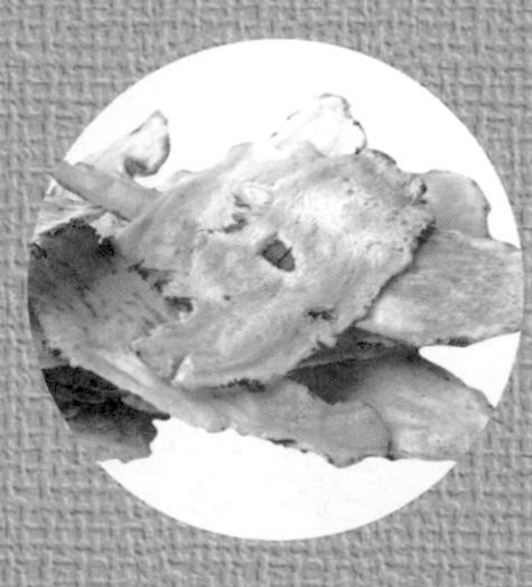

鹿茸

補腎壯陽、益精生血之品

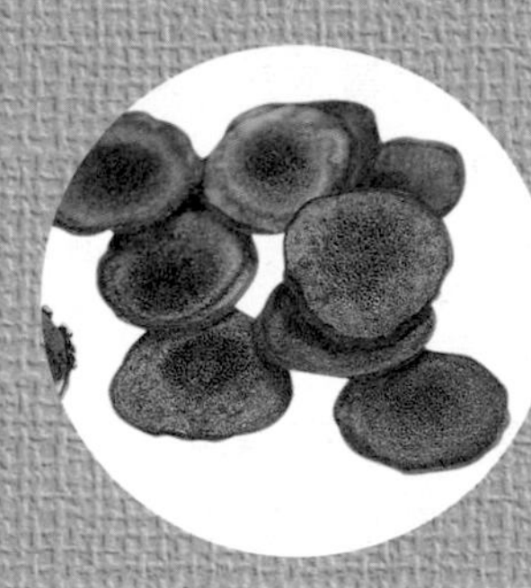

海馬

補腎壯陽、溫通血脈之品

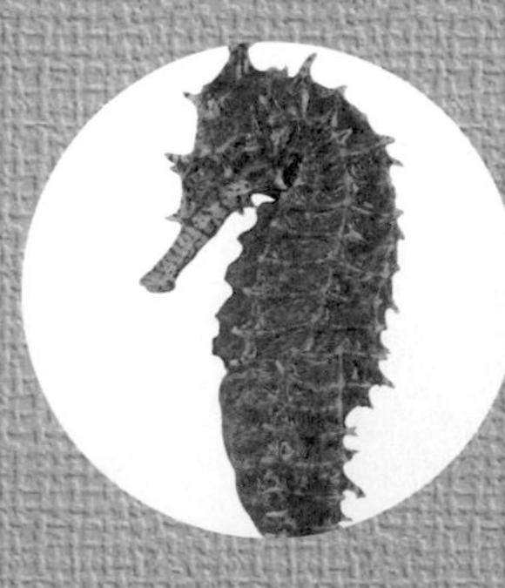

雪蛤

補腎益精、養陰潤肺之品

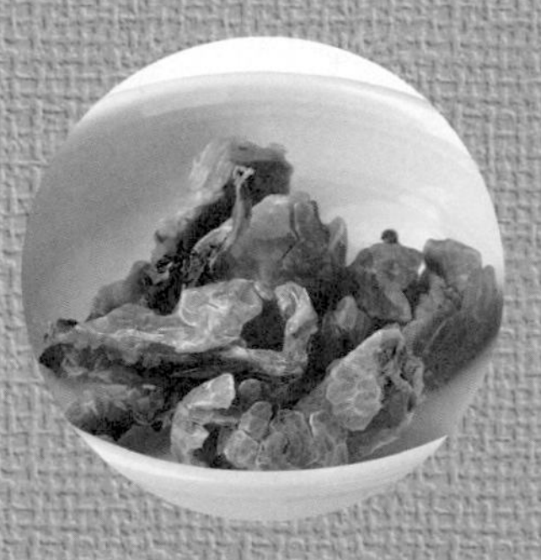

蟲草花

益肝腎、補精髓之品

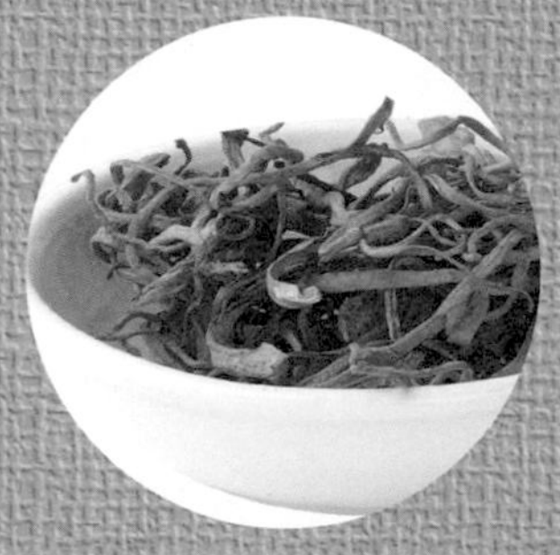

燕窩

養陰潤燥、益氣補中之品

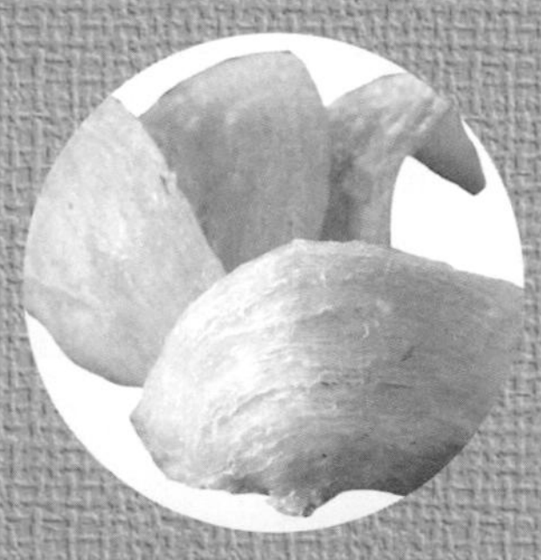

第3章

藥食同源本一家，藥膳補腎效果佳

在中醫藥中，藥物和食物是不分的，許多食物可以藥用，許多藥物也可以食用，但藥物相比食物藥效強，效果更加突出。對於腎虛較嚴重，免疫力和抵抗力低下或者天生體質較弱，經常生病的人而言，食補力量不足，藥膳效果會更加明顯。因為藥膳是一種兼有藥物功效和食品美味的特殊膳食，它「寓醫於食」，既具有營養價值，又可防病治病、強身健體、延年益壽。

但中醫進補講究因時、因地、因人而定，藥膳進補也要按每個人的具體情況，有選擇性地服用。想要獲得補腎的最佳療效，首先要明確自己腎虛的類型，腎陰虛者使用溫熱的壯陽藥膳，等於是火上澆油，病人熱性就更大了，腎陽虛患者再用滋陰藥，等於是雪上加霜，病人同樣也受不了。本章主要教你認識獨具補腎特色的中草藥，教你學會製作簡單的藥膳、藥茶，在美味享受中調理、治療腎虛。

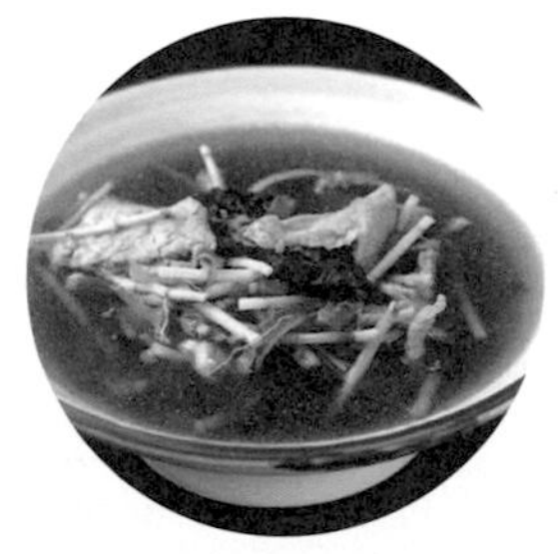
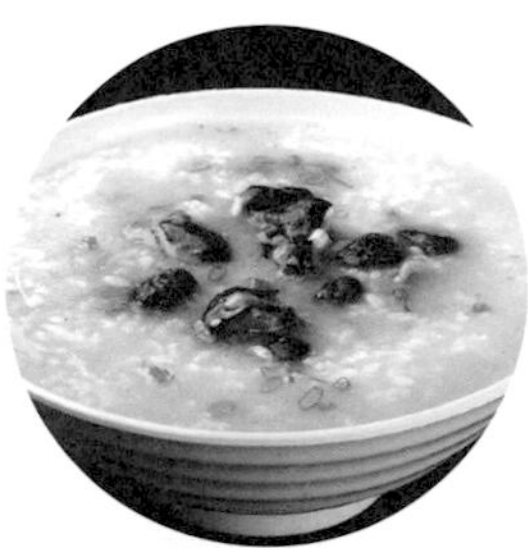
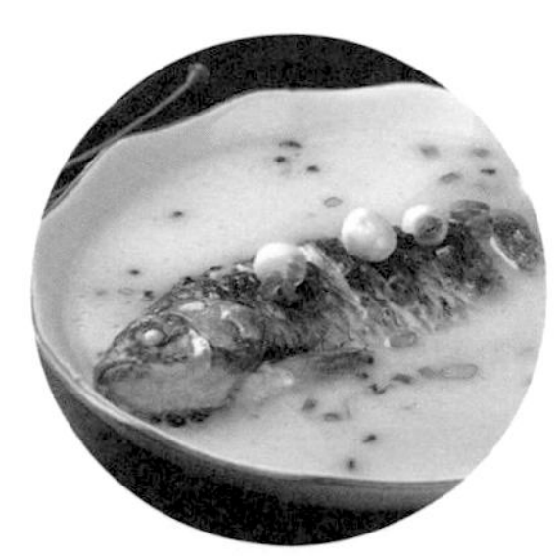

蟲草花

益肝腎、
補精髓之品

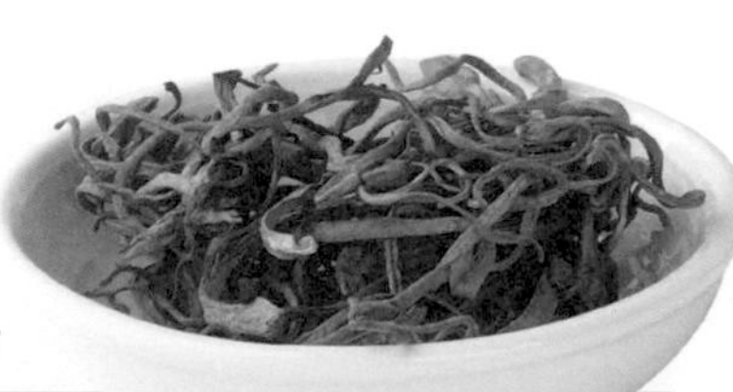

【每日適宜用量】3～9克

營養成分

含有豐富的蛋白質、18種氨基酸、17種微量元素、12種維生素、甘露醇、SOD、多糖類等。

補腎說法：蟲草花不僅含有豐富的蛋白質和氨基酸，且含有30多種人體所需的微量元素，是上等的滋補佳品，是傳統冬蟲夏草的最理想代用品。其有益肝腎、補精髓、止血化痰的功效，尤其適合腎陰虛患者食用，用於治療眩暈耳鳴、健忘不寐、腰膝酸軟、陽痿早洩、久咳虛喘等症的輔助治療。

營養功效：蟲草花性質平和，不寒不燥，其所含的蟲草酸和蟲草素能綜合調理體內環境，增強體內巨噬細胞的功能，對增強和調節免疫功能、提高抗病能力有一定的作用。此外，蟲草花能提高人體能量工廠——線粒體的能量，提高耐寒能力，減輕疲勞，還可降低血液中的膽固醇和甘油三酯，提高對人體有利的高密度脂蛋白，減輕動脈粥樣硬化。

食用建議：好蟲草判斷標準首先要聞其味：蟲草素含量越高，蟲草味越濃，如不放心，可先買小包裝嘗試；次要觀其形：橙黃透白，草枝長2.5～6公分，夠乾爽的（觸摸未變軟）為合格品，至於是否優等品則要看其蟲草素的含量。蟲草花泡洗時，會見到浸泡的水呈淡褐色，或在燉煮後湯和肉也會呈現出與蟲草花一致而清澈的顏色，這是正常的。

補腎指南

1.益腎壯陽、補肺健脾：蟲草花5克，元肉3克，淮山5克，芡實10克，瘦肉100克。將原料處理好置於燉盅隔水蒸或燉即可。可作為體質虛弱者的常用保健食療，亦可作為肺虛或肺腎兩虛之久咳虛喘、腎虛腰痛等的藥膳治療。

2.補腎滋陰、烏髮延年：蟲草花10克，首烏6克，烏雞半隻。把原料洗乾淨，一起放入鍋加適量的水，燉一個小時。

食譜推薦 蟲草山藥豬腰湯

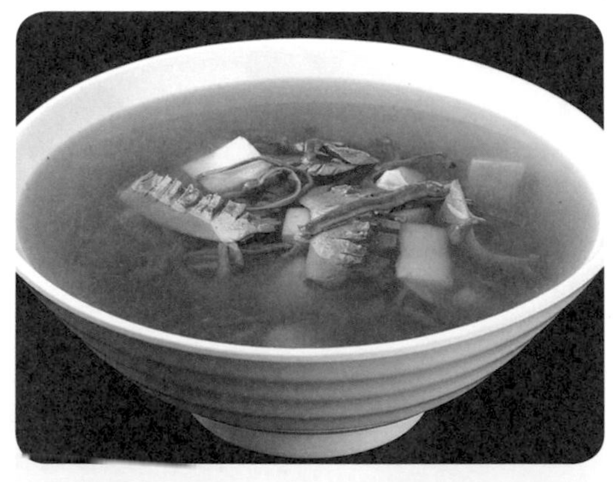

原料 水發蟲草花50克，豬腰180克，山藥200克，薑片少許

調料 鹽3克，雞粉2克，胡椒粉1克，白醋5毫升，料酒5毫升，食用油適量

製作

1.豬腰處理乾淨，切片，入沸水中汆去血水；山藥洗淨，去皮切丁。

2.砂鍋中加水燒開，放蟲草花、薑片，下豬腰、山藥，加料酒煮沸，轉小火燉30分鐘至食材熟透。

3.加鹽、雞粉、胡椒粉調味即可。

專家點評

健脾補腎、益胃生津，還可滋陰潤肺、益智補腦。

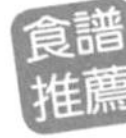

食譜推薦 蟲草花鴨湯

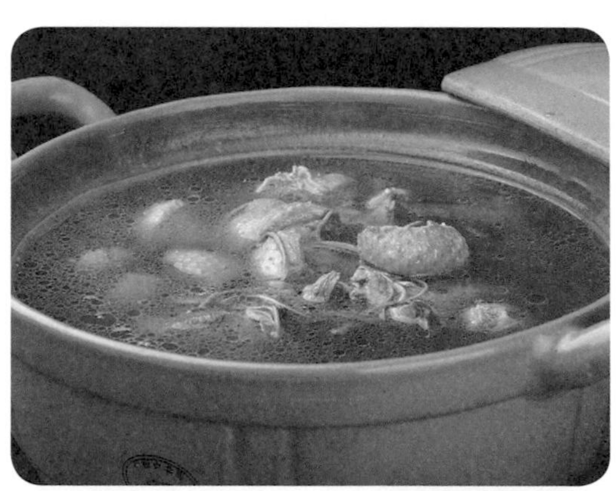

原料 鴨肉500克，蟲草花50克，薑片少許

調料 鹽、雞粉、雞精、料酒各適量

製作

1.將洗淨的鴨肉斬塊，入沸水中汆至鴨肉斷生，撈出。

2.起油鍋，放薑片爆香，倒入鴨塊，加料酒略炒，加水煮沸，撈去浮沫，放入洗好的蟲草花。

3.將鍋中材料和湯汁倒入砂煲，加蓋用大火燒開，改小火燉1小時，加入鹽、雞粉、雞精調味即成。

專家點評

有滋陰清熱、培補肺腎的功效。

海馬

補腎壯陽、溫通血脈之品

【每日適宜用量】3～9克

營養成分

含有大量的鎂和鈣，其次為鋅、鐵、鍶、錳，及少量的鈷、鎳和鎘。

補腎說法：民間素有「北人參，南海馬」之說。海馬是補腎作用極強的中藥材，可補腎壯陽、強腰、暖腎，且因為海馬能通任督，又能活血，所以特別適合腎虛作喘、腰膝酸軟、症瘕積聚的成年人服用。

營養功效：海馬味鹹、甘，性溫，歸肝、腎經。含有大量的鎂和鈣，其次為鋅、鐵、鍶、錳等成分，具有興奮強壯作用。不僅能催進性欲，治陽痿不舉、女子冷宮不孕，且對老人及衰弱者有振奮精神的功效，對婦女臨產陣縮弱者，有增強陣縮催生之效。

食用建議：患有虛喘哮喘、腎陽不足、虛弱、久喘不止、男子陽痿不育、孕婦難產（產婦子宮陣縮無力而難產之時）以及跌打損傷後內傷疼痛等病症者適宜食用，但陰虛火旺、男子性欲過旺、性功能亢進的人及孕婦不宜食用。

補腎指南

1.補充腎氣、補足精血：海馬6克，紅棗5個（去核），羊肉250克，山楂（去核）2～3個，薑5片。羊肉洗淨，切塊，放水中煮去膻味，撈起；其餘諸料洗淨。把全部材料同放入燉盅，加適量開水，上蓋，用小火燉2～3小時，調味即成。

2.補腎壯陽、溫通血脈：將海馬烘乾研成粉末，用純正米酒浸泡一個月，每晚臨睡前飲一小杯。

3.補腎助陽、益氣補虛：海馬配以當歸、北芪、黨參、淮山、紅棗、杞子等中藥和雞肉燉湯，當作家常滋補品食用。

食譜推薦 海馬燉豬腰

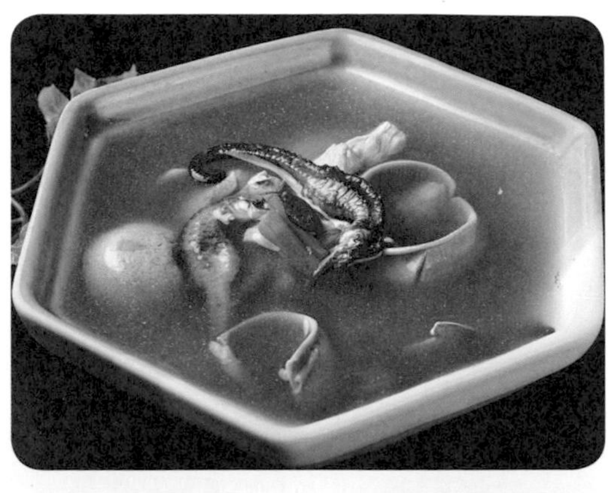

原料 豬腰300克，豬瘦肉200克，薑片25克，海馬8克

調料 鹽、雞粉各2克，料酒8毫升

製作

1.洗淨的瘦肉切丁；豬腰去除筋膜，切片，入沸水中汆至斷生；海馬洗淨放入燒鍋中快炒至呈焦黃色。

2.砂鍋中加水煮沸，放豬腰、瘦肉、海馬、薑片，淋料酒，煮沸後轉小火煮至食材熟透。

3.加雞粉、鹽，拌勻調味，轉中火續煮片刻，至湯汁入味即成。

專家點評

有補腎強腰、散結消腫、舒筋活絡的作用。

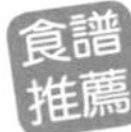

食譜推薦 烏雞海馬蟲草花湯

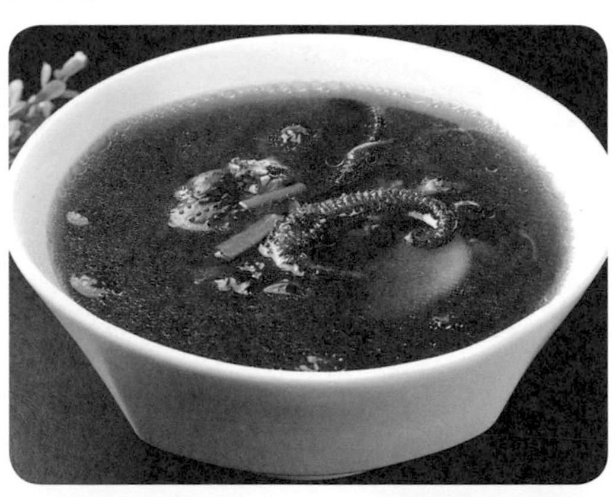

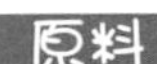

原料 烏雞塊400克，蟲草花50克，紅棗、薑片各20克，海馬8克

調料 鹽、雞粉各2克，料酒4毫升

製作

1.食材洗淨，炒鍋上火燒熱，放海馬快炒至呈焦黃色；烏雞洗淨，入沸水中汆去血漬，撈出瀝乾。

2.砂鍋中注水燒開，下烏雞肉、蟲草花，撒上紅棗、薑片，倒入海馬，淋料酒拌勻，煮沸後轉小火煮至食材熟透。

3.加雞粉、鹽調味，用中火續煮片刻，至湯汁入味即成。

專家點評

有滋陰養肝和增強免疫力的功效，非常適合中年男性日常飲用。

燕窩

養陰潤燥、益氣補中之品

【每日適宜用量】3～5克。

營養成分

含有水溶性蛋白質，碳水化合物，微量元素鈣、磷、鐵、鈉、鉀及賴氨酸、胱氨酸、精氨酸等氨基酸。

補腎說法：現代醫學發現，燕窩可增強免疫功能，有延緩人體衰老、延年益壽、補腎的功效，對於腎虛者而言，腎陽虛、腎陰虛均可食用，可治療腰酸肢軟、尿頻遺尿等症。

營養功效：中醫認為燕窩可養陰潤燥、益氣補中、補虛養胃，治虛損、久痢、肺陰不足、咳嗽咽燥、痰中帶血、胃陰不足、舌紅苔少、口乾舌燥、胃中灼熱等症，適宜體質虛弱、營養不良、久痢久瘧、痰多咳嗽、老年慢性支氣管炎、支氣管擴張、肺氣腫、肺結核、咯血吐血和胃痛病人食用。常食還可潤膚美容，使皮膚光滑有彈性。

食用建議：燕窩以碗大壁厚，根腳小，羽毛少，棱條粗壯，色澤白而有澤者為上品。白燕又稱宮燕，是金絲燕為產卵育雛做的第一個窩，為燕窩上品，古代曾列為貢品。毛燕為金絲燕做的第二個窩，窩中雜著較多的黑毛，品質較次。血燕為金絲燕做的第三個窩，窩中雜著血絲，個小壁薄，毛多，質地最差。

補腎指南

滋陰潤肺、補腎養血、養顏美容：木瓜燉燕窩見以下「食譜推薦」。

木瓜燉燕窩

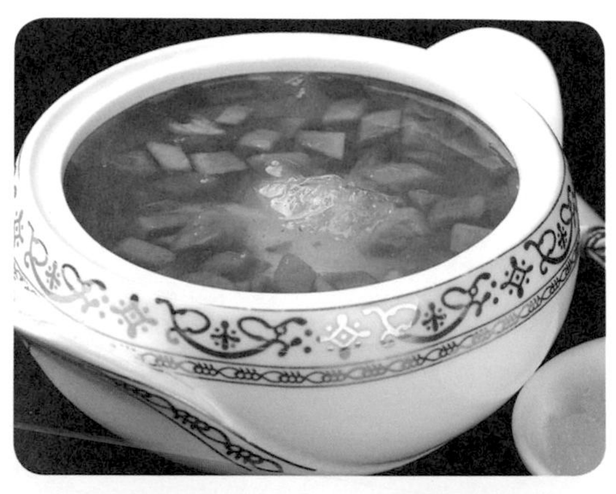

原料 木瓜70克，水發燕窩50克

調料 冰糖30克

製作

1.將已去皮洗淨的木瓜切成小丁。
2.鍋中加入900毫升清水，將冰糖倒入鍋中，加蓋煮約2分鐘至冰糖完全溶化，把煮好的糖水盛入碗中；將木瓜和已泡發好的燕窩倒入碗中，剩餘的糖水也盛入碗內，盛滿為止。
3.把碗放入蒸鍋，用小火蒸2小時，將蒸好的糖水取出即可。

專家點評

有滋陰補腎、潤肺健腰、健脾開胃的獨特療效，還可減少皺紋、美容養顏。

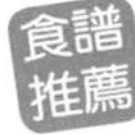

燕窩銀耳蓮子羹

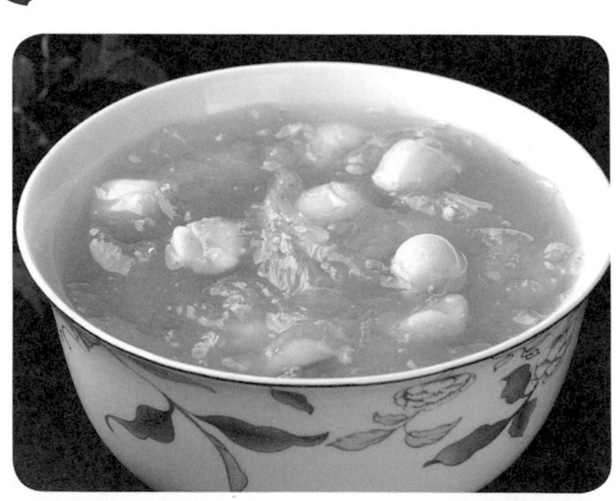

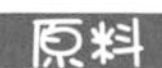

原料 水發蓮子60克，水發銀耳50克，水發燕窩20克

調料 冰糖30克，小蘇打粉少許，水澱粉適量

製作

1.蓮子挑去蓮心，洗淨的銀耳去除根部，切成小朵，入沸水中焯煮約2分鐘，去除雜質，盛出。
2.取湯鍋，加水適量，倒入小蘇打粉，再倒入蓮子、銀耳、冰糖，蓋上鍋蓋，將水燒開，轉小火煮20分鐘，將燕窩倒入鍋中，繼續用小火煮15分鐘，加入適量水澱粉拌勻即可。

專家點評

有養陰潤肺、生津潤腸、健脾補腎之效。

雪蛤

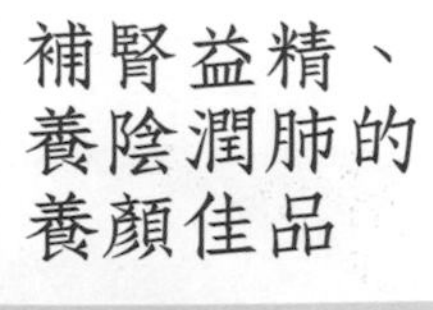

補腎益精、養陰潤肺的養顏佳品

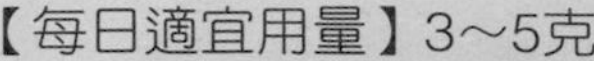

【每日適宜用量】3~5克

營養成分

含有蛋白質、脂肪、磷脂化合物、多種維生素、核酸、激素及人體必需的多種氨基酸和鉀、鈉、鐵、錳、硒等微量元素。

補腎說法：雪蛤作為養顏補品的功效已廣為人知。其性味鹹平，不躁不火，含有大量的蛋白質、氨基酸、各種微量元素、動物多肽物質，尤其適合作為日常滋補之品。雪蛤的功效與作用是補腎益精、養陰潤肺，可治身體虛弱、病後失調、神疲乏力、腎虧精神不足，適合腎陰虛者。

營養功效：雪蛤有增強人體免疫力、鎮靜、抗焦慮的功效，還能提高耐力，增強性功能，提高腦組織細胞的供氧及用氧能力，抗疲勞。雪蛤經充分溶脹後釋放出膠原蛋白質、氨基酸和核醇等物質，可促進皮膚組織的新陳代謝，使肌膚保持光潔、細膩。其含有豐富的膠原蛋白極易被皮膚吸收，能防止手足皸裂、保濕、淡化色斑。

食用建議：內分泌失調的女性食用雪蛤後可能會引起月經失調，育齡婦女要慎食，儘量少吃，對於年輕女性來說，過高的激素是婦科病的致病因素之一，中年以上女性則不必過於擔心雪蛤的副作用，相反，吃多一些還能延緩衰老、養顏護膚。

補腎指南

1.滋陰潤腸、補腎填精：杏仁露一瓶，頂級雪蛤一個，將雪蛤和杏仁露一起放進電鍋裡，以中溫燉一個晚上即可。

2.養陰潤肺、美容潤膚：雪蛤、雪梨、白木耳、冰糖水各適量。將梨子洗淨去皮，中間挖空，用鹽水洗一下以防發黃；雪蛤發好後，把雜質挑淨，放入中空的雪梨，加入處理好的白木耳和冰糖水一起燉至熟。

食譜推薦 木瓜燉雪蛤

原料 木瓜500克，水發雪蛤60克

調料 冰糖20克

製作

1.洗淨的雪蛤用鑷子夾去筋膜；木瓜去皮，用工具做成木瓜盅，掏出的木瓜果肉切成粒。

2.鍋中加水，倒入冰糖煮至完全溶化，放木瓜粒、雪蛤煮沸，將煮好的木瓜雪蛤盛入木瓜盅內。

3.將木瓜盅放入蒸鍋，用小火蒸15分鐘，將蒸好的木瓜盅取出即可。

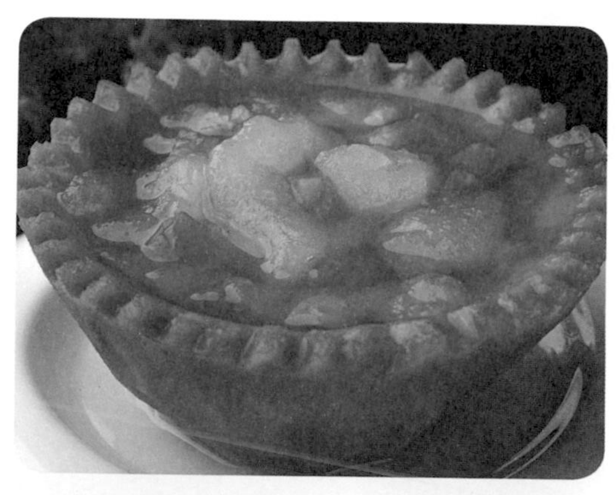

專家點評

有降血壓、強心安神、滋養補虛、止遺澀精、防癌抗癌、美容等功效。

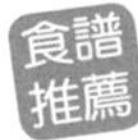

食譜推薦 棗蓮燉雪蛤

原料 熟蓮子50克，水發雪蛤50克，紅棗20克

調料 冰糖20克

製作

1.蓮子洗淨去心，裝入玻璃碗中備用。

2.鍋中加入清水900毫升，將冰糖倒入鍋中，再倒入洗淨的紅棗；倒入備好的蓮子，加蓋，大火煮至沸騰，再把泡發好的雪蛤倒入鍋中，用大火燒開後再煮一會兒，使其入味盛出。

3.放入已預熱好的蒸鍋，蓋上蓋，用小火蒸20分鐘即可。

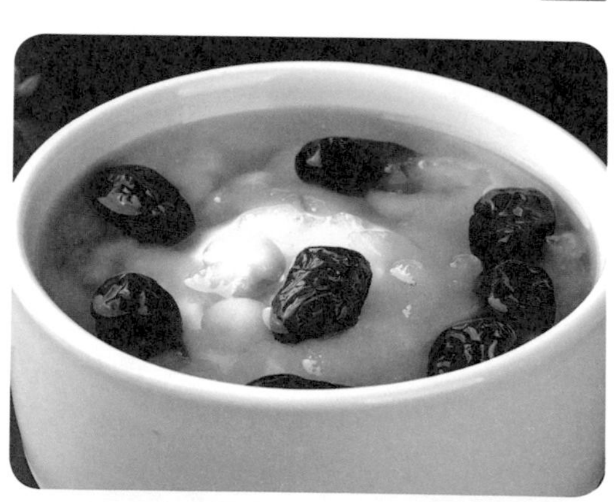

專家點評

有潤肺養陰、化精添髓、補腦益智、抗衰駐顏、健腦益智、延緩衰老等作用。

鹿茸

補腎壯陽、益精生血之品

【每日適宜用量】3～6克。

營養成分

含有多種氨基酸、三磷腺苷、膽甾醇、雌酮、脂溶性維生素、卵磷脂、腦磷脂等。

補腎說法：鹿茸性溫而不燥，具有振奮和提高機體功能，對全身虛弱、久病之後患者，有較好的強身作用。鹿茸可補腎壯陽、益精生血、強筋壯骨，主治腎陽不足、精血虧虛所致的畏寒肢冷、陽痿早洩、宮冷不孕、尿頻遺尿、腰膝酸軟、筋骨無力、腎陰虛、腎陽虛等症。

營養功效：鹿茸通過增強超氧化物歧化酶的活性和抑制脂質過氧化反應的作用，可提高機體的抗氧化能力，使心臟收縮振幅減小，心律減慢，外周血管擴張，對已疲勞的心臟作用顯著，能使節律不齊的立體心臟恢復正常，對青春期的性機能障礙及壯老年期的前列腺萎縮症治療均有效。此外，鹿茸還可提高機體的細胞免疫和體液免疫功能，具有免疫促進劑的作用。

食用建議：梅花鹿茸較優。以粗壯、主支圓、頂端豐滿、「回頭」明顯、質嫩、毛細、皮色紅棕、較少骨釘或稜線、有光澤者為佳。服用本品宜從少量開始，緩緩增加，不宜驟用大量，以免陽升風動，頭暈目赤，或助火動血，而致鼻出血。凡陰虛陽亢，血分有熱，胃火盛或肺有痰熱，以及外感熱病者，均應忌服。

補腎指南

1.補腎填精、強壯腰膝：鹿茸，炙酥，研末，酒調，每服3克。亦可用鹿茸1克（沖服），杜仲12克，核桃仁30克，水煎服，每日1劑。

2.溫壯腎陽、收斂止帶：鹿茸4克，淮山藥40克，烏雞120克。鹿茸、淮山藥洗淨；烏雞肉去皮，洗淨切塊，放入開水中煮5分鐘，取出過冷水。把用料放燉盅內，加適量開水，隔水慢火燉2～3小時，湯成趁熱服。常用治腎陽不足、精血虧虛、腰酸肢冷、帶下過多、宮冷不孕、小便清長。

食譜推薦 鹿茸蒸蛋

原料 雞蛋100克，鹿茸2克

調料 調料：鹽、雞粉各少許

製作

1.將洗淨的鹿茸切成細末，備用。

2.取雞蛋，打入碗中，加入少許鹽、雞粉，打散調勻，撒上切好的鹿茸，注入適量溫水，攪勻，製成蛋液；取一個乾淨的蒸碗，倒入蛋液，靜置片刻，待用。

3.蒸鍋上火燒開，放入蒸碗，蓋上蓋，用中火蒸約10分鐘，至食材熟透取出即可。

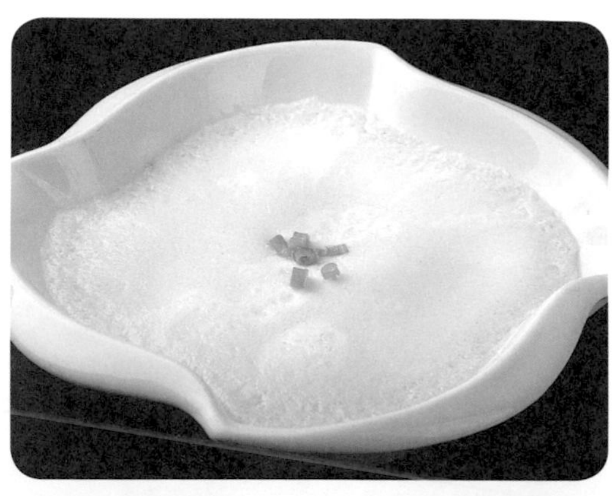

專家點評

有補腎壯陽、益精血的作用，用於體弱陽虛、精血不足、手足欠溫或血壓偏低。

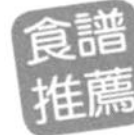

鹿茸花菇牛尾湯

原料 牛尾段300克，水發花菇50克，蜜棗40克，枸杞15克，薑片20克，鹿茸5克，蔥花少許

調料 鹽3克，雞粉2克，料酒8毫升

製作

1.花菇洗淨切小塊；牛尾段洗淨，入沸水汆，撈出瀝乾。

2.砂鍋加水煮沸，放牛尾段、薑片、淨枸杞、鹿茸、蜜棗、花菇，淋料酒煮沸，小火煮至食材熟透。

3.加雞粉、鹽調味，續煮片刻至湯汁入味後盛出，撒上蔥花即成。

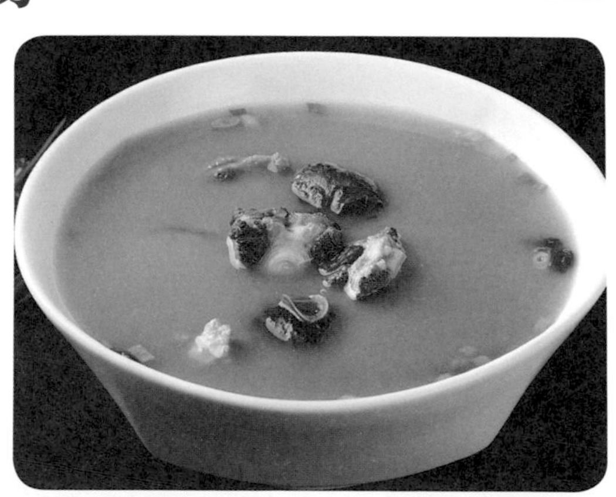

專家點評

有益補腎陽、益精養血的功效。臨床用於老人畏寒肢冷、腰背酸痛等。

肉蓯蓉 滋腎氣、養命門之品

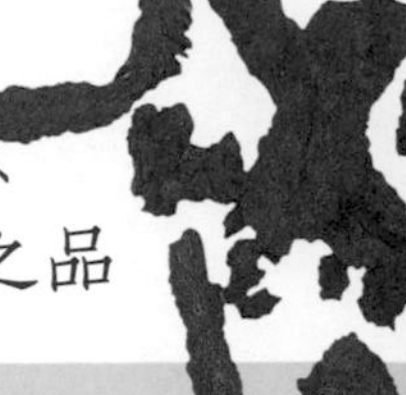

【每日適宜用量】10～15克。

營養成分

含生物鹼、結晶性中性物質及維生素E等。

補腎說法：肉蓯蓉性溫，味甘、酸、鹹，補益力量大，適合長期進補，可補腎陽、益精血、潤腸通便，主治陽痿、不孕、腰膝酸軟、筋骨無力、腸燥便秘等症。一般來說，補陽物多燥，滋陰物多膩，但肉蓯蓉補而不燥，滋而不膩，其力和緩，腎陰虛、腎陽虛者，或兼有表證的腎虛患者都可食用。

營養功效：除可補腎，肉蓯蓉還有提高免疫力、抗氧化、促進代謝、提高記憶力和延長動物壽命等作用，其含有的苯乙醇等則具有調節神經內分泌和延緩細胞衰老的作用。

食用建議：肉蓯蓉商品有淡蓯蓉和鹹蓯蓉兩種，淡蓯蓉以個大身肥、鱗細、顏色灰褐至黑褐色、油性大、莖肉質而軟者為佳。鹹蓯蓉以色黑質糯、細鱗粗條、體扁圓形者為佳。肉蓯蓉生用潤腸通便效果佳，酒用則補腎陽、益筋骨的作用較顯著。

補腎指南

1.補腎陽、益精血：肉蓯蓉30克，鹿角膠5克，羊肉100克，粳米150克。諸料處理好。肉蓯蓉煎水取汁，羊肉切小塊，與米同煮粥，至將熟時下鹿角膠煮至粥熟。用於腎虛、精血不足，陽痿泄精、早洩，婦女宮寒不孕、腰膝酸痛。

2.補虛益腎、潤腸通便：肉蓯蓉15克，火麻仁30克，沉香6克。諸料處理好。蓯蓉、火麻仁煎水，沉香後下，一同煎取濃汁，加入等量的煉蜜，攪勻，煎沸收膏。每次食1～2匙。

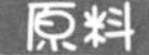

食譜推薦 肉蓯蓉熟地豬腰湯

原料 肉蓯蓉10克，熟地10克，豬腰條180克，薑片20克

調料 料酒18毫升，鹽2克，雞粉2克

製作

1. 鍋中注水燒開，淋入料酒，倒入豬腰，氽至變色撈出。
2. 砂鍋中注入適量清水，燒開，倒入肉蓯蓉和熟地，放入豬腰，加入薑片，淋入料酒拌勻，加蓋燒開後，小火燉30分鐘至熟。
3. 放鹽、雞粉，拌勻調味，將燉好的湯料盛出，裝入湯碗中即可。

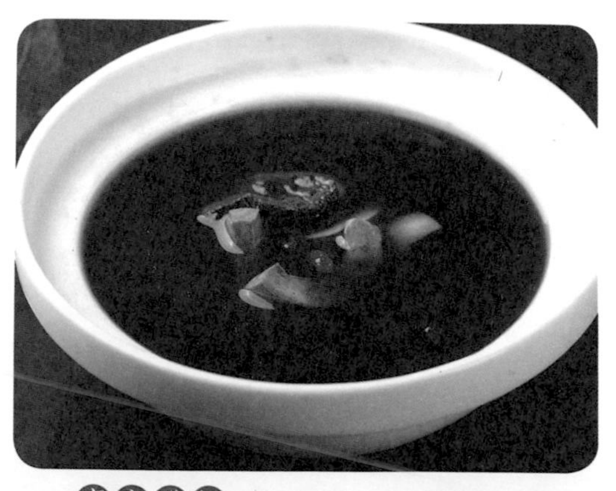

專家點評

有補腎壯腰、益氣補血的作用，可有效預防、治療男子腎虛陽痿、遺精早洩及女子月經不調、閉經不孕等病。

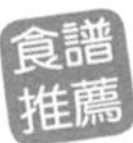

食譜推薦 肉蓯蓉茶

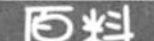

原料 肉蓯蓉10克

製作

1. 砂鍋注入適量清水燒開，放入洗淨的肉蓯蓉，加上鍋蓋，小火燉15分鐘至其藥性析出，揭開蓋子，把肉蓯蓉藥汁倒入碗中，待用。
2. 將肉蓯蓉留在砂鍋內，再加入適量清水，加蓋，小火繼續燉10分鐘至藥性完全析出後把煮好的肉蓯蓉藥汁倒入杯中。
3. 將第一次煮好的藥汁倒入杯中混合均勻即可。

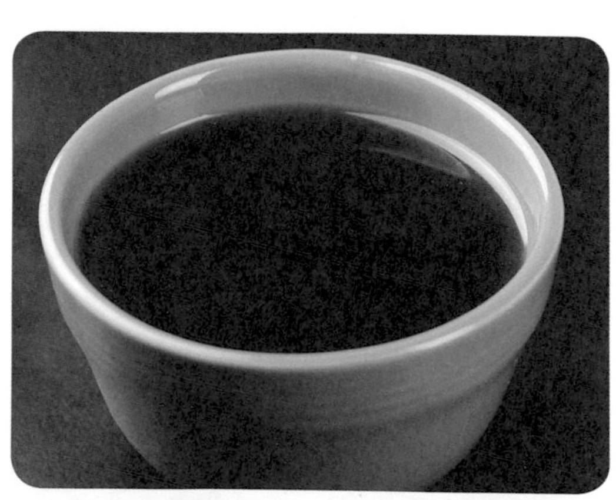

專家點評

可補腎益精，潤燥滑腸，補而不燥，滋而不膩，其力和緩，適合長期飲用。

巴戟天：補腎陽、壯筋骨、祛風濕之品

【每日適宜用量】3～9克。

營養成分

主要為糖類及苷黃酮氨基酸，另外尚含有少量的蒽醌類及維生素C。

補腎說法：巴戟天性溫，味辛、甘，具有補腎陽、壯筋骨、祛風濕的功效，可治陽痿、小腹冷痛、小便不禁、子宮虛冷、風寒濕痹、腰膝酸痛等症，非常適合腎虛患者服用。

營養功效：巴戟天提取物及其單體化合物具有抗抑鬱作用，且毒副作用小，耐受性好。研究發現，本品還可延緩腦組織衰老，降低腦組織中的脂褐素水準，提高大腦對缺氧的耐受能力，對缺氧所致的損傷有顯著的保護作用。實驗證明，巴戟天具有類腎上腺皮質激素樣作用，並可調節免疫能力，增強腎虛患者T淋巴細胞的比值，促進淋巴細胞轉化，提高免疫功能。

食用建議：腎陽虛衰、陽痿不舉、遺精滑精者，可與肉蓯蓉、附子、補骨脂等配伍，以固腎澀精壯陽。肝腎不足，筋骨痿軟者，可與肉蓯蓉、杜仲、菟絲子、萆薢等配伍，以溫肝腎、壯筋骨。巴戟天用時潤透或蒸過，除去木質心，切片或鹽水炒用。

補腎指南

1.補腎填精、強壯腰膝：巴戟天、熟地黃各10克，人參4克（或黨參10克），菟絲子6克，補骨脂6克，小茴香2克。水煎服，每日1劑。

2.健脾補腎、滋補強壯：巴戟天、黨參、覆盆子、菟絲子、神曲各9克，山藥18克。水煎服，每日1劑。常服有效。用於男子陽痿早洩、女子宮寒不孕。

3.補腎壯陽、固精止遺：巴戟天12克，益智仁10克，覆盆子12克。水煎服，每日1劑。或用巴戟天30克，核桃仁20克，裝入豬膀胱內，隔水燉熟食服。

食譜推薦 巴戟天猴頭菇瘦肉湯

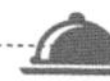

原料 豬瘦肉120克，水發猴頭菇90克，巴戟天10克，薑片少許

調料 鹽3克，雞粉2克，水澱粉適量

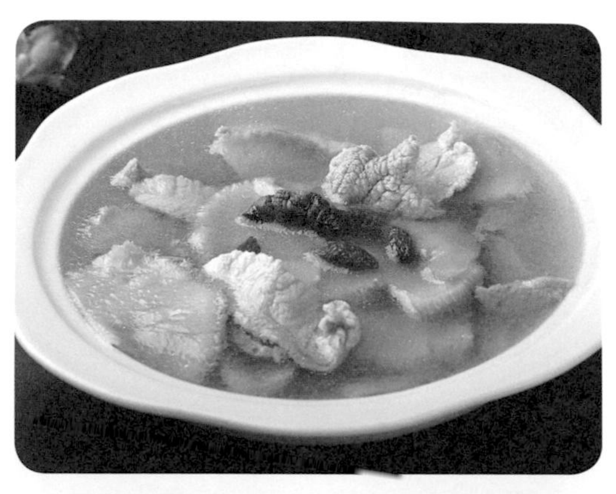

製作

1. 猴頭菇洗淨切片；瘦肉洗淨切片，加鹽、雞粉、水澱粉醃漬。
2. 砂鍋中注水燒開，放入洗淨的巴戟天、薑片、猴頭菇煮沸，小火煮至食材熟軟，倒入瘦肉，小火續煮至食材熟透，下蓋，掠去浮沫。
3. 加鹽、雞粉拌勻，轉中火續煮至湯汁入味即成。

專家點評

能提高免疫功能，延緩人體衰老，補腎、健胃、補虛。

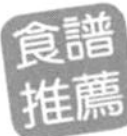

食譜推薦 巴戟天牛膝茶

原料 牛膝10克，巴戟天8克

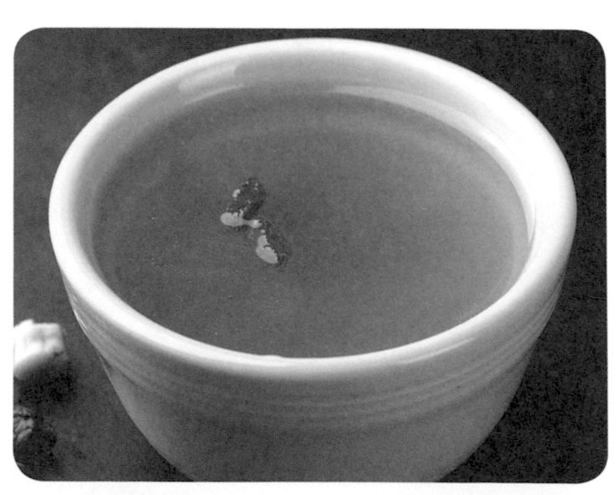

製作

1. 砂鍋中注入適量清水，用大火燒開，倒入洗淨的巴戟天、牛膝，蓋上蓋，煮沸後用小火煮約20分鐘，至藥材析出有效成分。
2. 揭蓋，攪拌勻，關火後盛出煮好的茶水裝入碗中，稍冷卻後即可飲用。

專家點評

溫補腎陽、強腰健膝，適合腎陽虧虛、腰酸冷痛、膝軟無力、陽痿早洩者。

杜仲

補肝腎、強筋骨、安胎之品

【每日適宜用量】6～9克。

營養成分

含杜仲膠、杜仲苷、松脂醇二葡萄糖苷、桃葉珊瑚苷、鞣質、黃酮類化合物等。

補腎說法：杜仲性溫，味甘、微辛，有補肝腎、強筋骨、安胎的功效，用於腎虛腰痛、筋骨無力、妊娠漏血、胎動不安、高血壓病等，尤其適合於腎陽虛者。

營養功效：杜仲含有多種藥用成分，如β-D-葡萄糖苷、桃葉珊瑚苷、多種氨基酸、多種維生素，以及豐富的礦物質鐵、鈣、鉀、鋅、鎂、硒等天然植物微量元素，具有降血壓、增加肝臟細胞活性、恢復肝臟功能、增強腸蠕動、通便、防止老年記憶衰退、增強血液循環、促進新陳代謝、增強免疫力等藥理作用，對高血壓症、高血脂、心血管病、哮喘、便秘、肥胖均有顯著療效。

食用建議：中老年人腎氣不足、腰膝疼痛、腿腳軟弱無力、小便餘瀝者宜食；婦女體質虛弱、腎氣不固、習慣性流產者保胎時宜食；小兒麻痹後遺症、小兒行走過遲、兩下肢無力者宜食；高血壓患者宜食。

補腎指南

1.健脾補腎、固精止遺：杜仲末6克，豬腰子1個。諸料洗淨；將豬腰剖開，除去白色的筋膜，杜仲末裝入豬腰內，用濕紙包4～5層，放火上煨熟內服，每日2次。

2.補腎安胎、滋補強壯：杜仲10克，續斷15克，山藥12克。諸料洗淨；水煎服，每日1劑。或用炒杜仲、苧麻根各15克，水煎取汁，再加鮮山藥50克，糯米適量一起煮粥，每日1～2次，連服半月或1月。

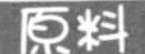 杜仲黑豆排骨湯

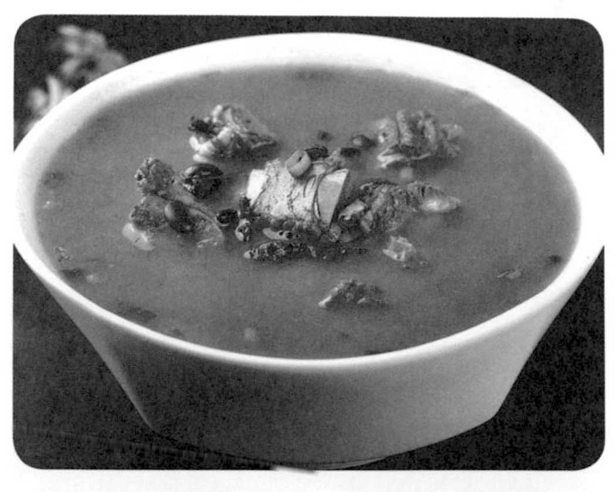

原料 排骨600克，杜仲10克，水發黑豆100克，薑片、蔥花各少許

調料 料酒10毫升，鹽3克，雞粉2克

製作

1.排骨洗淨，入沸水中汆去血水，撈出瀝乾。
2.砂鍋注水燒開，放洗淨的杜仲、薑片、黑豆、豬骨拌勻，淋料酒，燒開後轉小火燉至排骨酥軟。
3.放入鹽、雞粉拌勻調味後盛出，撒上蔥花即可。

專家點評

可強筋骨、補腎氣，也可用於產後調理飲食。

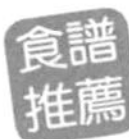

 杜仲豬腰

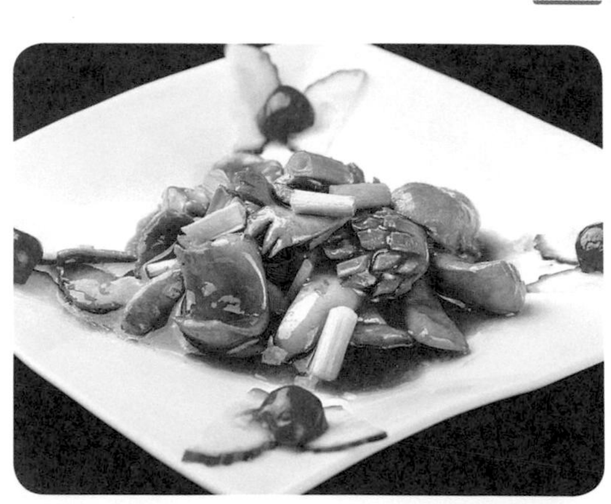

原料 杜仲10克，豬腰花片200克，薑片、蔥段各少許

調料 料酒16毫升，鹽、雞粉各2克，生抽、水澱粉各4毫升，食用油適量

製作

1.杜仲洗淨加水煎煮，濾取藥汁備用。
2.豬腰花片洗淨，入沸水中汆去血水，撈出，瀝乾水，待用。
3.起油鍋，放薑片爆香，倒豬腰花片略炒，淋料酒，倒杜仲藥汁燉煮，放鹽、雞粉、生抽炒勻，撒上蔥段即可。

專家點評

可補益肝腎、強腰壯骨，尤其適合更年期男性的腰酸腿疼、陽痿遺精、性欲減退等症狀。

鎖陽

平補肝腎、益精養血之品

【每日適宜用量】5～10克。

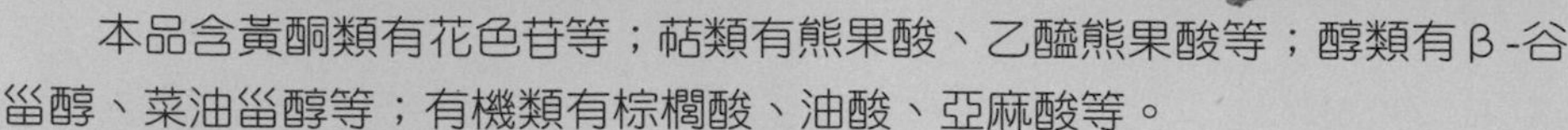

營養成分

本品含黃酮類有花色苷等；萜類有熊果酸、乙醯熊果酸等；醇類有β-谷甾醇、菜油甾醇等；有機類有棕櫚酸、油酸、亞麻酸等。

補腎說法：鎖陽是補腎藥材中最常使用的一味藥，其所含成分作用於丘腦垂體、腎上腺皮質等內分泌器官，在體液調節的不同層次上可有效解除腎陰虛患者的功能障礙，具有其他補腎助陽藥物難以比擬的優越性，腎陽虛、腎陰虛均適用。主治陽痿早洩、氣弱陰虛、小便頻數、女子不孕、男子不育等症。

營養功效：鎖陽性溫、味甘，除可補腎，還能強筋健骨、補充鈣質，對人體機能有很大益處。可增強免疫功能，清除自由基，抗血小板聚集，具有糖類皮質激素樣作用，還可補充維生素和礦物質元素。最新科學實驗證明，鎖陽還有防癌、抗病毒、延緩衰老的作用，適用免疫力低下、易感染疾病者，中青年操勞事業而健康透支者，尿頻便秘、失眠脫髮、哮喘、早洩等病患者服用。

食用建議：陰虛火旺、脾虛泄瀉及實熱便秘者禁服鎖陽，長期食用鎖陽，可致便秘。泄瀉及陽易舉而精不固者忌鎖陽。大便滑，精不固，火盛便秘，陽道易舉，心虛氣脹，皆禁用鎖陽。與肉蓯蓉、枸杞子、菟絲子、淫羊藿、桑螵蛸、茯苓、龍骨、熟地、龜甲等相配合，可補腎壯陽，益精強筋。單用或與桑葚子、肉蓯蓉、麻子仁等配合，可潤腸通便。

補腎指南

1.補腎壯陽、滋陰清熱：黃柏6克（酒炒），龜板10克（酒炙），知母8克（酒炒），熟地黃、陳皮、白芍各10克，鎖陽10克，虎骨10克（炙），乾薑5克。上為末，酒糊丸，或粥丸。

2.補腎溫陽、滋陰潤腸：鎖陽三斤，清水五斗，煎濃汁二次，總和，以砂鍋內熬膏，煉蜜八兩收成，入瓷瓶內收貯，每早、午、晚各食前服十餘茶匙，熱酒化服。治陽弱精虛，陰衰血竭，大腸燥涸，便秘不運。（《本草切要》）

食譜推薦 鎖陽淮山豬腰湯

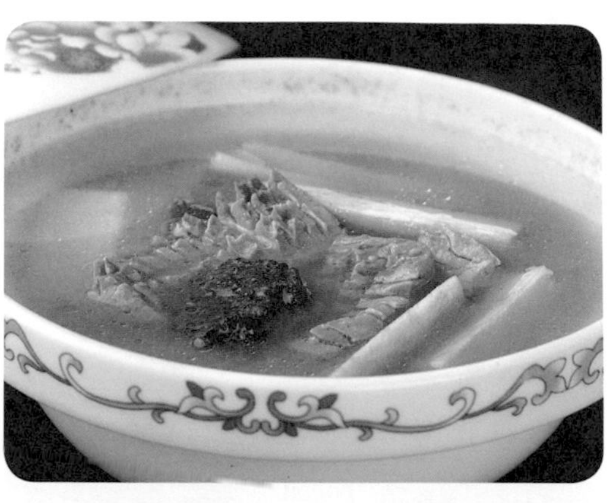

原料 豬腰200克，薑片3克，鎖陽6克，淮山片100克

調料 料酒、鹽、味精、雞粉、白醋各適量

製作

1.洗淨豬腰處理乾淨，切網格花刀後改切成小片。
2.鍋中加清水，倒入處理好的淮山片，加少許白醋燒開，撈出；倒入豬腰煮約2分鐘至斷生，撈出。
3.起油鍋，倒入薑片爆香，加適量清水，放入淮山片、鎖陽、豬腰，再加入料酒、鹽、味精、雞粉煮沸。
4.將鍋中所有材料盛入湯盅，放入蒸鍋小火蒸40分鐘即可。

專家點評

有健脾補肺、益胃補腎、固腎益精、聰耳明目、延年益壽的功效。

食譜推薦 杜仲靈芝銀耳羹

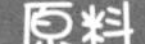

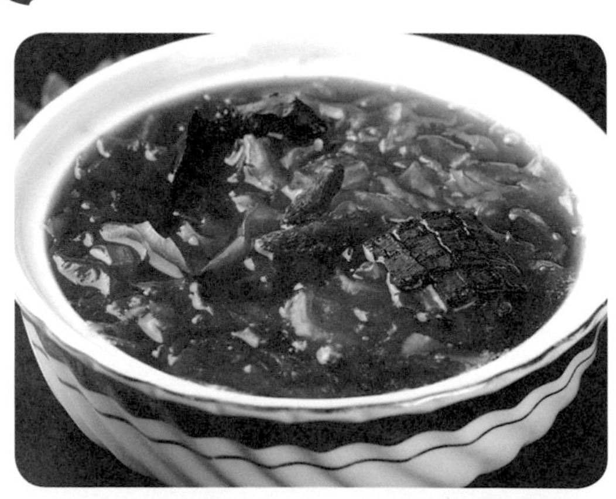

原料 水發銀耳100克，靈芝10克，杜仲5克

調料 冰糖12克

製作

1.將洗淨的銀耳切小塊。
2.砂鍋中注水燒開，倒入洗淨的靈芝、杜仲，放入切好的銀耳，蓋上蓋，煮沸後用小火煮30分鐘，至食材熟透。
2.加入適量冰糖，攪拌勻，用中火續煮一會兒，至糖分完全溶化，待稍微冷卻後即可飲用。

專家點評

可養陰潤肺、益胃生津，適用中老年脾腎兩虛者。

枸杞 滋補肝腎、益精明目之品

【每日適宜用量】6～12克。

營養成分

本品含甜菜鹼、多糖、粗脂肪、粗蛋白、硫胺素、核黃素、煙酸、胡蘿蔔素、抗壞血酸、亞油酸、微量元素及氨基酸等成分。

補腎說法：枸杞性平味甘，中醫認為它能滋補肝腎、益精明目和養血，治肝腎陰虧、腰膝酸軟、頭暈目眩、目昏多淚、虛勞咳嗽、消渴、遺精等症，適宜腎虛患者服用。

營養功效：枸杞能抗疲勞、降血壓，還能保肝、降血糖、軟化血管、降低血液中的膽固醇、甘油三酯水準，對脂肪肝和糖尿病具有一定療效。臨床醫學驗證，枸杞還能治療慢性腎衰竭，對抗自由基過氧化，減輕自由基過氧化損傷。枸杞能提高人體淋巴因數白細胞介素的作用，而白細胞介素是維持細胞活性的主要物質，一旦降低會引起早衰或衰老，因此常服枸杞可抗衰老。

食用建議：枸杞可分為三個部分來使用，枸杞葉可用來泡茶；枸杞子可用於做菜或泡茶；枸杞根又稱為「地骨皮」，一般當做藥材使用。枸杞的烹飪時間不宜過長，應在炒菜或煲湯收尾時放入枸杞，這樣可防止大量營養成分流失。枸杞也不適宜長時間清洗，以免營養成分流失，建議在溫水裡稍洗即可。

補腎指南

1.補腎益精、養肝明目：用酒浸泡其有效成分易溶出。處方為枸杞子100克、白酒500毫升，搗碎後浸入酒中7天，濾渣即可服用。常服方能體會「一勺延齡」的妙處。

2.養肝明目、滋陰補腎：紅茶3克，枸杞子20克，用沸水沖泡，加蓋悶10～15分鐘，不拘時頻飲。或取枸杞子20粒，乾菊花5朵，用開水沖泡，代茶頻飲。

食譜推薦 木耳枸杞紅棗粥

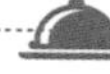

原料 大米150克，水發木耳40克，紅棗7顆，枸杞5克，蔥花少許

調料 鹽3克，雞粉2克，芝麻油3毫升，食用油適量

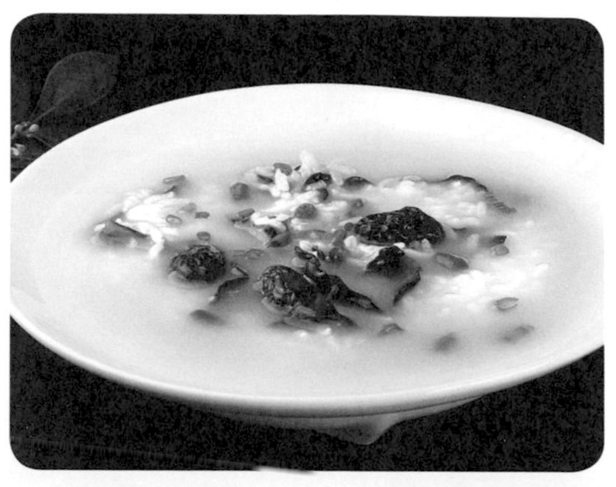

製作

1. 砂鍋加水煮沸，倒入洗淨的大米、紅棗、枸杞，倒入食用油，蓋上鍋蓋，用小火煮30分鐘至大米熟軟，放入泡發好的木耳拌勻，蓋上蓋，用小火再煮15分鐘至食材熟透。
2. 攪拌幾下，加入適量鹽、雞粉，淋入少許芝麻油拌勻後盛出，撒上蔥花即可。

專家點評

適合血虛及脾腎虧虛型的女性飲用，常食能健脾補腎、補血調經。

食譜推薦 紅糯米山藥枸杞粥

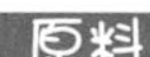

原料 山藥200克，紅糯米50克，枸杞5克，薑片10克

調料 紅糖適量，水澱粉少許

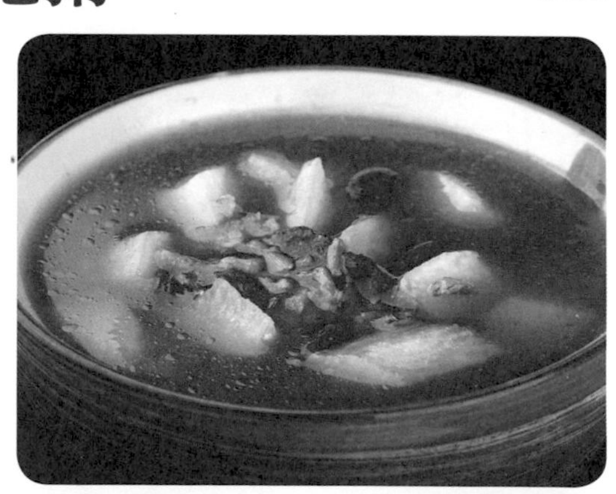

製作

1. 將山藥去皮洗淨，切成小塊，放入清水中浸泡。
2. 鍋中加水燒開，倒入洗淨的紅糯米，再放薑片煮沸，轉小火煮約20分鐘，倒入山藥塊，中小火續煮約15分鐘至食材熟軟。
3. 放入紅糖拌勻，煮至融化，倒入少許水澱粉拌勻後盛出，撒上洗淨的枸杞即成。

專家點評

可補肝腎不足，治虛勞陽痿。此外，還可降糖降脂、保護肝臟。

五味子

滋腎潤肺、澀精止瀉之品

【每日適宜用量】3～6克。

營養成分

主含揮發油、有機酸、鞣質、維生素、糖、樹脂、類黃酮、植物固醇及有強效復原作用的木酚素等。

補腎說法：中醫論證認為，五味子性酸溫無毒，是臨床常用的潤肺、滋腎、止汗、止瀉、澀精藥，主治咳喘、自汗、盜汗、遺精、久瀉、神經衰弱等症，對腎陰虛有食療作用。老年人隨增齡而腎精漸虛，體力日衰，腦力減退等症，五味子補腎精改善腦力，故能益智強身。

營養功效：五味子是兼具精、氣、神三大補益的少數藥材之一，能益氣強肝、增進細胞排除廢物的效率、供應更多氧氣、營造和運用能量、提高體力、消除疲勞、改善智力及提高工作效率。此外，五味子及其製劑對急慢性肝損害都有一定的保護作用，還可提高正常人和眼病患者的視力及擴大視野，對聽力也有好處，並可提高皮膚感受器的辨別力。

食用建議：五味子能興奮呼吸中樞，使呼吸頻率及幅度增加，並有增加胃酸及降壓作用。五味子有小毒，不宜長期服用，尤其在感冒期間、咳嗽初起、有內熱時不能服用。口服生藥13～18克以上會有打嗝、反酸、胃燒灼感、腸鳴、困倦等，偶有過敏反應。中毒反應表現為：發熱、頭痛、乏力、口乾舌燥、有異味感、噁心、嘔吐、蕁麻疹等。

補腎指南

1.補腎寧心、收斂固澀：菟絲子100克，五味子50克，低度白酒100毫升。菟絲子去雜質，淘淨、曬乾，五味子去除果柄及雜質，洗淨、曬乾，二者同入酒瓶，加酒後密封瓶口，每日振搖1次，浸泡10日後開始飲用。每天2次，每次15毫升。

2.補心脾、益肝腎、延緩衰老：鱸魚1條，五味子50克，料酒、精鹽、蔥段、薑片、胡椒粉、生抽各適量。五味子浸泡洗淨；鱸魚處理好，洗淨放入鍋內，再放入料酒、鹽、蔥、薑、生抽、清水、五味子，煮至魚肉熟濃湯成，揀去蔥薑，用胡椒粉調味即成。每週1劑，分數次食用。

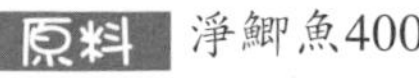

食譜推薦 蓮子五味子鯽魚湯

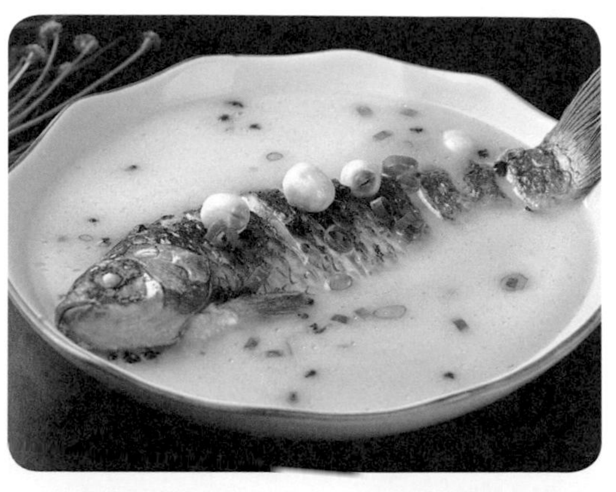

原料 淨鯽魚400克，水發蓮子70克，五味子4克，薑片、蔥花各少許

調料 鹽3克，雞粉2克，料酒4毫升，食用油適量

製作

1. 起油鍋，放薑片爆香，倒入處理乾淨的鯽魚，中小火略煎盛出。
2. 鍋中注水燒開，倒入洗淨的蓮子和五味子煮沸，小火燉煮至散出藥材香味，倒入鯽魚。
3. 加鹽、雞粉，淋料酒，小火續煮至食材熟透，略微攪拌，去除浮沫後盛出，灑上蔥花即成。

專家點評

氣味清甜、香潤，具清心潤肺、健脾益胃、滋陰補腎、收斂固澀之效。

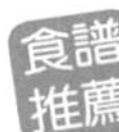

食譜推薦 菟絲子五味子茶

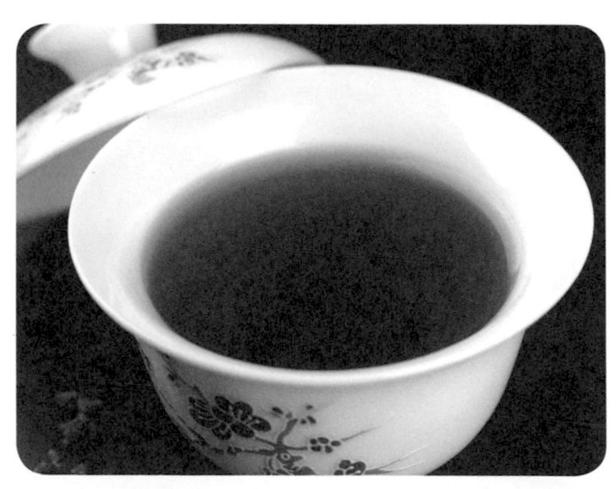

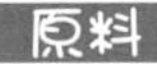

原料 菟絲子5克，五味子5克

製作

1. 砂鍋中注入適量清水，大火煮沸，倒入清洗後備好的菟絲子和五味子，蓋上蓋，小火煮20分鐘，至其析出有效成分。
2. 揭蓋，攪動片刻，把煮好的藥茶盛出，倒入杯中即可。

專家點評

有補腎益精、養肝明目、固胎止泄之功效。

生地黃：養陰生津、清熱涼血之品

【每日適宜用量】10～30克。

營養成分

本品含β-谷固醇、地黃素、甘露醇、葡萄糖、生物鹼、鐵質、維生素A等。

補腎說法：生地性寒，功能為涼血清熱、滋陰補腎、生津止渴，常用於治療骨蒸癆熱、咽喉燥痛、痰中帶血等症。由生地為主製成的六味地黃丸，是著名的補腎良藥。

營養功效：生地黃質潤多液能養陰，味甘性寒能生津，有養陰潤燥生津作用，為清涼滋潤之品，擅於滋陰清熱涼血，適用溫熱病後期、邪熱傷津者，對於血熱妄行吐血、衄血、尿血、崩漏下血等諸出血症也有效。另外，取本品滋陰清熱作用，常用於治療陰虛火旺的口乾口渴、頭暈目眩等症，消渴病屬熱盛傷津者亦可服用。

食用建議：凡溫熱病後期、餘熱未盡、津液耗傷、口乾舌燥、夜熱早涼者，可與青蒿、鱉甲、知母等配伍；凡溫病血熱發斑者，可與牡丹皮、白芍、水牛角配伍；凡心陰不足、心火偏亢、驚悸怔忡、心煩不眠者，可與黃連、朱砂等相配。藥用時煎服，10～30克，鮮品用量加倍，或以鮮品搗汁入藥。鮮生地味甘苦性大寒，作用與乾地黃相似，滋陰之力稍遜，但清熱生津、涼血止血之力較強。

補腎指南

1.**清熱養陰、美容養顏**：海帶30克、生地18克、綠豆100克、陳皮3克、瘦豬肉100克，食鹽少許。海帶洗淨泡發切絲，豬肉、陳皮洗淨切絲，與洗淨的生地、綠豆同置砂鍋內，加水適量用小火煲2小時，加食鹽少許即可食用。

2.**養陰血，溫中益沖脈**：生地黃汁15克，生薑汁20克，粳米50克，紅糖適量。如常法煮米做粥，將熟即加入地黃汁、生薑汁，攪勻即可，食時加紅糖少許。適用初產血脈空虛，氣弱而腹中惡血不下之腹部作痛等症。

食譜推薦 生地玉米粥

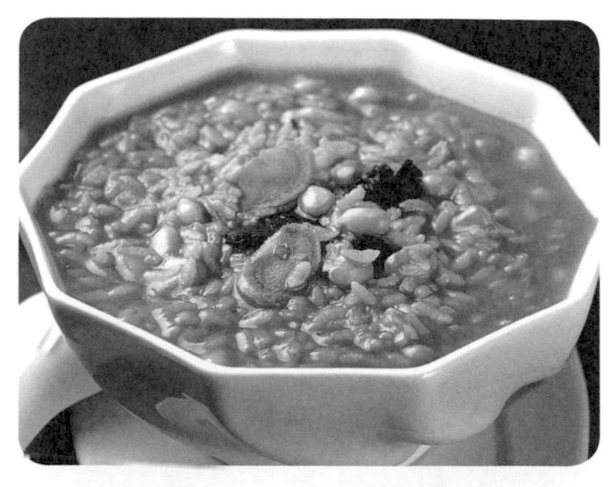

原料 西洋參10克，鮮玉米粒80克，生地10克，水發大米150克

製作

1.砂鍋中注入適量清水燒開，倒入洗淨的大米，放入洗好的生地、西洋參，再倒入洗淨的玉米粒，攪拌至食材散開。

2.蓋上蓋，煮沸後用小火煮約30分鐘，至食材熟透即成。

專家點評

可健脾養胃、滋陰補腎、益氣補血。

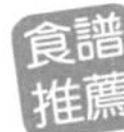

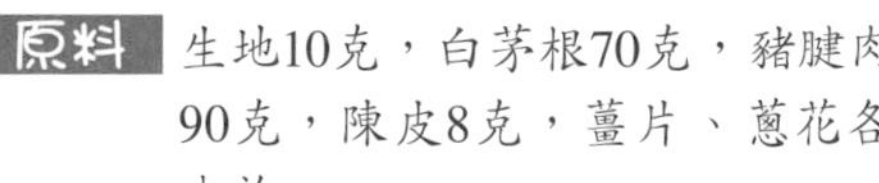

食譜推薦 生地茅根豬腱湯

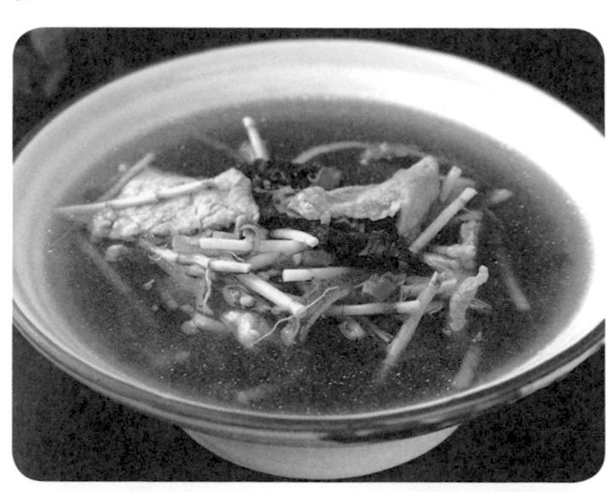

原料 生地10克，白茅根70克，豬腱肉90克，陳皮8克，薑片、蔥花各少許

調料 料酒2毫升，鹽3克，雞粉少許，水澱粉4毫升

製作

1.洗淨的白茅根切段，陳皮切絲；豬腱肉洗淨切片，放入料酒、鹽、雞粉、水澱粉拌勻，醃漬10分鐘。

2.砂鍋中注水燒開，放入白茅根、陳皮，加入生地、薑片拌勻，加蓋用小火燉15分鐘，放鹽，倒入肉片，沸後略煮，撒上蔥花即可。

專家點評

能滋陰補腎、潤燥生津、清熱涼血、益氣補虛。

當歸

補血活血、潤腸通便之品

【每日適宜用量】10～15克。

營養成分

含有揮發油、有機酸、氨基酸、維生素、微量元素等多種物質。

補腎說法：當歸性溫，味甘、辛，歸肝、心、脾經。肝臟能藏血，而肝和腎是母子關係，肝腎同源，所以當歸有補血養陰、壯陽補腎的作用，腎陰虛、腎陽虛者均適宜。

營養功效：當歸具有補血活血、調經止痛、潤腸通便的功效，可調節機體免疫功能、具有抗癌作用；對女性而言，適當服用還能護膚美容。適用血虛萎黃、眩暈心悸、月經不調、經閉痛經、虛寒腹痛、腸燥便秘、風濕痹痛、跌撲損傷、癰疽瘡瘍等症。

食用建議：當歸味甜、微苦，略有麻舌感，以主根粗長、支根少、油潤、斷面黃白色、香氣濃郁者為好。當歸一般分為當歸身（含當歸頭）和當歸尾，多用全當歸。當歸辛香走竄，月經過多、有出血傾向、陰虛內熱、大便溏泄者不宜服用。用藥不當會加重出血、腹瀉等症狀。

補腎指南

1.滋陰補腎、補血活血、調經止痛：當歸30克，熟地黃50克，紅花15克，肉桂6克，甜酒1000克。用甜酒浸泡各藥1～2周以上即成。當歸補血活血，調經止痛；熟地黃滋補陰血；紅花、肉桂活血通經，用甜酒可行血脈。用於血虛或有淤滯的經閉、月經不調。

2.益氣血、補虛損：當歸20克，黃芪50克，淮山藥20克，紅棗20克，鴿肉200克。鴿子處理好，洗淨切塊放砂鍋中，加水及藥物、調料共煮至鴿肉爛熟，吃肉飲湯。適用病後或產後身體虛弱、心悸氣短、倦怠乏力、失眠健忘、記憶力下降、食欲不佳及貧血、神經官能症和更年期綜合症等症狀。

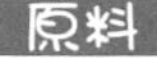

食譜推薦 海參當歸粥

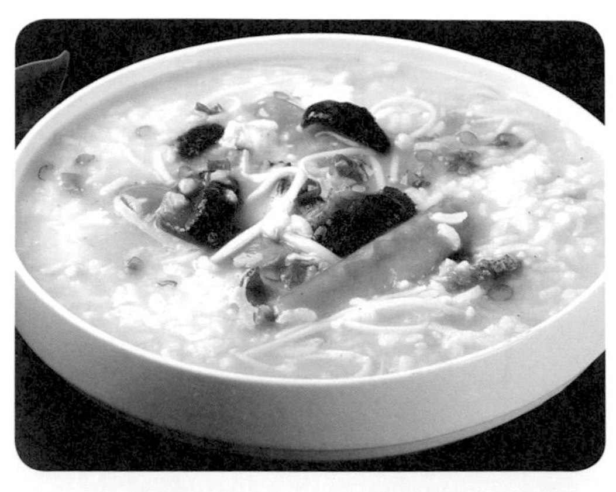

原料 荷蘭豆60克，當歸8克，金針菇100克，海參100克，水發大米180克，薑片、蔥花各少許

調料 鹽3克，雞粉2克，芝麻油3毫升

製作

1.洗淨食材，海參切小塊。
2.砂鍋中注水燒開，倒入大米、當歸煮沸，轉小火煮至米粒熟軟，倒入海參輕攪，小火續煮10分鐘，再放荷蘭豆、金針菇續煮3分鐘。
3.放鹽、薑片、雞粉、芝麻油，拌煮至入味後盛出，撒上蔥花即成。

專家點評

能固本補氣、補腎益精，是修補元氣非常簡單的滋補湯品。

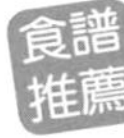

食譜推薦 紅棗當歸烏雞粥

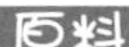

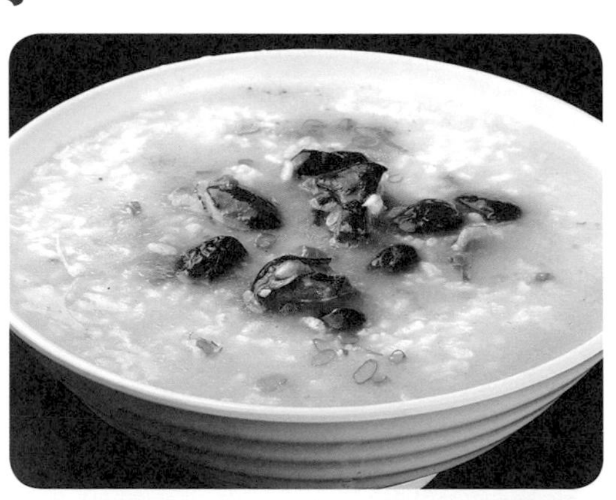

原料 紅棗6克，當歸3克，水發大米150克，烏雞肉250克，薑絲、蔥花各少許

調料 鹽、雞粉、料酒各適量

製作

1.烏雞肉洗淨斬小塊，放鹽、雞粉、料酒拌勻，醃漬10分鐘。
2.砂鍋中注水燒開，倒入洗好的大米，放洗淨的紅棗、當歸，小火煮至米粒熟軟，放入雞肉、薑絲拌勻，小火再煮15分鐘至粥黏稠。
3.放入適量鹽、雞粉拌勻盛出，撒上蔥花即可。

專家點評

可健脾補腎、補中益氣、養血安神、緩和藥性，也是調理月經的佳品。

桂皮

補元陽、
暖脾胃之品

【每日適宜用量】6～10克。

營養成分

含揮發性桂皮油，其主要成分是桂皮醛，尚含有少量乙酸桂皮酯、乙酸苯丙酯、鞣質、黏液等。

補腎說法：桂皮味辛甘、性熱，入腎、脾、膀胱經，有補元陽、暖脾胃、除積冷、通脈止痛和止瀉的功效，可用於腎陽不足引起的畏寒、肢冷、腰膝冷痛，亦可用於腎不納氣的虛喘、氣逆，但腎陰虛患者忌食。

營養功效：桂皮因含有揮發油而香氣馥鬱，可使肉類菜肴祛腥解膩，芳香可口，進而令人食欲大增，還能重新啟動脂肪細胞對胰島素的反應能力，大大加快葡萄糖的新陳代謝。在日常飲食中適量添加桂皮，有助於預防或延緩因年老而引起的 II 型糖尿病。此外，桂皮所含的苯丙烯酸類化合物，對前列腺增生有治療作用，且能增加前列腺組織的血流量，促進局部組織血運的改善。

食用建議：桂皮分桶桂、厚肉桂、薄肉桂三種。桶桂為嫩桂樹的皮，質細、清潔、甜香、味正、呈土黃色，品質最好，可切碎做炒菜調味品；厚肉桂皮粗糙，味厚，皮色呈紫紅，燉肉用最佳；薄肉桂外皮微細，肉紋細、味薄、香味少，表皮灰色，裡皮紅黃色，用途與厚肉桂相同。受潮發黴的桂皮不可食用。用量不宜太多，香味過重反而會影響菜肴本身的味道。

補腎指南

1.溫養脾胃、活血調經：桂皮6～9克，紅糖適量。煎湯服。本方用桂皮溫經活血，紅糖和血行瘀，有溫養脾胃作用。用於婦女產後血瘀腹痛，或見胃寒少食。

2.健脾補腎、散寒止痛：肉桂5克，大米50克，紅糖適量。將肉桂擇淨，水煎取汁，加大米煮粥，待熟時調入紅糖，再煮一二沸即成，或將肉桂1～2克研為細末，調入粥中服食，每日1劑，連續3～5天。

食譜推薦 杜仲桂皮粥

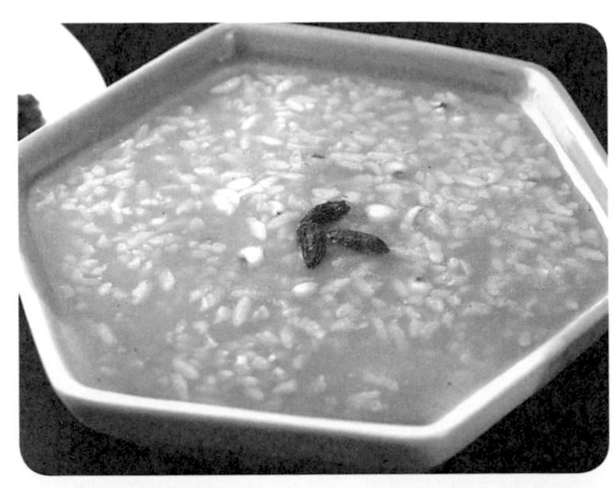

原料 杜仲15克，桂皮15克，水發薏米80克，水發大米150克

製作

1. 砂鍋注入適量清水，放入洗淨的杜仲、桂皮，加蓋燒開後，小火燉15分鐘至藥材藥性析出，把杜仲和桂皮撈出，倒入泡好的大米，再加入薏米拌勻。
2. 加上蓋，燒開後小火燉30分鐘至大米和薏米熟軟，用鍋勺攪拌片刻，以防黏鍋底，把粥盛出裝入碗中即可。

專家點評

能健脾益胃、溫補腎陽、溫經通絡、除濕化瘀。

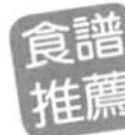

川味鹵排骨

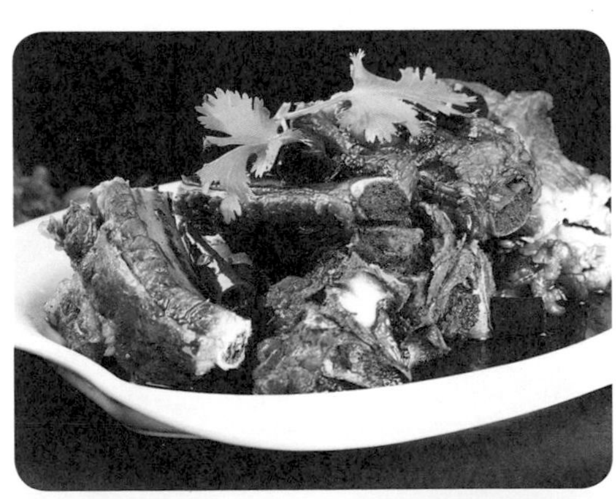

原料 排骨600克，乾辣椒6克，草果10克，香葉3克，桂皮10克，乾沙薑8克，八角7克，花椒4克，生薑片20克，蔥結15克

調料 豆瓣醬10克，麻辣鮮露5毫升，鹽5克，味精20克，生抽20毫升，老抽10毫升，食用油適量

製作

1. 油鍋燒熱，放薑蔥爆香，放入所有香料，加豆瓣醬炒勻，加水適量，倒入麻辣鮮露、鹽、味精、生抽、老抽煮沸，小火煮30分鐘即成川味鹵水。
2. 鹵水燒開，放乾辣椒、排骨煮沸，小火鹵至入味，斬小塊裝盤即成。

專家點評

有滋陰壯陽、益精補血的功效，還可為幼兒和老人提供鈣質。

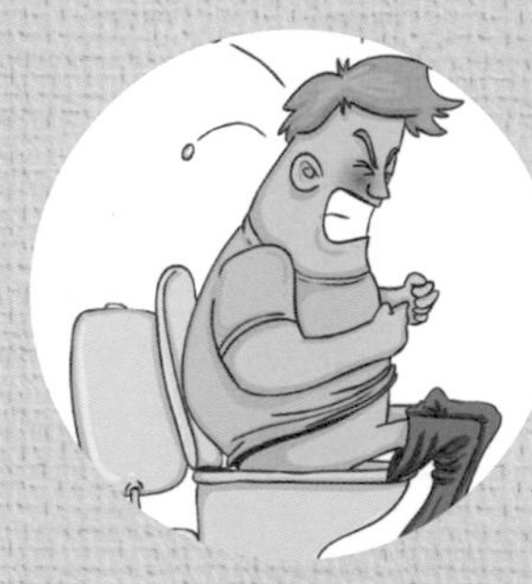

便秘

補腎養腎、激發腎氣

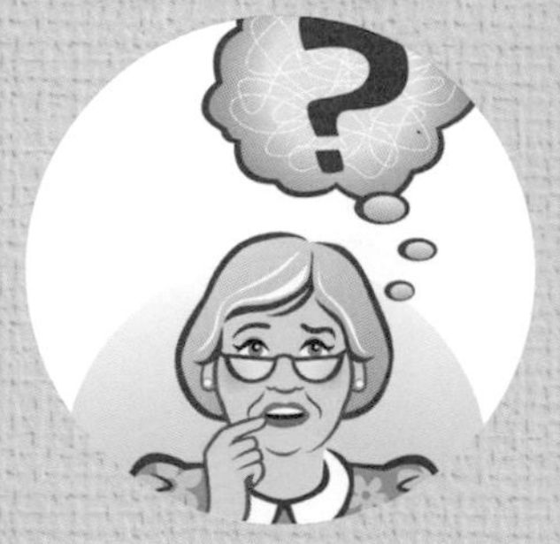

記憶力減退

充養腦髓、補腎養腎

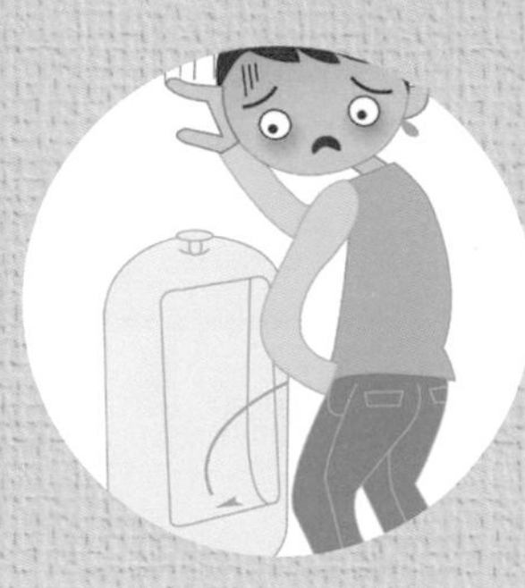

小便頻數

補腎益精、調補氣血

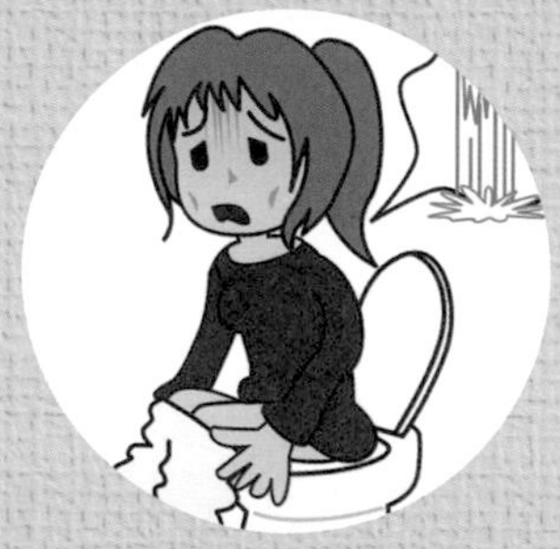

腹瀉

填補腎陽、強身健體

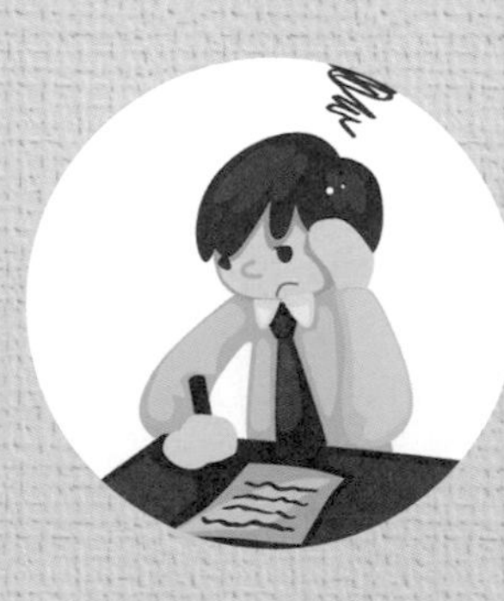

鬚髮早白

填補腎精、充足精氣生黑髮

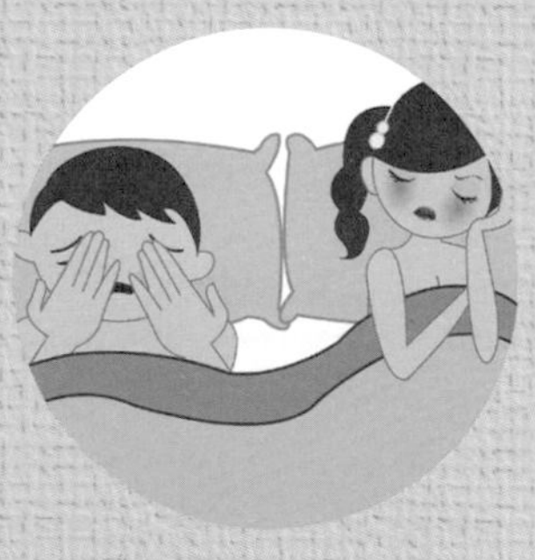

陽痿、早洩

補益五臟、調和陰陽

第4章

對症調養
各種腎虛所致疾病

中醫理論認為，「心、肝、脾、肺、腎五臟一體，腎為五臟之母，腎虛為百病之源」。人和世間萬物一樣，要想健康，首先要有結實的根基。自然界中的樹，為什麼有的可以活幾百年，有的卻早早地枯萎了？這就是樹根沒有得到足夠的營養所致。

腎虛可引發一系列病症，如記憶力減退、脫髮、失眠、少年白、耳聾耳鳴、腹瀉、小便頻數、腰痛、便秘、陽痿早洩、不孕不育、更年期綜合症等，針對不同症狀應給予對應的食療調養，才能真正做到「對症下藥」，恢復健康身體。

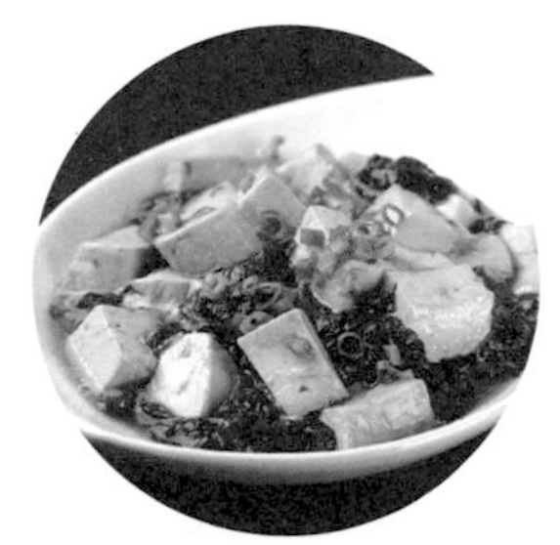
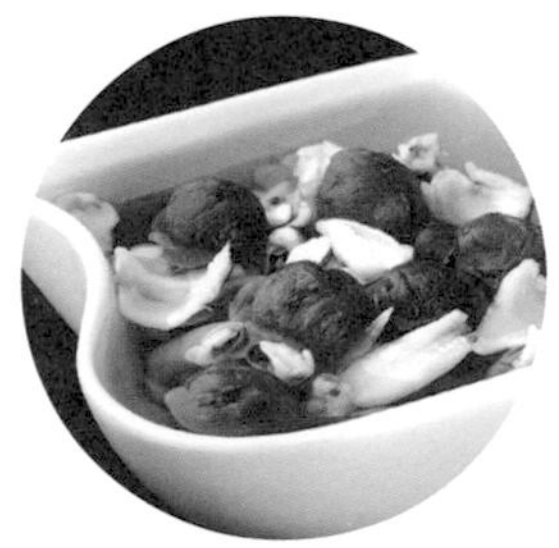
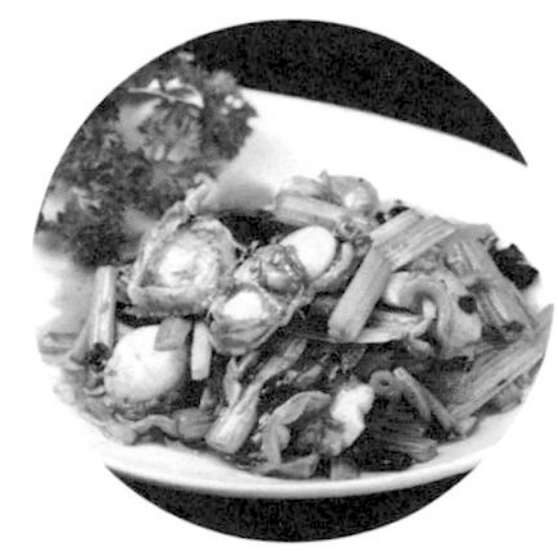

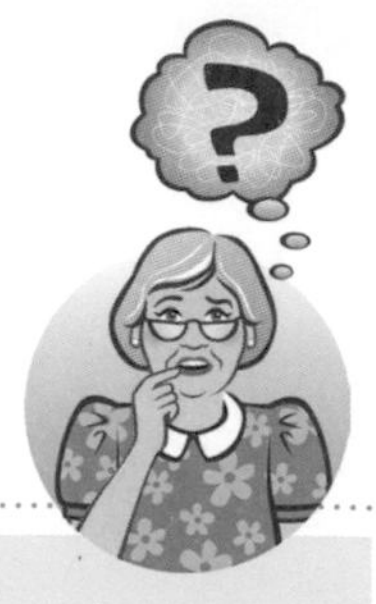

記憶力減退

充養腦髓
補腎養腎

病症簡介

記憶力下降尤以40～60歲的女性最為多見，她們常感到力不從心，丟三落四；一些中青年男性，由於社會壓力引發心理問題，感到工作緊張、易怒，也易導致記憶力下降；老年人群中的部分知識女性或退休人員，也主訴記憶受損，越是重要的東西越易健忘。

腎虛為什麼會引起記憶力減退？

中醫學認為「腎生精，精生髓，髓充腦海」，說明腎臟可以貯存、封藏構成人體和推動人體生命活動的基本物質——精氣，並能促使其不斷生成、不斷充盈。腎精可化生為脊髓，脊髓上通於腦，腎精不斷化生可讓脊髓充盈，脊髓充盈了才可以充養腦髓。正常情況下，人體腎精充足，能夠產生足夠的腦髓，大腦中腦髓充盈，記憶力就好。相反，腎虛以後，腎精會隨之衰減，大腦失去所養，腦髓化生不足，記憶力自然就會減退。

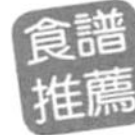

清蒸鮑魚

原料 鮑魚150克，薑絲、蔥花各少許

調料 鹽2克，雞粉1克，生抽、食用油各適量

製作

1.從鮑魚中取下肉質，去除內臟洗淨，打上網格花刀放回殼中待用。
2.把鮑魚肉裝入盤中，擺放整齊，撒上少許鹽、雞粉，再放上薑絲。
3.蒸鍋加水煮沸，放入盛鮑魚肉的盤子，大火蒸3分鐘至熟透。
4.取出蒸好的鮑魚，趁熱澆上少許生抽，放入蔥花，澆上熱油即成。

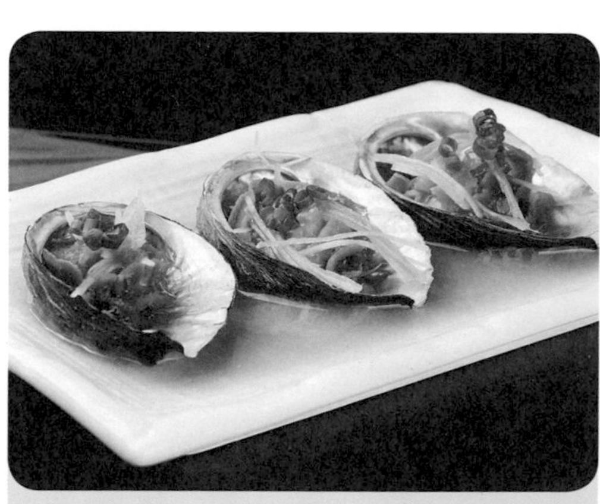

專家點評

可健脾、益氣、開胃，適宜頭暈、失眠、貧血及久病胃虛食減者食用。

食譜推薦 果仁燕麥粥

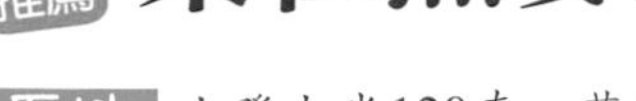

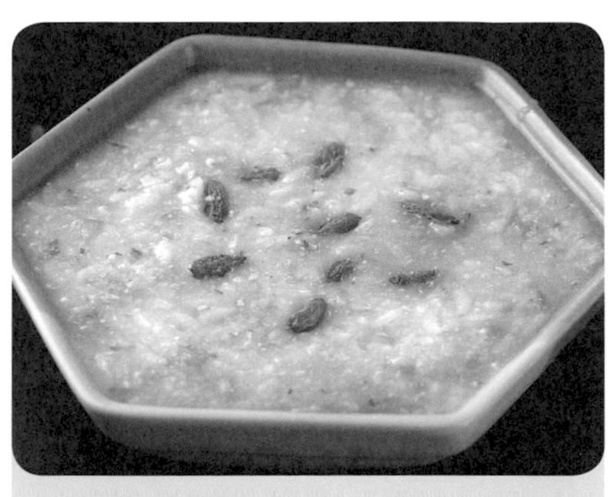

原料 水發大米120克，燕麥85克，核桃仁、巴旦木仁各35克，腰果、葡萄乾各20克

製作

1.把乾果洗淨放入榨汁機，選擇「乾磨」功能，把乾果磨成粉末狀，倒出，待用。
2.鍋中注入清水燒開，倒入大米及洗好的燕麥，攪拌勻，用小火煮30分鐘至食材熟透。
3.倒入乾果粉末，放入部分洗好的葡萄乾，攪拌勻，略煮片刻，最後撒上剩餘的葡萄乾即可。

專家點評

能調節人體腸胃功能，降低血液中膽固醇含量，經常食用還可改善記憶力減退。

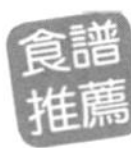

食譜推薦 黃芪桂圓豬心湯

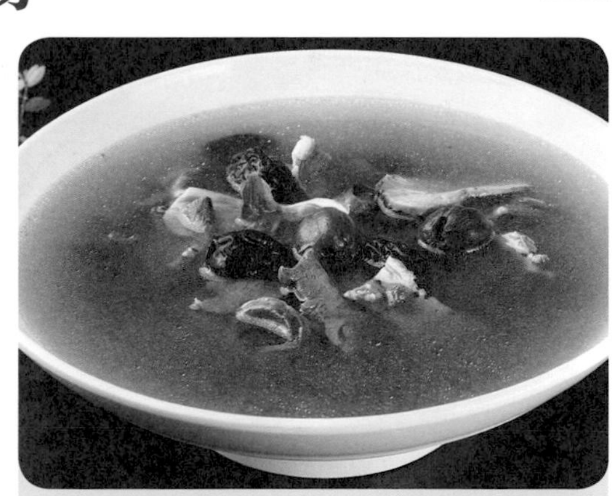

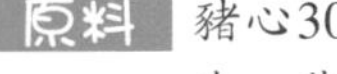

原料 豬心300克，桂圓肉、紅棗各35克，黃芪15克，薑片少許

調料 鹽3克，雞粉2克，胡椒粉少許，料酒7毫升

製作

1.將豬心洗淨切片，裝在盤中待用。
2.砂煲中注入適量清水燒開，放入洗淨的紅棗、黃芪、桂圓，下入薑片，倒入切好的豬心，淋入少許料酒，用大火煮沸，掠去浮沫，轉小火煲30分鐘至食材熟透。
3.加入鹽、雞粉、胡椒粉調味，拌勻即可。

專家點評

常食豬心可補充營養，增強心肌收縮力，還有利於功能性或神經性心臟疾病及失眠的痊癒。

脫髮

滋陰補腎
營養毛髮

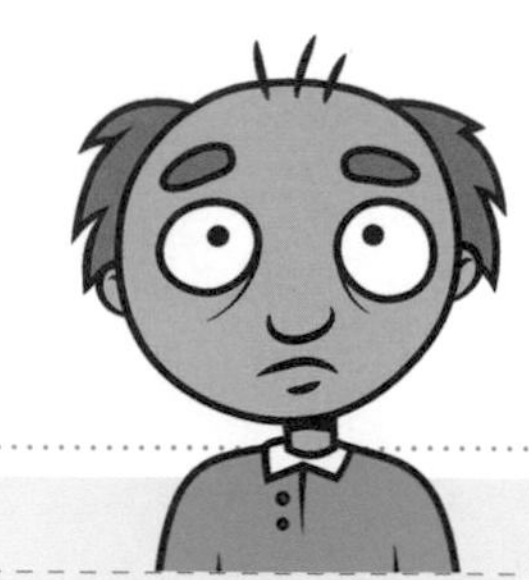

病症簡介

脫髮是指頭髮脫落的現象。正常脫落的頭髮都是處於退行期及休止期的毛髮，由於進入退行期與新進入生長期的毛髮不斷處於動態平衡狀態，故能維持正常數量。病理性脫髮是指頭髮異常或過度脫落。

腎虛為什麼會引發脫髮？

腎藏「先天之精」，是臟腑陰陽之本，生命之源，體內腎氣盛衰在外部的表現能從頭髮上顯露出來。如果進一步剖析「腎」和「毛髮」的關係，主要表現在腎中精氣對毛髮的生理作用上。腎藏精，精生血，腎精化生血液，營養毛髮，腎精化生元氣，促使毛髮生長。腎精通過督脈和經氣作用而充養毛髮。人體腎精充足，頭髮則發育正常，反之則引起脫髮、掉髮，表現為頭髮稀少、枯萎、不澤。

食譜推薦 紅燒紫菜豆腐

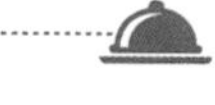

原料 水發紫菜70克，豆腐200克，蔥花少許

調料 鹽、白糖各3克，生抽4毫升，水澱粉5毫升，芝麻油2毫升，老抽、雞粉、食用油各適量

製作

1. 洗淨的豆腐切成小塊；鍋中注入適量清水燒開，倒入豆腐塊煮1分鐘，撈出，瀝乾。
2. 起油鍋，倒入豆腐塊，略炒，加清水，放入紫菜，加鹽、雞粉、生抽、老抽翻炒勻，加入白糖調味。
3. 倒入適量水澱粉勾芡，淋入芝麻油炒勻，最後撒上蔥花即可。

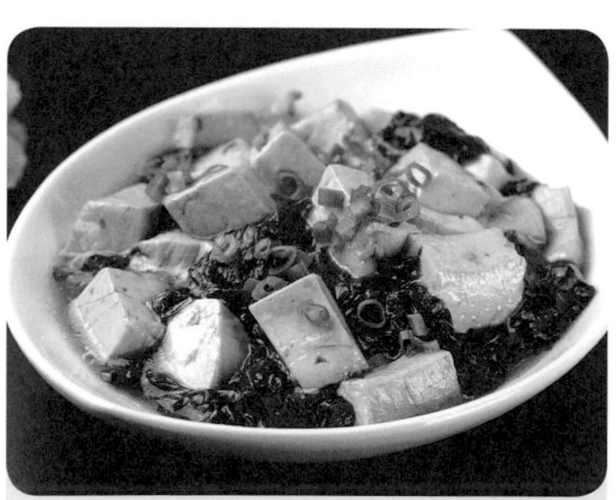

專家點評

可軟堅散結、清熱化痰、利尿，可輔助治療脫髮，適宜腎虛患者食用。

食譜推薦 海帶結燒肉

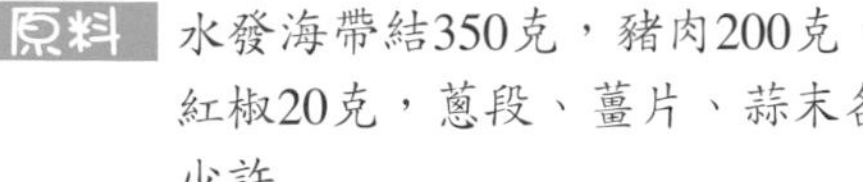

原料 水發海帶結350克，豬肉200克，紅椒20克，蔥段、薑片、蒜末各少許

調料 豆瓣醬15克，鹽3克，雞粉2克，老抽2克，生抽4毫升，水澱粉、食用油各適量

製作

1.食材洗淨；豬肉切小塊；紅椒切小塊。
2.將海帶結煮熟撈出，瀝乾。
3.將肉塊翻炒，加入調料，下入海帶結，煮沸後用中小火續煮20分鐘至食材熟軟。
4.湯汁收濃，倒入紅椒塊、蔥段，翻炒至斷生，用水澱粉勾芡即成。

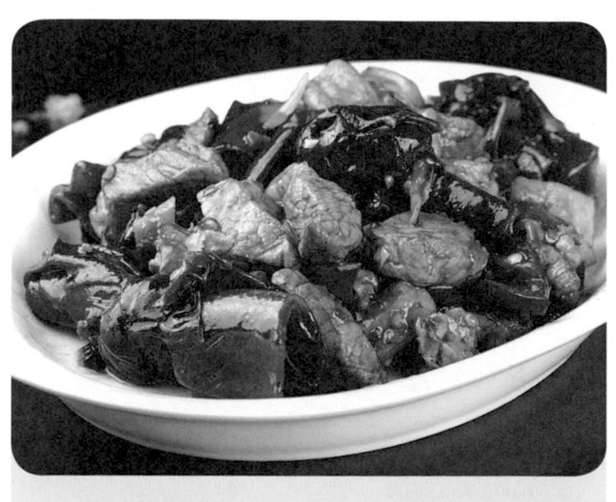

專家點評

有軟堅行水、破積去濕的功效，常食對心腦血管病人很有益處，輔助治療脫髮。

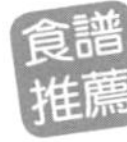

食譜推薦 清炒蠔肉

原料 生蠔肉180克，彩椒40克，薑片、蔥段各少許

調料 料酒4毫升，生抽、蠔油、水澱粉各3毫升，食用油適量

製作

1.食材洗淨；彩椒切成塊；鍋中注入適量清水燒開，倒入彩椒，加入生蠔肉，攪拌勻，煮半分鐘，至其斷生，撈出鍋中食材，瀝乾待用。
2.起油鍋，放入薑片、蔥段，爆香，倒入汆過水的生蠔肉、彩椒，拌炒勻，淋入料酒，加入生抽、蠔油，加水澱粉翻炒均勻，裝入盤中即可。

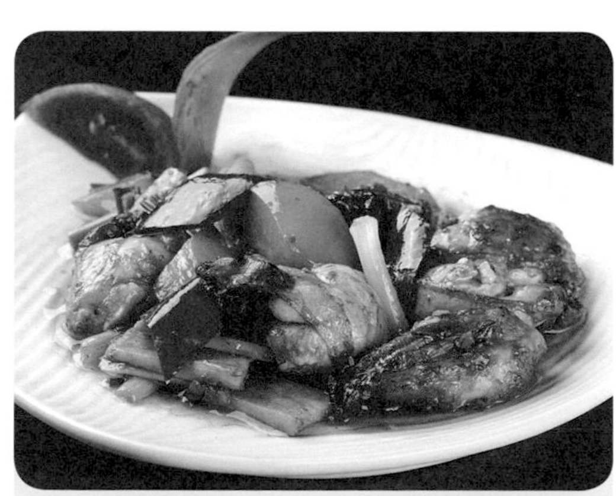

專家點評

有收斂、鎮靜、解毒、鎮痛、強腎的作用，輔助治療脫髮，腎虛患者可多食。

鬚髮早白

填補腎精
充足精氣生黑髮

病症簡介

頭髮由黑變白，一般是毛髮的色素細胞功能衰退了，當衰退到完全不能產生色素顆粒時，頭髮就完全變白了。正常人從35歲開始，毛髮色素細胞開始衰退，而有的人20來歲就白頭了，醫學上稱少年白髮，俗稱「少年白」。

腎虛為什麼會引起鬚髮早白？

先天稟賦不足，後天精氣易虧，如因用力過度，或房事太甚，均可導致腎中精氣虧損，陰液不足，鬚髮不榮而頭髮過早變白。腎陰虧損致早白者，多見於中年人，亦可見於青少年。白髮一般先是偶然見到數根，以後數量逐漸增多，或黑髮色變灰淡，再由灰淡變為灰白，甚則頭髮全部變白。一般多無自覺症狀，有的可見頭髮稀疏脫落。中年患者可伴見頭暈眼花、耳鳴耳聾、腰膝酸軟、夜尿頻數、舌紅或暗胖、脈虛弦或細數等症狀。

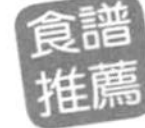

食譜推薦 黑豆芝麻豆漿

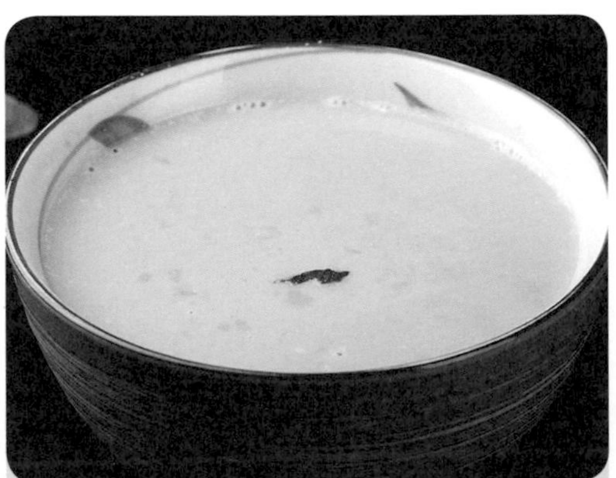

原料 水發黑豆110克，水發花生米100克，黑芝麻20克

調料 白糖20克

製作

1. 黑豆加水放進榨汁機榨汁，倒出用濾網濾取豆汁，裝入碗中，待用。
2. 取榨汁機，倒入黑芝麻、洗好的花生米，再倒入備好的豆汁，榨至材料呈糊狀，即成生豆漿。
3. 湯鍋置旺火上，倒入攪拌好的生豆漿，用大火煮約1分鐘至汁水沸騰，掠去浮沫，撒上適量白糖，續煮至糖分完全溶化即成。

專家點評

補脾利水、解毒潤腸，對於各種水腫、體虛、中風、鬚髮早白、腎虛等病症有顯著療效。

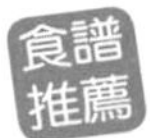

食譜推薦 金銀花鴨肉粥

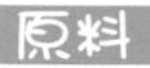

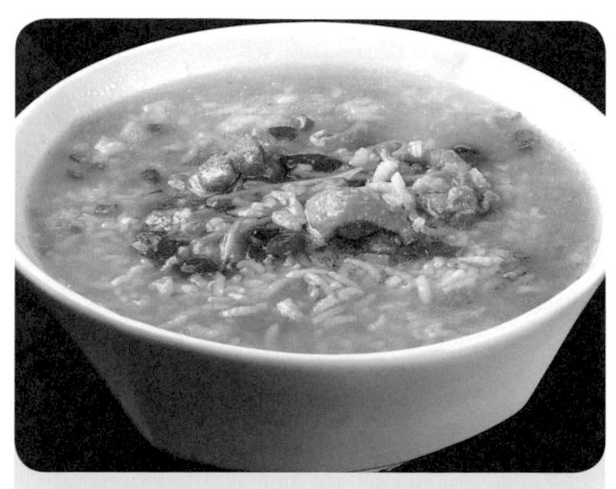

原料 鴨腿肉300克，水發大米160克，金銀花5克，枸杞7克，薑絲、蔥花各少許

調料 鹽3克，雞粉3克，胡椒粉少許，芝麻油2毫升，料酒3毫升

製作

1.鴨腿肉洗淨切塊裝碗，放入適量鹽、雞粉、料酒拌勻，醃漬約10分鐘。

2.鍋中注入清水燒開，下入洗淨的枸杞、金銀花、大米，撒薑絲，再放入醃漬好的鴨塊，大火燒開改小火煮30分鐘至米粒熟軟。

3.調入鹽、雞粉、胡椒粉、芝麻油拌勻，煮至入味，撒上蔥花即成。

專家點評

清熱解毒、潤肺去燥、利尿，還能降壓降糖，適宜鬚髮早白、糖尿病等患者食用。

食譜推薦 首烏菟絲子補骨脂茶

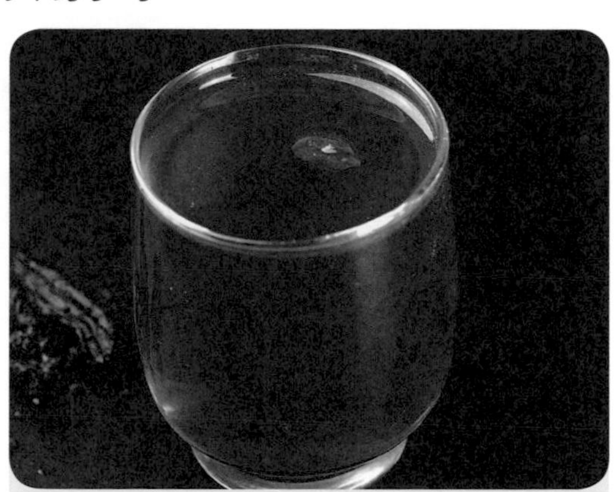

原料 何首烏15克，補骨脂10克，菟絲子7克

製作

1.砂鍋中注入適量清水燒開，放入洗淨的何首烏、補骨脂、菟絲子，燒開後用小火煲煮約15分鐘，至藥材析出有效成分。

2.撈出藥材及雜質，用中火續煮片刻，關火後將茶汁盛入杯中，趁熱飲用。

專家點評

養血滋陰、補腎壯陽，可用於頭昏目眩、失眠、肝腎陰虛之腰膝酸軟、鬚髮早白等症。

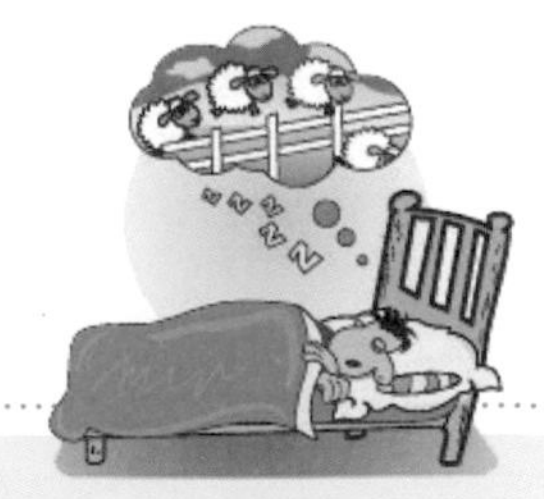

失眠

補腎養精
養心安神

病症簡介

失眠，指無法入睡或無法保持睡眠狀態，導致入睡困難、早醒及睡眠時間不足或品質差等。多發於壓力大、精神緊張或情緒波動大的人群，及患有精神障礙疾病的患者。

腎虛為什麼會引起失眠？

腎虛是指腎臟精氣陰陽不足的狀況，主要可分為腎陰虛和腎陽虛，它除了通過經絡間接導致失眠外，其典型症狀中也直接包括失眠。當人發生腎虛時，就會導致免疫力降低，有更多的證據表明，腎虛發生時，腎臟的微循環系統會發生阻塞，即腎絡會呈現不通，這將影響到全身經絡運行，以致間接造成失眠。

食譜推薦 桂圓酸棗仁紅棗飲

原料 桂圓肉100克，紅棗20克，酸棗仁10克

調料 冰糖20克

製作

1. 砂鍋注入適量清水燒開，倒入洗淨的紅棗、酸棗仁，加入桂圓，攪拌均勻，蓋上蓋，小火燉15分鐘至藥性析出。
2. 放入冰糖，攪拌至冰糖完全融化，將成品盛入杯中即可飲用。

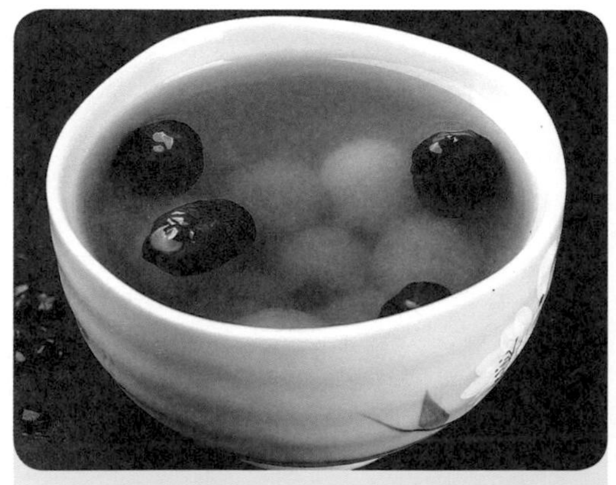

專家點評

可養心安神、補血益氣，對腎虛所致的失眠患者有食療作用。

食譜推薦 香菇豬腦蒸蛋

原料 豬腦1具，雞蛋2個，水發香菇40克，蔥花少許

調料 鹽3克，雞粉2克，料酒6毫升，芝麻油2毫升，胡椒粉適量

製作

1.鍋中注水燒開，入鹽、料酒、洗淨的豬腦煮沸，汆水、撈出瀝乾。
2.香菇洗淨切塊；豬腦切成小塊。
3.雞蛋打入碗中，放鹽、雞粉、胡椒粉、芝麻油，攪散打勻，加入香菇、溫水、豬腦拌勻，裝碗，放入蒸鍋蒸10分鐘。
4.將剩下的豬腦放入，再蒸4分鐘至完全熟，最後撒上蔥花即可。

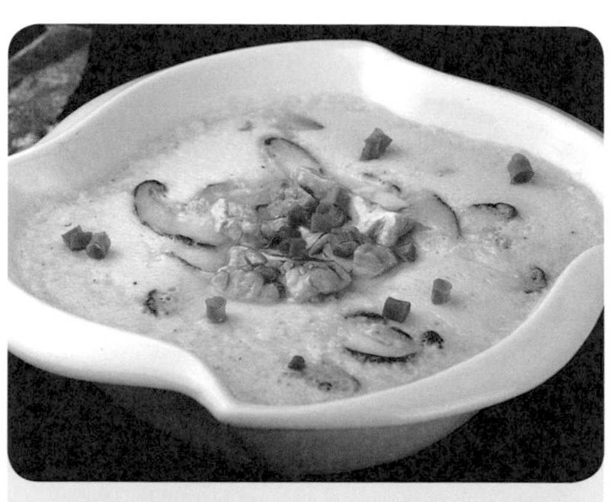

專家點評

平肝息風、鎮心安神，適宜體質虛弱及氣血虛虧之頭暈頭痛、神經衰弱、失眠者食用。

食譜推薦 桂百芡實糖水

原料 桂圓肉50克，百合30克，芡實35克

調料 冰糖20克

製作

1.鍋中倒入600毫升清水燒熱，倒入洗好的芡實，再倒入泡發好的百合。
2.放入桂圓肉，蓋上鍋蓋，煮沸後轉小火煮約40分鐘至食材熟軟。
3.放入冰糖，拌勻，再蓋好蓋，煮約5分鐘至冰糖溶化即可。

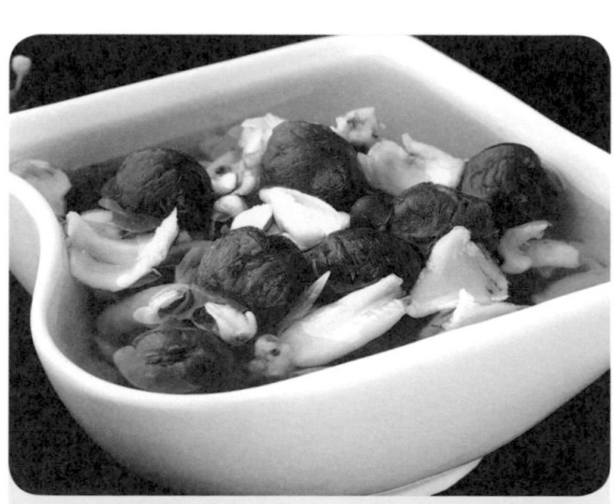

專家點評

補中益氣、滋養強身，常食對神經痛、頭痛、失眠、關節痛等虛弱症狀有顯著的食療效果。

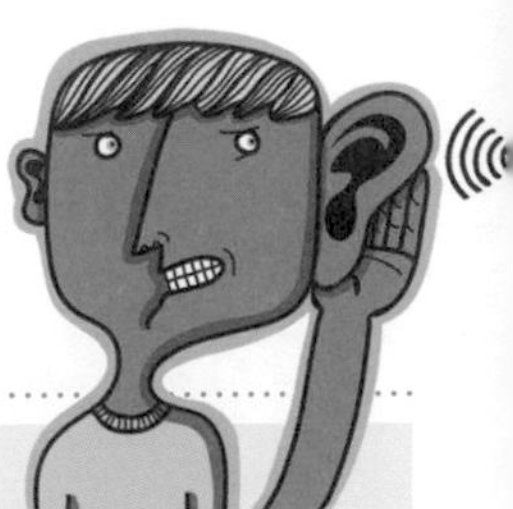

耳鳴、耳聾：填補腎精 調養氣血

病症簡介

耳鳴是指人們在沒有任何外界刺激條件下所產生的異常聲音感覺，常常是耳聾的先兆，因聽覺機能紊亂而引起。耳聾是聽覺上的一種障礙，症狀是患者不能聽到外界的聲音。多發於中老年人，也有少數先天性耳聾患者。

腎虛為什麼會引起耳鳴、耳聾？

耳為腎之竅，為腎所主，又與其他臟腑經絡有著廣泛的聯繫，因此，五臟六腑、十二經脈之氣血失調皆可導致耳鳴。其中，由外感邪氣、臟腑內生痰火瘀滯引起的耳鳴多為實證，由臟腑虛損、久病耗損所致的耳鳴多為虛證，其病理機轉各不相同：實證耳鳴，風邪外襲，肝膽火逆，痰火壅結，氣血瘀阻；虛證耳鳴，腎陰精不足，腎元陽虧虛，脾氣虛弱，心脾血虛。

食譜推薦 豬血韭菜粥

原料 豬血200克，水發大米150克，韭菜90克，薑片少許

調料 鹽、雞粉各2克

製作

1. 將洗淨的韭菜切段；洗好的豬血切開，再切成小方塊。
2. 砂鍋中注適量清水燒開，倒入洗淨的大米，煮沸後用小火煮30分鐘至米粒變軟。
3. 撒上薑片，倒入豬血塊，用小火續煮約3分鐘，至豬血八成熟。
4. 倒入切好的韭菜，待其斷生後加入少許鹽、雞粉，攪勻，續煮至全部食材熟透即成。

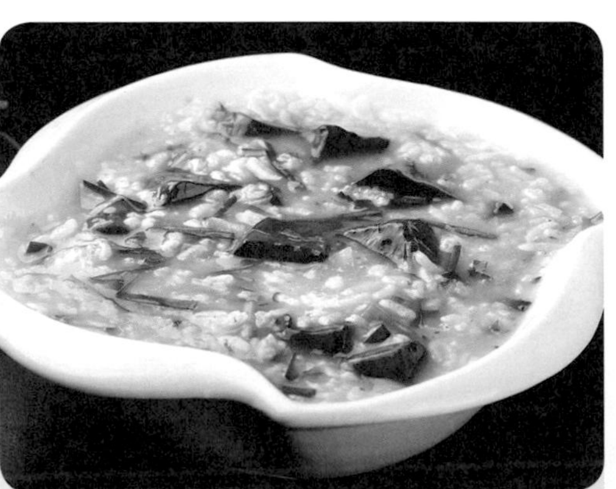

專家點評

解毒清腸、補腎壯陽，可輔助治療腎虛、耳鳴、耳聾、貧血、失眠多夢等症。

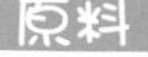

食譜推薦 山藥蟹肉湯

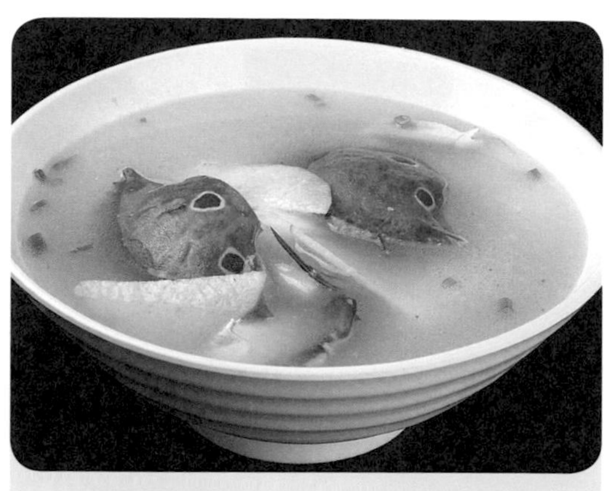

原料 山藥300克，花蟹2隻，薑片、蔥花各少許

調料 鹽3克，雞粉2克，胡椒粉、芝麻油、食用油各適量

製作

1. 把去皮洗淨的山藥切成片；將處理乾淨的花蟹切開，去除鰓，再切成小塊。
2. 鍋中注入適量清水燒開，放入薑片，倒入少許食用油，倒入切好的山藥，煮至沸，放入切好的花蟹，用中火煮3分鐘至食材熟透。
3. 加入適量鹽、雞粉、胡椒粉、芝麻油，拌勻，最後撒上少許蔥花即可。

專家點評

健脾益胃、補腎益氣，可用於脾虛食少、耳鳴耳聾、泄瀉便溏、白帶過多等症。

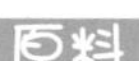

食譜推薦 核桃枸杞五味子飲

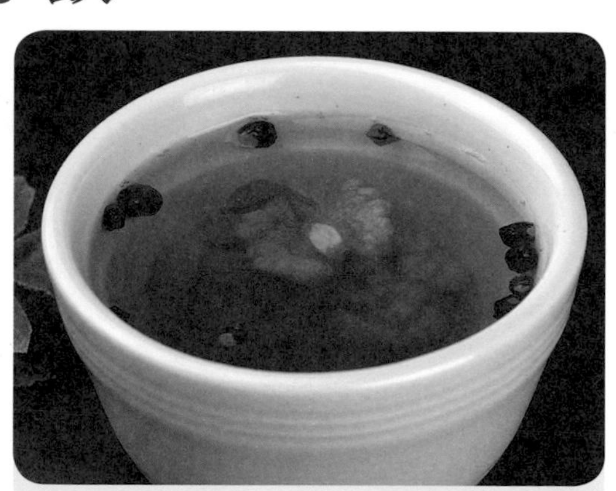

原料 核桃仁20克，枸杞8克，五味子4克

製作

1. 砂鍋注適量清水燒開，倒入核桃仁、枸杞和五味子，攪拌均勻，加蓋，小火燉15分鐘至藥材的藥性析出。
2. 揭開蓋子，持續攪拌片刻，把煮好的藥汁和藥渣盛出，裝入碗中即可。

專家點評

可補肝益腎、益氣生津、潤腸通便，適用腎虛所致的耳鳴耳聾患者。

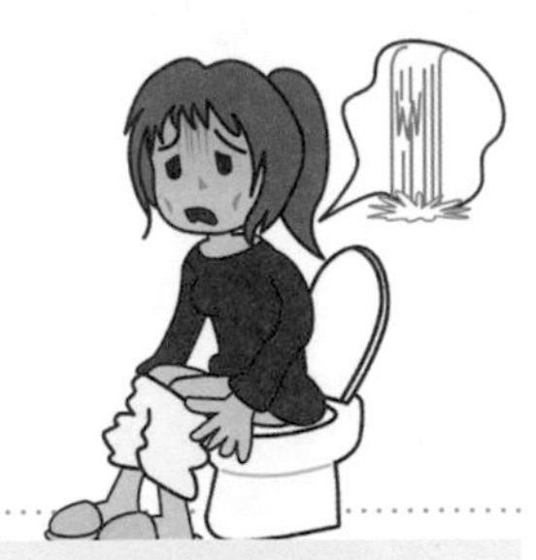

腹瀉

填補腎陽
強身健體

病症簡介

腹瀉亦稱泄瀉，是指排便次數增多，便質稀薄，甚則水樣、腹痛的病症，多發於夏秋。古人以大便溏薄而勢緩者為泄，大便清稀如水而直下者為瀉。此病多見於急、慢性腸炎，過敏性腸炎，胃腸功能紊亂，腸結核等病。

腎虛為什麼會引起腹瀉？

腎虛導致的腹瀉，一般表現為五更瀉，常因久病失養，損傷腎陽，或因年老體衰，陽氣不足，命門火衰形成；《證因脈治 腎虛五更泄瀉》：「腎虛瀉之症，每至五更，即連次而瀉，或當臍作痛，痛連腰背，腹冷膝冷。」一般多見於老年人。

食譜推薦 金櫻子芡實粥

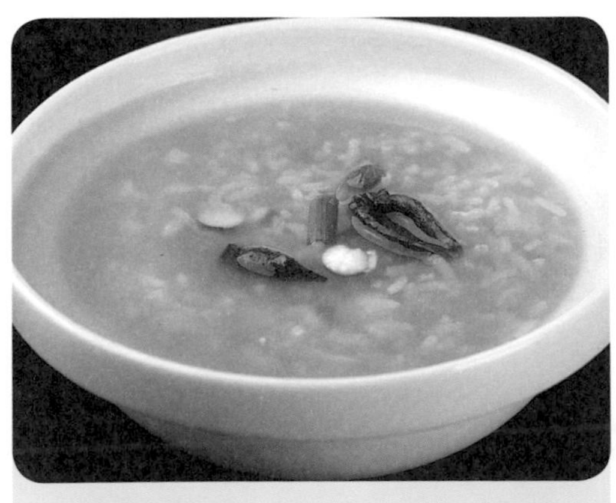

原料 金櫻子8克，芡實20克，水發大米180克

調料 鹽2克

製作

1. 砂鍋注入適量清水燒開，倒入洗淨的金櫻子和芡實。
2. 將洗淨的大米倒入，攪拌勻，蓋上蓋，小火燉1小時至熟，加鹽調味，即成。

專家點評

利尿補腎、澀腸止瀉，適用腎氣虧虛而引起的夢遺滑精、腹瀉、小便不利等病症。

食譜推薦 淮山補骨脂粥

原料 水發大米120克，淮山40克，補骨脂10克

調料 鹽、雞粉各2克

製作

1.將洗淨的淮山切小塊，備用。
2.砂鍋注入適量清水，用大火燒開，倒入洗淨的補骨脂，煮沸後用小火煮15分鐘，至其析出有效成分。
3.撈出藥材及雜質，倒入洗淨的大米，再放入切好的淮山，燒開後用小火煲30分鐘，至米粒熟透，加鹽、雞粉，拌勻，轉中火續煮片刻，至米粥入味即成。

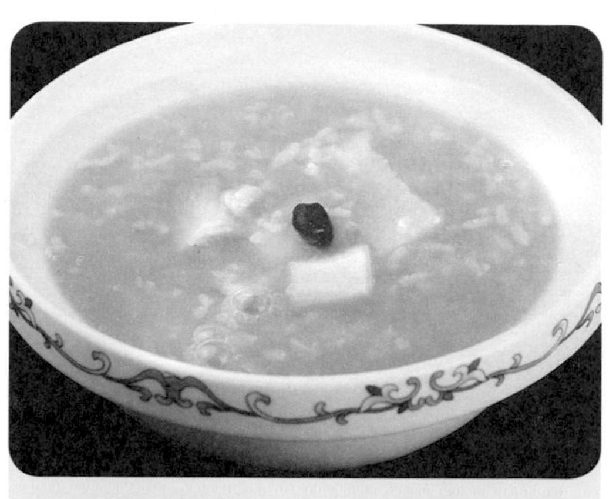

專家點評

有健脾益胃、補腎助陽之效，適宜腎虛腹瀉患者食用。

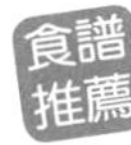

食譜推薦 醋泡生薑茶

原料 生薑60克，紅糖15克

調料 鹽4克，白醋15毫升

製作

1.生薑洗淨切薄片，加鹽醃漬10分鐘，減輕其辛辣味，再以清水洗去鹽分，瀝乾後裝入碗中，倒入適量白醋，加蓋，置於15℃的環境中，浸泡24小時。
2.取出薑片，待用；砂鍋中注入適量清水燒開，倒入薑片，撒上紅糖，轉中火煮約2分鐘，至糖分完全溶化即成。

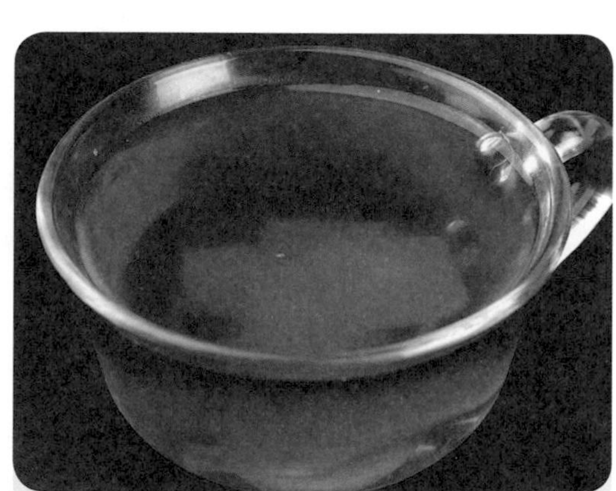

專家點評

有益氣補血、健脾暖胃、緩中止痛、活血化瘀之效，可緩解腹瀉。

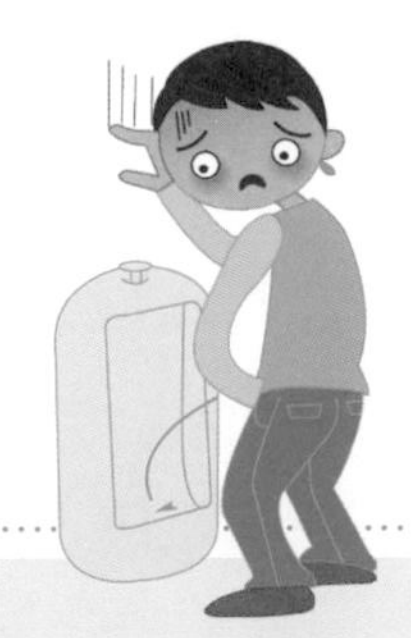

小便頻數

補腎益精
調補氣血

病症簡介

小便頻數又稱尿頻，指小便次數增多，有急迫感而無疼痛的一種病症。小兒在2歲以前出現這種症狀者，不一定屬於病態。現代醫學認為本病的形成，是由於小兒高級神經系統功能發育不全、精神緊張等因素所致，在神經性尿頻、尿崩症等疾病中可出現。

腎虛為什麼會引起小便頻數？

中醫將尿頻列為「腎虛」的症狀之一，當人的體質下降時容易出現尿頻現象，也容易伴隨出現性功能下降。多因年高腎氣虧虛，或年幼腎氣未充，或房事過度，或久病傷腎所致。臨床表現以神疲耳鳴，腰膝酸軟，小便頻數而清，或尿後餘瀝不盡，或遺尿失禁，或夜尿頻多為常見。男子以滑精早洩，女子以白帶清稀，胎動易滑，舌淡苔白，脈沉弱等為主。

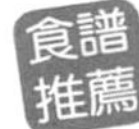

食譜推薦 山茱萸粥

原料 水發大米150克，山茱萸15克

製作

1. 砂鍋中注入適量清水燒開，放入洗淨的山茱萸，煮沸後用小火煮約15分鐘至藥材析出有效成分。
2. 撈出藥材及雜質，倒入洗淨的大米，用大火燒開後轉小火續煮30分鐘至米粒熟透，再用中火拌煮片刻即可。

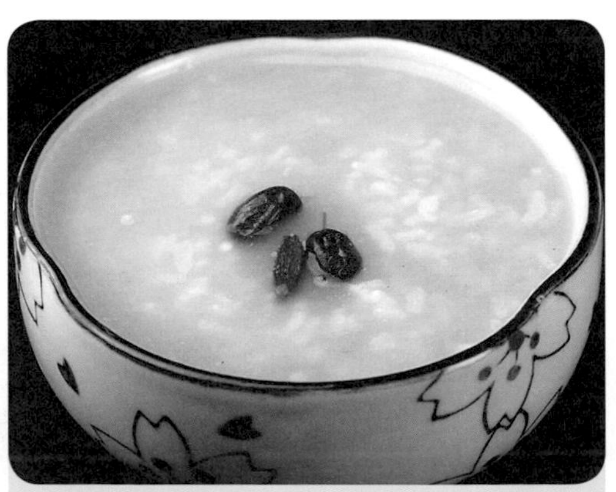

專家點評

有補虛斂汗、補腎壯陽之效，可用於肝腎不足、頭暈目眩、耳鳴、腰酸、尿頻等。

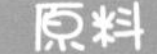

食譜推薦 核桃黑豆煮甜酒

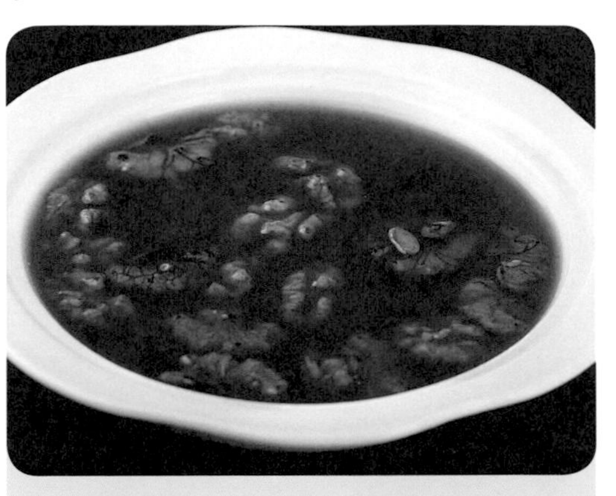

原料 水發黑豆120克，核桃仁30克，甜酒300毫升

製作

1.燒熱炒鍋，倒入洗淨的核桃仁，用中小火炒出香味，盛出待用。

2.砂鍋中注入適量清水燒開，放入洗淨的黑豆及備好的甜酒，再撒上炒好的核桃仁，蓋上蓋，燒開後用小火燉煮約30分鐘，至食材熟透。

3.揭蓋，攪拌勻，轉中火略煮片刻即可。

專家點評

有補脾、利水、解毒、補腎潤腸的功效，對水腫、體虛、中風、腎虛等症有顯著療效。

食譜推薦 豇豆粳米粥

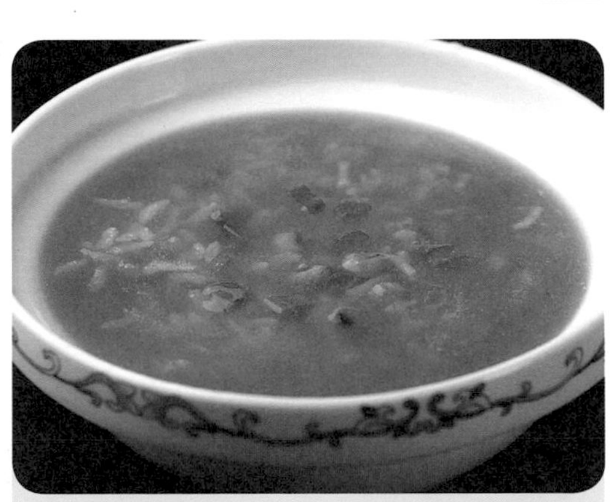

原料 豇豆仁80克，水發大米150克，蔥花少許

調料 鹽、雞粉各2克

製作

1.砂鍋中注入適量清水燒開，倒入洗淨的豇豆仁。

2.放入洗好的大米，攪拌使米粒散開，蓋上蓋，煮沸後用小火燉煮約1小時，至米粒熟透。

3.加入鹽、雞粉，拌勻，轉中火續煮片刻，至米粥入味，關火後灑上蔥花即可。

專家點評

可理中益氣、補腎健胃、和五臟、止尿頻，用於腎虛所致的小便頻數。

腰痛 腎精充足 滋養腎臟

病症簡介

腰痛是指腰部一側或雙側疼痛連脊椎的一種症狀，男女均會發生，女性居多。腰痛常可放射到腿部，常伴有外感或內傷症狀。腰椎X光照片等檢查，常可見異常。引起腰痛的原因很多，比較常見的有腎虛、腰部骨質增生、骨刺、椎間盤突出、腰椎肥大、椎管狹窄、腰部骨折、椎管腫瘤、腰部急慢性外傷或勞損、腰肌勞損、僵直性脊柱炎等。

腎虛為什麼會引起腰痛？

中醫認為腰為腎之府。腎主骨、生髓，腎精虧損，則腰脊失養，致酸軟無力，其痛綿綿，遇勞更甚，逸則減輕，喜按揉拒暴力，是慢性腰痛中的又一病症。多為先天稟賦不足，後天又勞累太過或久病體虛，或年老體衰，或房事不節，導致腎精虧損，無以滋養腰脊而發生疼痛。

食譜推薦 脆皮羊肉卷

原料 羊肉300克，洋蔥50克，青、紅椒各20克，雞蛋2個，麵包粉150克，辣椒粉、孜然粉各少許

調料 鹽、味精、料酒、水澱粉、生抽各適量

製作

1. 食材洗淨；洋蔥、紅椒切粒；青椒剁成末；羊肉剁成末，加鹽、味精拌勻；雞蛋調勻煎蛋皮。
2. 將羊肉末加調料炒熟，倒入洋蔥、青椒、紅椒炒勻。
3. 取蛋皮，放入肉末卷起，製成肉卷坯，澆上蛋液；取大盤，撒上少許麵包粉，放卷坯，撒麵包粉；將肉卷炸約1分鐘撈出，切段即可。

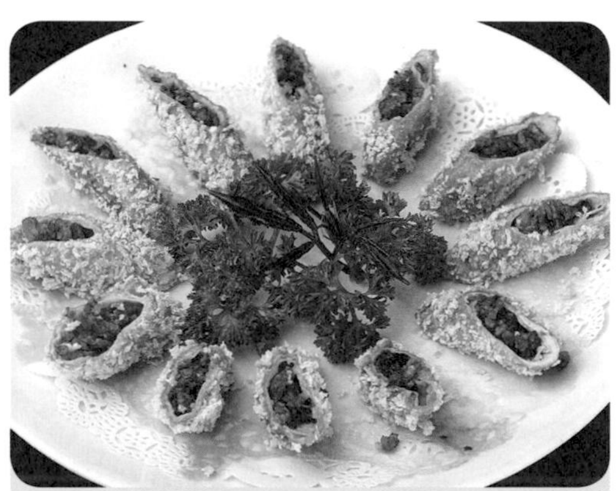

專家點評

可補體虛、祛寒冷、溫補氣血，腎虛腰痛患者可多食。

食譜推薦 固腎補腰鰻魚湯

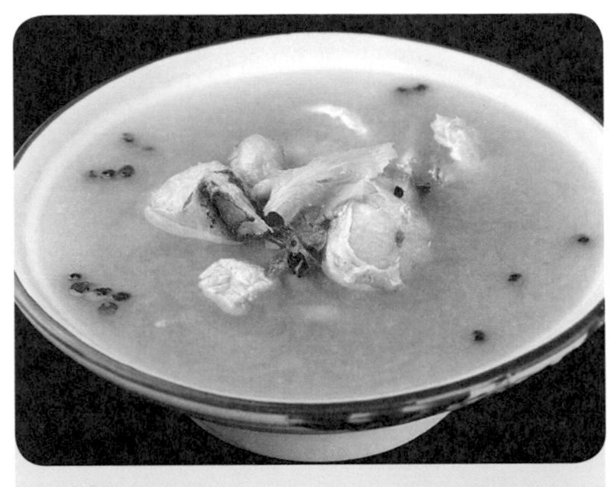

原料 黃芪6克，五味子3克，補骨脂6克，陳皮2克，鰻魚400克，瘦肉300克，薑片15克

調料 鹽、雞粉各2克，料酒8毫升，食用油適量

製作

1. 食材洗淨；瘦肉切丁；鰻魚入熱油鍋炸至金黃色，撈出，瀝油。
2. 鍋注水燒開，倒入藥材，加瘦肉、薑片攪勻，燒開後，小火燉20分鐘後倒入鰻魚，淋料酒，小火燉15分鐘至食材熟透。
3. 加入雞粉、鹽，攪勻入味即可。

專家點評

可斂肺益氣、強腰補腎，適用腎虛腰疼者。

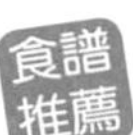

食譜推薦 香芹辣椒炒扇貝

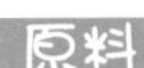

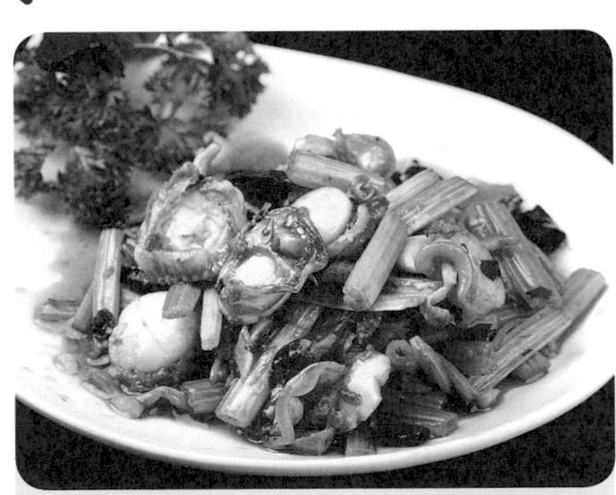

原料 扇貝300克，芹菜80克，乾辣椒、薑片、蒜末各少許，豆瓣醬15克

調料 鹽、雞粉各2克，料酒5毫升，水澱粉、食用油各適量

製作

1. 食材洗淨；芹菜切段；扇貝煮熟，撈出放涼後取扇貝肉，裝盤。
2. 起油鍋，放薑片、蒜末、乾辣椒爆香，倒入芹菜，翻炒至斷生，倒入備好的扇貝肉，炒透，再淋入料酒提味。
3. 加豆瓣醬翻炒片刻，放入雞粉、鹽，淋入少許水澱粉炒勻即成。

專家點評

可健脾和胃、健腦明目、補腎，常吃有助預防心臟病、中風、腰痛及阿茲海默症。

便秘 補腎養腎 激發腎氣

病症簡介

便秘是臨床上常見的一組複雜症狀，其發病率可高達27%，嚴重影響人們的生活。由於大腸傳導功能失常，糞便在腸內停留時間過長，糞質乾燥或堅硬，形成便秘。而便秘的基本病變雖屬大腸傳導失常，但也與脾胃肝腎等臟腑的功能失調有關。四者功能失調，皆為便秘之由。

腎虛為什麼會引起便秘？

現代中醫理論認為，老年人便秘的根本原因是腎氣虛損。根據中醫臟象學說，便秘雖屬大腸傳導功能失常，但最終還是由於腎虛造成的。腎開竅於二陰，主二便，大便的傳導須經過腎氣的激發和滋養，才能發揮正常作用。老年人由於久病或年老，腎精逐漸衰退，腎氣不足以溫煦推動大腸排便，使大便傳送無力，糞便滯留，進而引起便秘。腎虛若不能及時治療就會形成習慣性便秘。

食譜推薦 山藥木耳炒核桃仁

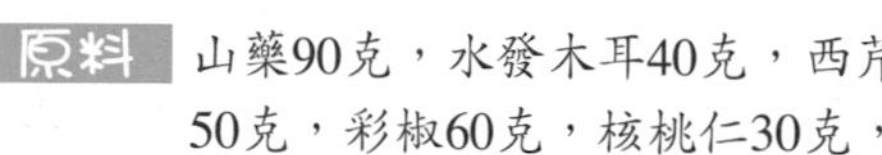

原料 山藥90克，水發木耳40克，西芹50克，彩椒60克，核桃仁30克，白芝麻少許

調料 鹽3克，白糖10克，生抽3毫升，水澱粉4毫升，食用油適量

製作

1. 食材洗淨；山藥去皮切片；木耳、彩椒、西芹切塊；上述食材入鍋汆水撈出。
2. 將核桃仁炸出香味撈出。
3. 鍋底留油，加白糖，倒入核桃仁翻炒，撒白芝麻拌勻，盛出備用。
4. 熱鍋注油，倒入焯過水的食材，加鹽、生抽、白糖，加水澱粉炒勻，裝盤即可。

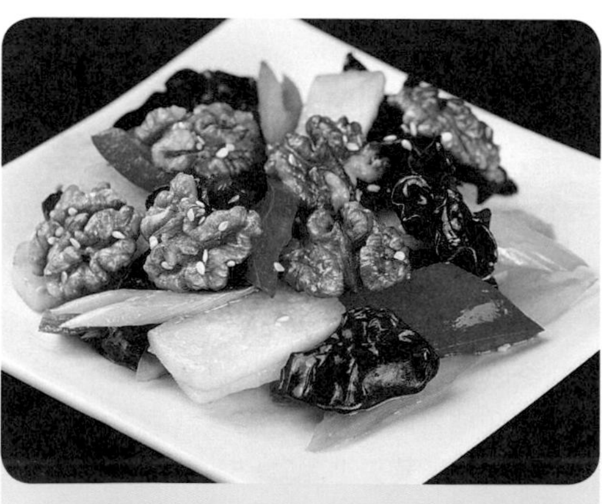

專家點評

有健脾益胃、補腎潤腸之效，凡腎虧遺精、婦女白帶多、小便頻數、便秘等症，皆可服之。

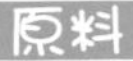 食譜推薦 牛肚枳實砂仁湯

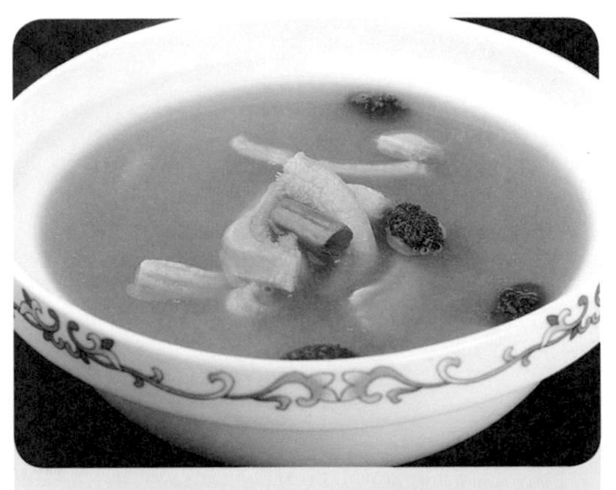

原料 牛肚200克，薑片15克，枳實7克，砂仁5克

調料 料酒8毫升，鹽2克，雞粉2克，胡椒粉少許

製作

1.食材處理乾淨，牛肚切條；砂鍋注入適量清水燒開，放入薑片、枳實和砂仁，倒入牛肚，淋入料酒，拌勻，加蓋，燒開後小火燉1小時至熟。

2.放雞粉、鹽、胡椒粉，拌勻即可。

專家點評

補益脾胃、補虛益精，適宜病後虛羸、氣血不足、營養不良、脾胃薄弱、便秘之人。

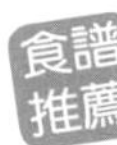 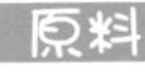 食譜推薦 補骨脂燉牛肉

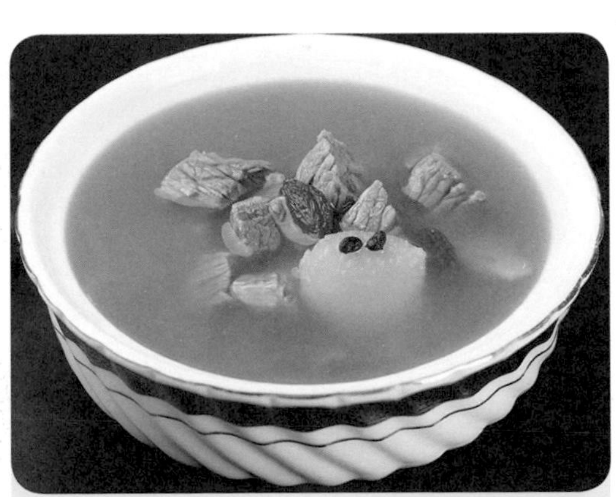

原料 補骨脂6克，薑片12克，牛肉200克

調料 鹽、雞粉各2克，料酒16毫升

製作

1.食材洗淨；牛肉切丁，入沸水中汆燙，加料酒，攪至煮沸，撈出備用。

2.砂鍋倒入適量清水燒開，倒入牛肉丁、薑片和補骨脂，攪勻，淋入料酒，煮至沸，蓋上鍋蓋，小火燉1.5小時。

3.加入鹽、雞粉，攪勻即可。

專家點評

補腎壯陽、補脾健胃，用於治療腎虛陽痿、腰膝酸軟冷痛、腎虛遺精、遺尿、便秘等。

陽痿、早洩

補益五臟
調和陰陽

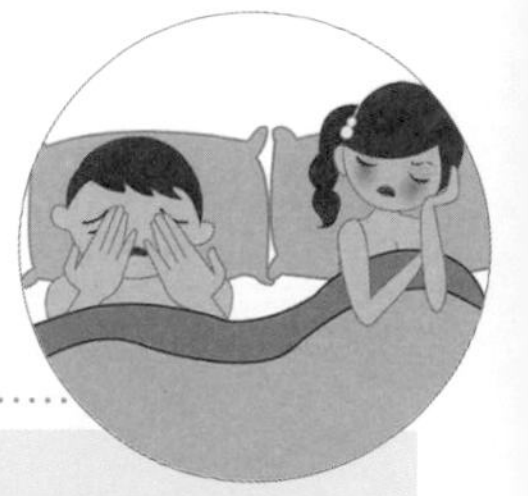

病症簡介

陽痿是指男性陰莖勃起功能障礙，表現為男性在有性欲的情況下，陰莖不能勃起或能勃起但不堅硬，不能進行性交活動。早洩是指男子在陰莖勃起之後，未進入陰道之前或正當納入以及剛進入而尚未抽動時便已射精，陰莖也隨之疲軟並進入不應期。

腎虛為什麼會引起陽痿、早洩？

中醫理論以為，腎主人體生命活動及生理運動之原動力，腎虛則五臟六腑皆虛，五臟六腑衰弱又可致腎之更虛。腎內藏元陰元陽，為水火之臟，主藏精，主骨生髓，古人稱腎為先天之本，為生命之根。如果勞倦淫欲過度，久病傷精，則會出現腎虛表現。一般出現滑精早泄、陽痿不舉、腰脊酸軟、聽力減退、小便頻數而清或尿後餘瀝，或四肢不溫，或動則氣喘、頭昏耳鳴、少寐忘卻、遺精、舌質紅少苔症狀。

食譜推薦 蓯蓉枸杞粥

原料 肉蓯蓉7克，枸杞10克，水發大米150克

製作

1. 砂鍋注入適量清水燒開，倒入洗淨的肉蓯蓉，小火燉10分鐘至藥性析出。
2. 將藥渣撈淨，倒入備好的大米，放入洗淨的枸杞，攪拌均勻，小火再燉30分鐘。
3. 持續攪拌片刻即可。

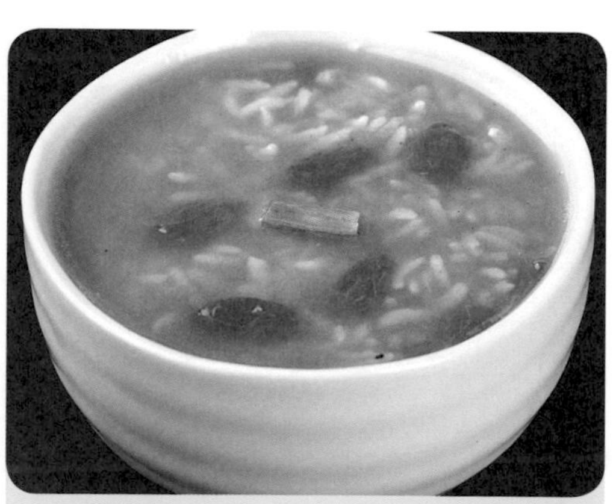

專家點評

補腎益精、潤腸通便，用於腎陽不足、精血虛虧、陽痿或不孕、腰膝酸軟、筋骨無力等症。

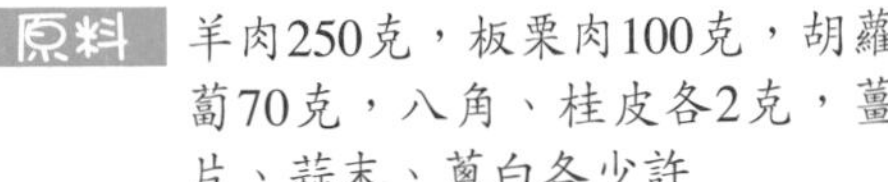

板栗羊肉

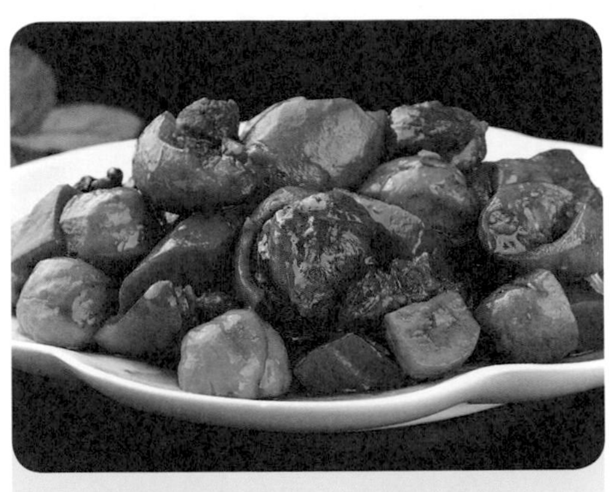

原料 羊肉250克，板栗肉100克，胡蘿蔔70克，八角、桂皮各2克，薑片、蒜末、蔥白各少許

調料 雞粉2克，鹽、白糖各3克，水澱粉、料酒、生抽、老抽、食用油各適量

製作

1. 食材洗淨；胡蘿蔔切塊；板栗肉切半；羊肉切塊，汆熟撈出。
2. 起油鍋，倒入薑片、蒜末、蔥白、桂皮、八角爆香，倒入羊肉，淋入料酒、老抽、生抽炒勻，鍋中加水，倒入板栗肉、胡蘿蔔、鹽、雞粉、白糖，小火燜約40分鐘，用水澱粉勾芡，拌炒至入味即可。

專家點評

補腎強筋，適合治療腎虛引起的腰膝酸軟、腰腿不利、小便增多、失眠、早洩、陽痿等症。

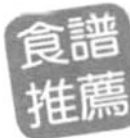

洋蔥炒鱔魚

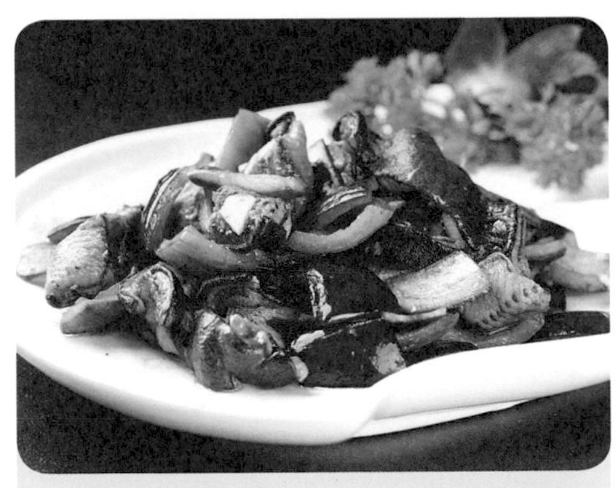

原料 鱔魚200克，洋蔥100克，彩椒55克，薑片、蒜末、蔥段各少許

調料 鹽3克，料酒16毫升，生抽10毫升，水澱粉9毫升，芝麻油3毫升，雞粉、食用油各適量

製作

1. 食材洗淨；洋蔥、彩椒切塊；鱔魚切塊，加入少許鹽、料酒、水澱粉拌勻，醃漬片刻後入沸水中煮熟撈出瀝水。
2. 將薑片、蒜末、蔥段入油鍋爆香，倒入彩椒、洋蔥炒勻，放入鱔魚，淋入料酒、生抽、鹽、雞粉，用水澱粉勾芡，淋上芝麻油即可。

專家點評

補氣養血、溫陽健脾、滋補肝腎、祛風通絡，適合早泄、陽痿者食用。

不孕不育

填補精氣
補脾養腎

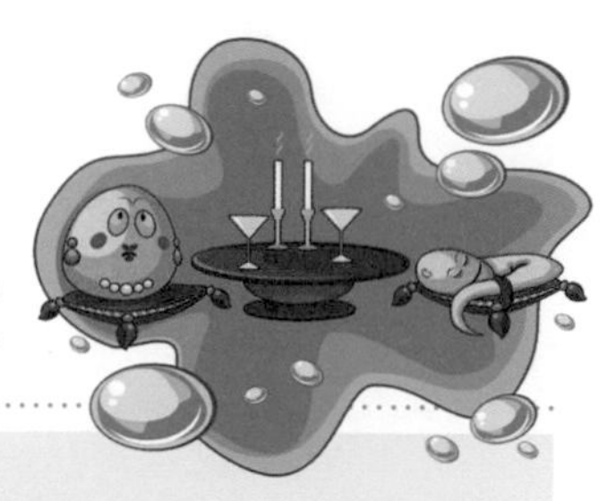

病症簡介

不孕不育，分為不孕症和不育症。育齡夫婦雙方同居一年以上，有正常性生活，沒有採用任何避孕措施的情況下，未能成功懷孕者稱不孕症。雖能受孕但因種種原因導致流產、死胎而不能獲得存活嬰兒的稱為不育症。因男性原因導致配偶不孕者，稱男性不孕症或男性不育症，簡稱男性不育。

腎虛為什麼會引起不孕不育？

中醫認為凡女子不孕以腎虛為根本，或為素體虧虛，稟賦不足；或為不慎房事，損傷腎精；或久病多產傷腎。脾為後天之本，精血生化之源，脾虛則生化無源而致不孕。女子以肝為先天之本，肝藏血，主疏泄，肝鬱氣滯亦可使女子不孕。論治則當安五臟、通氣血，調經種子，孕育乃成。

食譜推薦 當歸生薑羊肉湯

原料 羊肉400克，當歸10克，薑片40克，香菜段少許

調料 料酒8毫升，鹽、雞粉各2克

製作

1. 鍋中注入適量清水燒開，倒入洗淨切好的羊肉，加入料酒，煮沸，去除血水，撈出，瀝乾水分，待用。
2. 砂鍋注入適量清水燒開，倒入當歸和薑片，放入羊肉，淋入料酒，小火燉2小時至羊肉軟爛，放鹽、雞粉，拌勻，夾去當歸和薑片，裝盤即可。

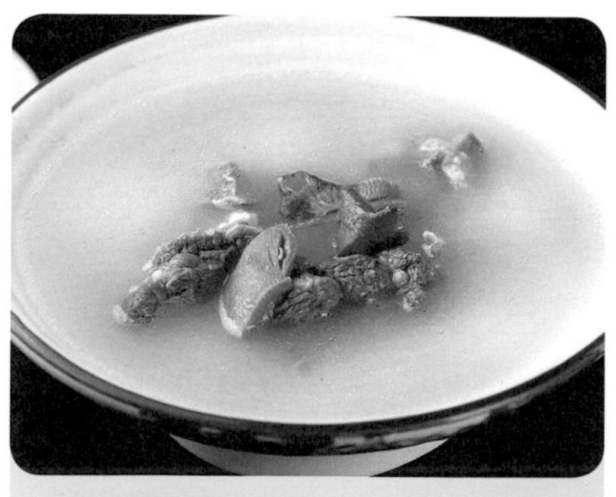

專家點評

補體虛、祛寒冷、溫補氣血、益腎氣，凡腎陽不足、虛勞不足、不孕不育者皆可食用。

食譜推薦 荔枝鳳尾蝦

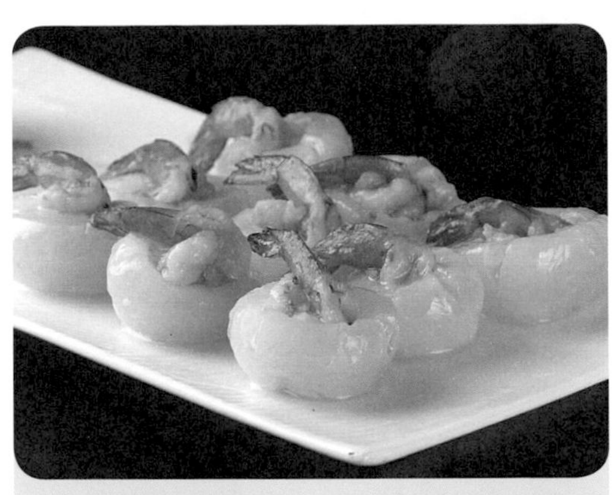

原料 荔枝200克，基圍蝦200克

調料 鹽7克，雞粉3克，水澱粉8毫升，食用油適量

製作

1. 荔枝去殼，去核，汆熟備用；基圍蝦去頭，保留蝦尾，將蝦仁背部切開，去掉蝦線洗淨，裝碗，加少許鹽、雞粉、水澱粉，醃漬。
2. 蝦仁入油鍋炸至變色，撈出。
3. 鍋底留油，倒入適量清水，加少許鹽、雞粉、水澱粉，攪勻，製成稠汁。
4. 把蝦仁塞入荔枝肉中，露出蝦尾，擺盤，把稠汁澆上即可。

專家點評

有補脾益肝、理氣補血、補心安神的功效，對腎虛、不孕不育患者有食療作用。

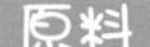

食譜推薦 萵筍泥鰍粥

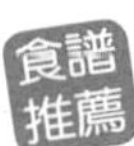

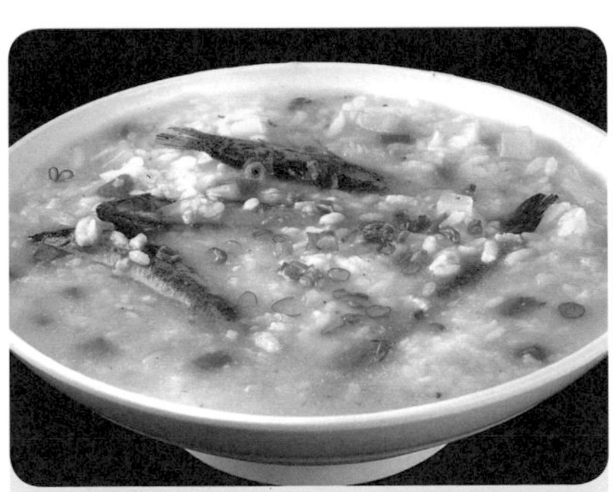

原料 萵筍70克，胡蘿蔔50克，水發大米150克，泥鰍130克，薑絲、蔥花各少許

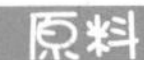

調料 鹽3克，雞粉2克，芝麻油2毫升，食用油適量

製作

1. 食材洗淨；萵筍、胡蘿蔔切丁；泥鰍去內臟洗淨；將大米入鍋中煮熟，倒入胡蘿蔔丁、萵筍，再倒入泥鰍，用小火續煮約10分鐘至全部食材熟透。
2. 撒上薑絲，放入鹽、雞粉、芝麻油拌煮至入味，再撒上蔥花即成。

專家點評

補中益氣、養腎生精，適宜身體虛弱、脾胃虛寒、體虛盜汗、腎虛、不孕不育者食用。

更年期綜合症

調和五臟 平衡陰陽

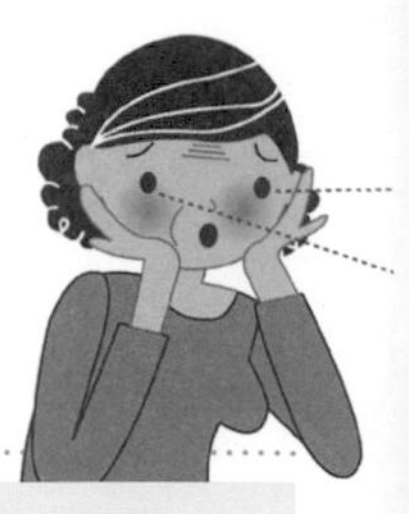

病症簡介

在更年期，卵巢分泌的雌激素急驟降至最低水準，便會發生一系列自主神經功能失調為主的症狀，統稱為更年期綜合症。90%以上的絕經期女性都會出現不同程度的更年期症狀。

腎虛為什麼會引起更年期綜合症？

更年期綜合症在中醫內相當於「絕經前後諸症」的範疇。婦女絕經前後，腎氣漸衰，天癸漸竭，沖任二脈虛損，加之體質因素或外界刺激，使陰陽失去平衡，臟腑氣血不和所致。本病以腎虛為本，腎的陰陽平衡失調，影響到心、肝、脾臟，而出現諸多徵候。本病分為腎陰虛、腎陽虛、腎陰陽兩虛三個症型，治療以調和腎陰腎陽為主。

食譜推薦 核桃豆漿

原料 水發黃豆120克，核桃仁40克

調料 白糖15克

製作

1. 黃豆洗淨，入榨汁機中，加適量水榨汁，濾渣取汁，備用。
2. 洗淨的核桃仁放入榨汁機，注入備好的豆汁，榨至核桃仁呈碎末狀，成生豆漿。
3. 砂鍋置火上，倒入生豆漿，用大火煮約1分鐘，至汁水沸騰，掠去浮沫，加入適量白糖，用中火續煮片刻，至糖分溶化即成。

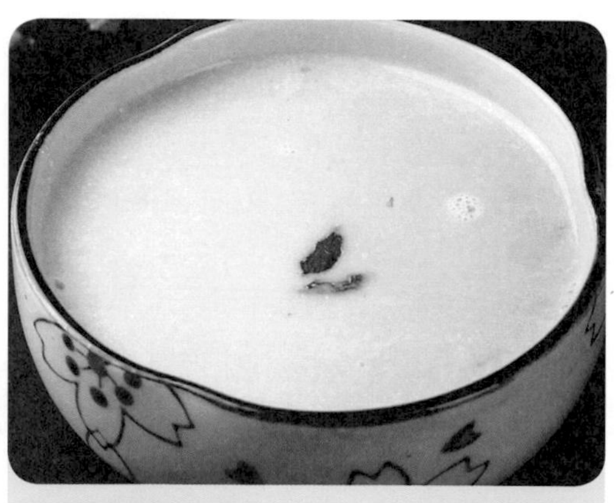

專家點評

可潤腸通便、補脾益氣、消熱強腎，因腎虛引起的更年期綜合症患者可多喝。

食譜推薦 紅豆腰果燕麥粥

原料 水發紅豆90克，燕麥85克，腰果40克

調料 冰糖20克

製作

1. 將腰果洗淨，入油鍋煎至金黃色撈出，瀝油。
2. 砂鍋注入適量清水燒開，倒入洗淨的燕麥、紅豆，攪勻，蓋上蓋子，燒開後小火燉40分鐘。
3. 將腰果倒入木臼中，搗末，將搗好的腰果末倒出裝入盤中備用。
4. 倒入冰糖，攪至融化，將粥盛出，撒上腰果末即可。

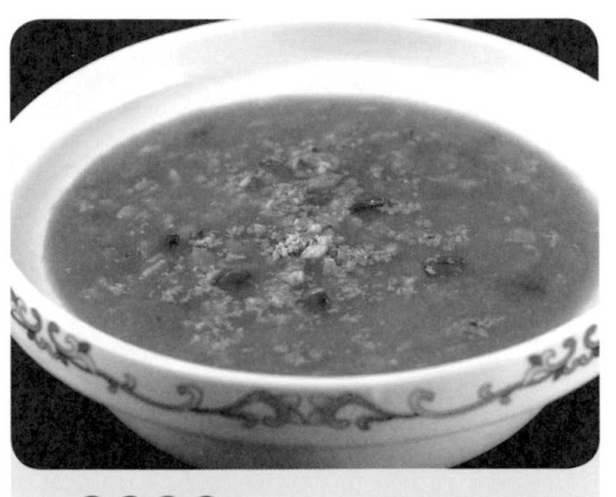

專家點評

有利水滲濕、強腰補腎、健脾養血之效，適宜腎虛、更年期綜合症患者食用。

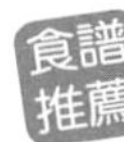

食譜推薦 清燉甲魚

原料 甲魚塊400克，薑片、枸杞各少許

調料 鹽、雞粉各2克，料酒6毫升

製作

1. 鍋中注水燒開，加料酒，倒入甲魚塊，用大火煮約2分鐘，待湯汁沸騰後掠去浮沫撈出，瀝水待用。
2. 砂鍋中注入800毫升清水，大火燒開，倒入汆煮好的甲魚塊，放入枸杞、薑片，再淋入料酒提味，煮沸後轉小火煲約40分鐘，至食材熟透。
3. 加入鹽、雞粉，攪勻，續煮片刻至入味即成。

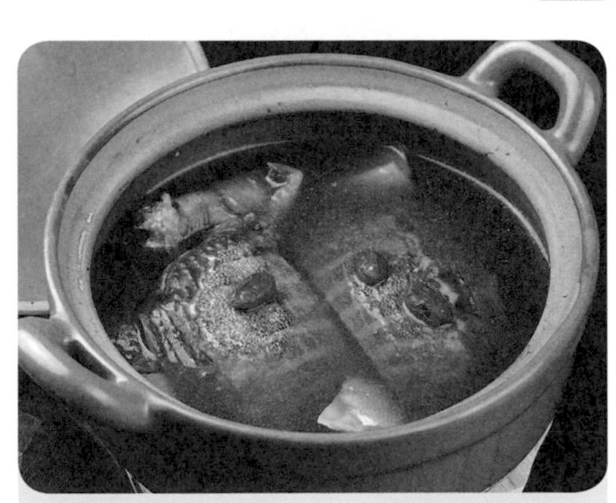

專家點評

滋陰涼血、補益調中、補腎健骨，對因腎虛所致的失眠、更年期綜合症等有食療功效。

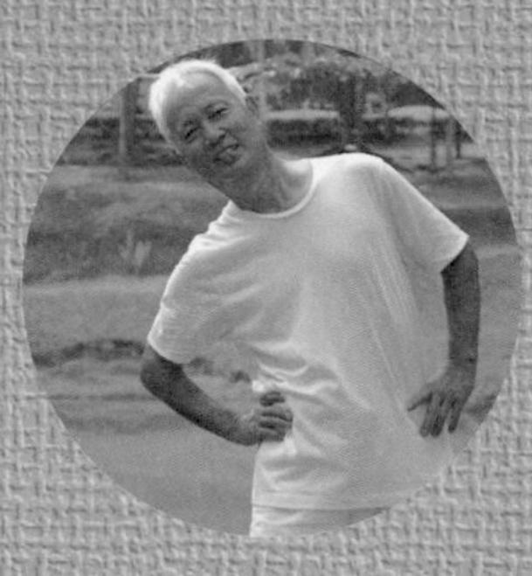

扭腰功

補腎減肥兩不誤

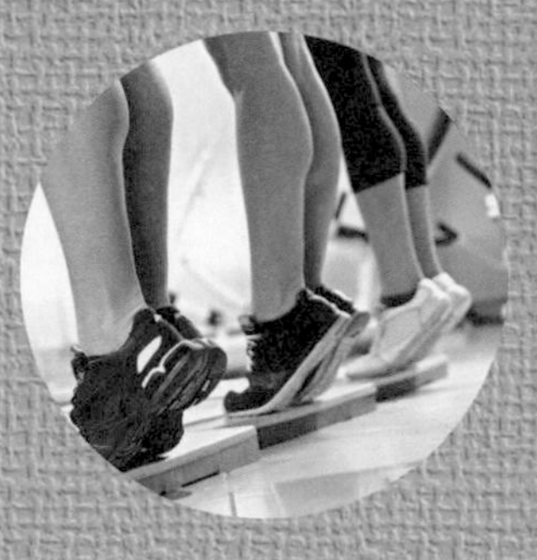

踮腳尖

腳尖踮一踮，通經活血效可見

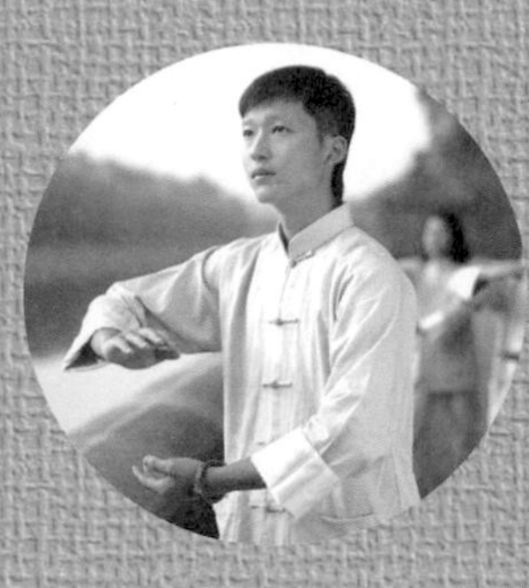

太極拳

剛柔相濟，補腎就這麼簡單

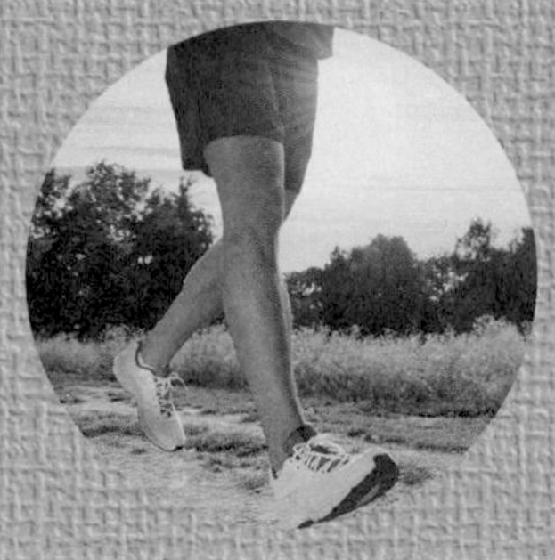

慢跑

排毒補腎，心肺齊受益

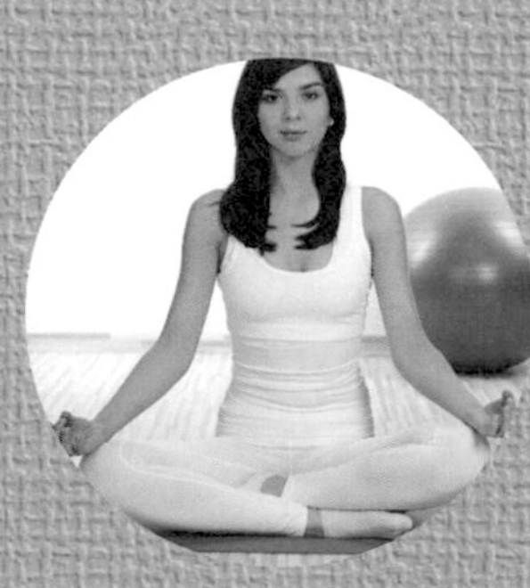

打坐

學聖賢保腎固精、涵養心性

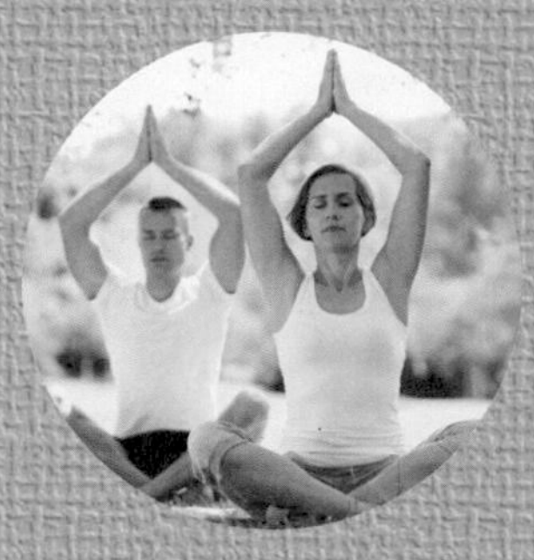

真氣運行法

舒經活絡，補腎強身

第5章

簡單運動來養腎，一學就會超輕鬆

生命在於運動，養腎其實也在於運動。久坐不動，腹腔承受巨大壓力，就會壓迫膀胱經，造成膀胱經氣血運行不暢，膀胱功能失常，從而引發腎功能異常，即我們常說的「久坐傷腎」。我們不僅需要通過食物來補充腎所需的營養物質，更要通過適度的運動來舒筋活絡，讓營養物質能被更好地吸收。

以下介紹一些簡單又方便可行的補腎運動，選擇您比較感興趣的一項吧，讓自己的身心舒暢，又可收穫補腎填精、益壽延年的功效，何樂而不一試呢？

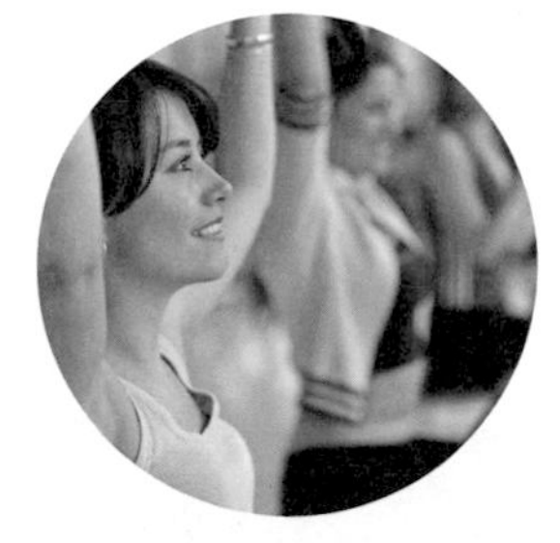
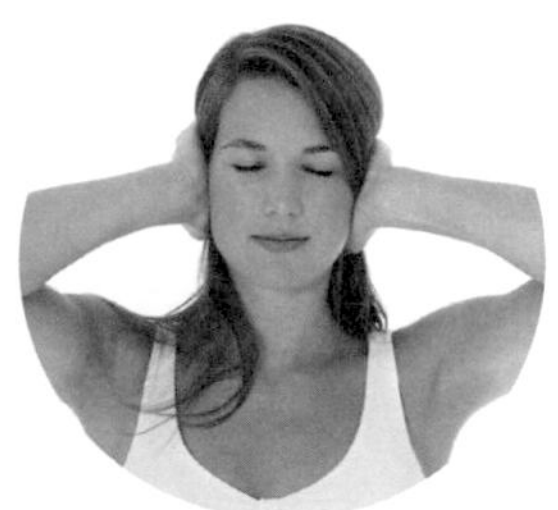
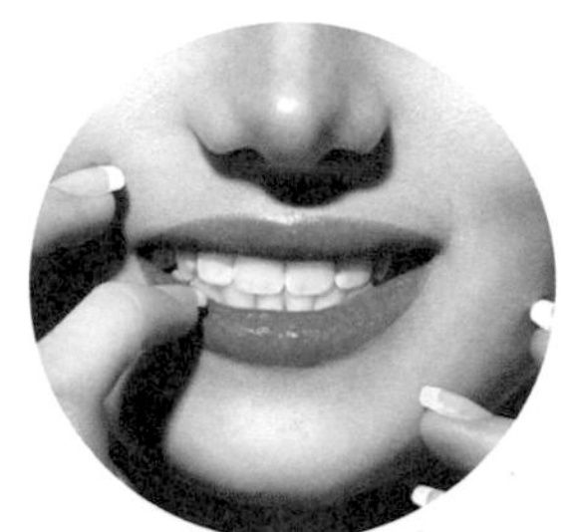

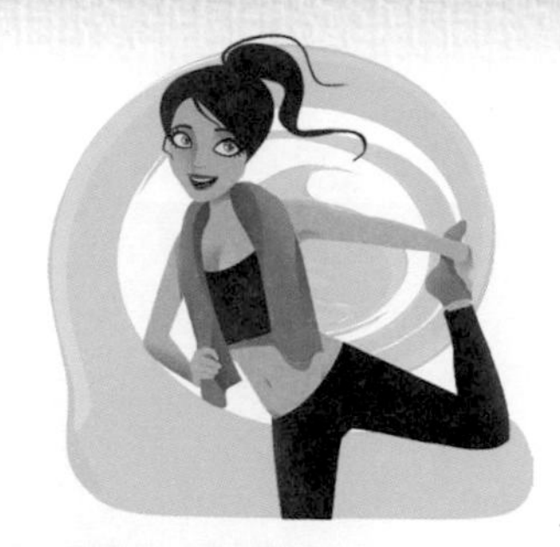

適量運動，補腎又健康

我們都知道「食補」能養身，其實，運動也能養生。常說「要活就要動」，是有一定道理的。通過慢跑、打坐、練太極等方式，既活動了我們的身體，讓身體的筋骨得到舒展，活絡了身體的各大經絡，同時心情也得到了放鬆，在心理上、精神上得到一種調補，這些都是運動賦予我們的「補腎良方」。

慢跑：排毒補腎，心肺齊受益

慢跑亦稱為緩步、緩跑或緩步跑，是一種有氧運動。醫學權威認為，慢跑是鍛煉心臟和全身的好方法。規律地進行慢跑可讓體內的新陳代謝加快，延緩身體機能老化的速度，並可讓體內的毒素等多餘物質隨著汗水及尿液排出體外，還可使性激素分泌增加、性欲增強，是補腎生陽的一種有效方法。慢跑還有助於減肥，可增強心肺功能，鍛煉腿部肌肉，同時還可幫助減輕心理負擔，保持良好的身心狀態，提高生活品質。

在慢跑之前，我們應該做好準備，選擇平坦的路面，不要穿皮鞋或塑料底鞋，如果在柏油或水泥路面上，最好穿厚底膠鞋。起跑之前，要先活動一下肢體和踝、膝關節，使全身肌肉放鬆，使心跳和呼吸適應一下室外環境和運動需要，然後再開始跑步。同時，在跑步過程中動作要自然放鬆，呼吸應深長有節奏，不要憋氣，跑步速度應均勻適中，還應注意跑步時不要說話，這樣容易疲勞，也不利於心肺健康。

平時不常運動者，開始慢跑時應少跑一

些，或隔一天跑一次，經過一段時間的鍛煉後，再逐漸增加至每天跑3～4公里。如果在慢跑後感到食欲缺乏、疲乏倦怠、頭暈心慌，則可能是運動量過大了，必須加以調整，減少運動量。跑步之後還應及時補充維生素和礦物質元素的消耗。

走貓步：走出強腎縮陰的獨特步伐

走「貓步」除了能增強免疫力，增強體質，緩解現代快節奏生活造成的心理壓力外，其姿勢上形成一定幅度的扭胯，對人體會陰部能起到一種擠壓和按摩的作用。

在會陰部，肛門和生殖器中間凹陷處的會陰穴，是陰經脈氣交會之所。會陰穴與頭頂的百會相應，共同統攝著真氣在任督二脈上的正常運行，維持體內陰陽氣血的平衡，它是人體生命活動的要害部位。經常按摩會陰穴，能疏通體內脈結，促進陰陽氣的交接與循環，對調節生理和生殖功能有獨特的作用。腎虛者對這個穴位進行刺激，能補充腎經中經氣的不足，有助於打通腎經，維護腎臟健康。

每天走走「貓步」，不僅能補腎填精，增強性功能，對男性還可使陰部肌肉保持張力，改善盆腔的血液循環，預防和減輕前列腺炎的症狀，女性則可減輕盆腔充血，緩解腹部下墜感和疼痛感，還有助縮陰，對夫妻之間的性生活和諧大有裨益。

要如何正確走貓步呢？雙腳腳掌呈「1」字形走在一條線上。行進時左右腳輪番踩到兩腳間中線的位置，或把左腳踩得中線偏右一點，右腳踩得中線偏左一點，先邁左腳，腳尖先著地之後腳跟隨之輕輕落下，左腳落定之後，將身體重心前移，換右腳做相同的動作。

踮腳尖：腳尖踮一踮，通經活血效可見

如果實在懶得動或沒時間運動，有一個懶人適用的鍛煉方法，那就是踮腳尖。踮腳尖不受場地限制，可以站著，可以坐著，甚至可以躺著勾腳尖。

站立位時，雙腳分開，兩腳跟相距約一拳，兩腳尖相距約兩拳，首先把雙腳併攏著地，用力抬起腳跟，然後放鬆落下，重複20～30次。一般情況下只要踮6～7下就能達到治療的功效了。此外，還可以踮腳走路，方法是足跟提起，完全

用足尖走路，行走百步，這樣可以鍛煉小腿後側肌肉，有利於通暢足三陰經。也可以把腳尖翹起來用腳跟走路，鍛煉小腿前側肌肉，疏通足三陽經，兩者交替進行更好。

坐位時，取端坐位，膝蓋與大腿保持水平，可將兩個礦泉水瓶放在大腿上，進行負重練習，每次踮30～50次，速度自我調節。

臥床休息時，也可以將兩腿並攏伸直，將腳尖一勾一放，可以兩腳一起做，也可進行單腳練習。如果感覺小腿不舒服就停下來，每次做20～30次，速度自我調節。

踮腳尖是個很不錯的有氧運動，它可以幫助供給心肌足夠的氧氣，維持人的心臟、心血管健康，可使下肢血液回流順暢，還能鍛煉小腿肌肉和腳踝，防止靜脈曲張，增強踝關節的穩定性。長期堅持每天踮腳尖，可以達到很好的補腎強精又健身的作用，亦可緩解因長時間站立而導致的足跟痛。踮腳尖時，小腿後的肌肉會有強度地收縮，促進血液循環，讓下肢血液回流更加順暢，使陰莖得到血液，從而延長勃起時間，對性功能改善也有一定作用。若患有慢性前列腺炎及前列腺肥大，小便時踮腳亦有尿暢之感。要注意的是，老年人應注意安全，以免站立不穩而摔倒；患有較嚴重骨質疏鬆症的人最好不做。

鳴天鼓：強本固腎，不再耳鳴真輕鬆

腎開竅於耳，很多腎虛患者往往會出現耳鳴耳聾的症狀，針對腎虛引發的耳鳴、耳聾，有個叫「鳴天鼓」的方法很管用。鳴天鼓就是將雙手搓熱後，兩手掌心緊按兩耳外耳道，兩手的食指、中指和無名指分別輕輕敲擊腦後枕骨，共60下。然後掌心掩按外耳道，手指緊按腦後枕骨不動再驟然抬離，這時耳中有放炮樣聲響，如此連續開閉放響9下。以上算做1回。每次可作3回，每天可做3次。

只需每日清晨或臨睡前的一點時間，或者上班途中，都可練習鳴天鼓，長期堅持有調補腎元、強本固腎之效，對頭暈、健忘、耳鳴等腎虛症狀均有一定的預防和康復作用，還有助於延緩衰老。

打坐：學聖賢保腎固精、涵養心性

經常練習打坐不僅能平息怒火，調整心態，還有助於減少欲望，也就有助於保精固腎。打坐既可補腎陽，養身延壽，又可開智增慧。

打坐最好是盤腿姿勢，鬆盤、單盤、雙盤都可以。雙手虎口交叉放在肚臍上，也可以自然放在腿上或其他任何自認舒服的地方，要想補充能量，增加陽氣，就將手守著肚臍眼。頭正頸直，腋下懸空，放鬆全身。打坐最重要的一點就是要放鬆，從頭到腳全身的每一個部位都要徹底放鬆。另外，打坐一定要在封閉環境中，要防腿腳受寒，以免患上關節炎。

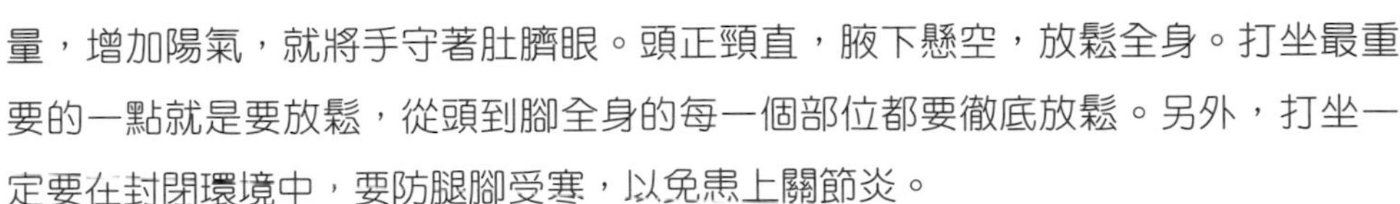

太極拳：剛柔相濟，補腎就這麼簡單

經常打太極拳，能改善神經系統，增強心臟功能，提高人的平衡能力、防止骨質疏鬆，還有滋陰壯陽作用。經常練習太極拳可使女性皮膚細嫩、面色紅潤，男人腰部力量加大，腎功能增強。

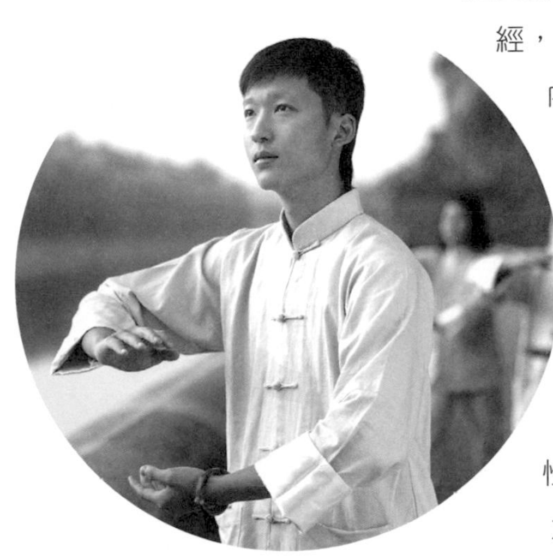

通過打太極拳可以讓氣血通暢，疏導肝腎兩經，加強肺功能的同時，微微汗出能幫助體內毒素排出，同時，也可使腸道蠕動增強，以利新陳代謝。打太極拳動作要求鬆胯圓襠、氣沉丹田，充盈、滋養命門，強化了性器官、使精力充沛，太極拳對腰、腿負荷的鍛煉非常大，通過太極拳練習，能使支配男性雄起的神經和經脈得到刺激，增強性功能。

太極拳剛柔相濟，練習太極拳可以調整

身體中的陰陽平衡，若是掌握了太極拳的心法要訣，可有「補腎之峻猛，強身之迅捷，無出其右」之功用，堅持練習，可以收到增強體質、延年益壽的作用。

十指梳頭：手指動一動，腎虛白髮去無蹤

「髮為血之餘」，體內腎氣盛衰在外部的表現，能從頭髮上顯露出來。當腎中精氣旺盛，髓海充盛時，頭髮能得到很好的滋養，於是頭髮就生長得烏黑濃密而有光澤，而當先天稟賦不足，或思慮過度耗傷精血，或擔驚受怕傷腎精時，就會出現頭髮早白。

對腎虛導致的青年白髮預防及輔助治療比較有效的方法就是採用十指梳頭法。首先鬆開十指，自然放鬆，手指不要太僵硬，然後將雙手想像成一把梳子，以十指指肚著力，用中等稍強的力量，對頭進行梳理，慢慢從前面梳理至後腦勺。再用十指指肚均勻地揉搓整個頭部的髮根，從前到後，從左到右。最後，擠壓頭皮，用適當的力量對頭部進行按摩。用力的大小以做完後頭皮微感發熱為度。

保持經絡暢通就是保持身體健康，人身體中的經絡或直接彙集到頭部，或間接作用於頭部，人頭頂「百會穴」就由此得名。因此通過每天做5～10分鐘十指梳頭，可以疏通氣血，起到滋養和堅固頭髮的功效。同時，十指梳頭還可起到提神醒腦、緩解疲勞、促進睡眠的作用。

中醫功法來幫忙，調養腎氣又強身

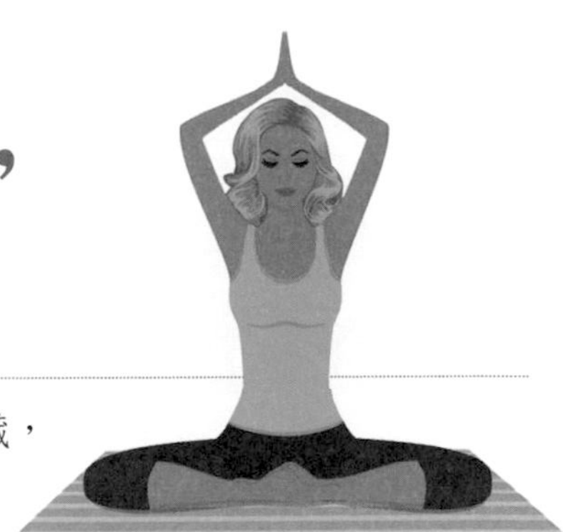

以下介紹的這些中醫功法，既能調補腎臟，同時也能養生健體。

真氣運行法：舒經活絡，補腎強身

此法經過臨床驗證，證實有防病治病、補腎強身、美容健體、延年益壽的效果。其作用主要通過調息凝神，培養真氣，疏通經絡，調和陰陽，補氣活血，促進細胞新陳代謝，增強大腦皮層保護性的抑制力量，從而使身體內部的固有潛能得以挖掘，發揮自我調節、自我修復、自我治療、自我重建等一系列過程而達到的。

練習真氣運行有行、立、坐、臥四種形式，以坐式為主，坐式有盤腿和垂腿兩種姿勢。此法需長期堅持。第一個星期，需每日早、中、晚練習三次，每次20分鐘，做好練功的準備，放鬆身心，集中思想。在呼氣的同時，意念隨呼氣趨向心窩部。當第一步功做到每一呼氣即覺心窩發熱時，就可開始第二步，意息相隨，自心窩部開始，呼氣注意丹田，依舊每天三次，每次增加10分鐘左右，10天左右就可以氣沉丹田。第三步為調息凝神守丹田，每天三次或者再多一些，每次半小時以上。第四部是按照第三步操作，真氣沿督脈上行時，意識應該跟隨上行的力量。

每天練功次數可適當增加，每次的時間也應延長到40分鐘或1小時左右。大多數在10天左右通督。最後一步原則上還是守下丹田。通督後各個經脈相繼開通。如果頭頂百會穴處有活動力量，也可意守頭頂。時間越長越好，約一個月左右即可。

練真氣運行法需樹立堅定不移的信心，持之以恆，勿求速成，要順乎自然，也不要畏難而退。真正靜下心來，感受身體的變化！

內養功：調理氣血，和陰陽

內養功屬於傳統氣功中的靜功。內養功強調默念字句與腹式呼吸相結合，還在乎舌體起落、意守丹田等，此法可調理臟腑陰陽氣血，具有愉悅身心、補腎固精、防病治病的作用。

內養功練功姿勢有仰臥位、側臥位、端坐位、盤腿四種。一般初學者以臥式為宜，坐式、站式可用於後期。以自然舒適為要，以便練功者能充分放鬆。

調整呼吸是內養功的主要功法，特點是腹式呼吸。常用的呼吸法有三種，一是以鼻呼吸，慢慢地吸氣，吸氣的同時用舌頭頂住上齶，將意念集中在腹部，吸氣結束之後，呼氣；呼吸的同時慢慢將舌頭放下，同時收回意念，呼吸的形式為：吸一停一呼。在過程中可默念某些字或者詞，念完之後動作也隨之結束。應注意，在默念時無論字多字少，均分三段默念完。二是以鼻呼吸或口鼻兼用，呼吸的形式為：吸一呼一停，具體的呼吸要領和第一種方法一樣。三是用鼻進行有節奏的呼吸，先吸氣少許，停頓片刻後吸入較多量的氣，再將氣徐徐呼出，呼吸形式為：吸一停一吸一呼。意守法是指練功時將意念集中在身體某一特定部位。意守丹田、膻中法：即將意念集中在丹田、膻中穴所在的部位。意守腳趾法：兩眼輕閉，將餘光集中在腳趾上，也可閉眼默默內視腳趾。

叩齒吞津法：腎強齒健人安康

唾液被稱為「金津玉液」，在叩齒過程中，口腔唾液會相應增加，叩齒生津法即是利用唾液促進消化吸收，灌溉五臟六腑，滋陰降火，生津補腎，潤澤肌膚毛髮，滑利關節孔竅。叩齒生津法分為叩齒及吞津兩步。

早晨醒來，閉口不說話，寧心靜氣，全身放鬆，口唇微閉，閉目，使上下牙齒有節奏地互相叩擊，鏗鏘有聲。剛開始輕叩20次左右，然後逐漸增加叩齒的次數和力度，一般以36次為佳。利用輕微的力量，叩齒震動牙根周圍的組織，興奮牙體和牙周組織的神經、血管和細胞，促進了牙體和牙周組織的血液循環，有利於提高牙根抵抗疾病的能力。

叩齒結束，用舌頭貼著上下牙床、牙面攪動，用力要柔和自然，先上後下，先內後外，攪動36次。這樣做的目的是按摩齒齦，改善局部血液循環，加速牙齦部的營養血供，進而達到健齒的目的。此時也會有唾液伴隨產生，唾液不要吞下，等唾液漸漸增多後，用唾液含漱（鼓漱）數次，最後分三次徐徐嚥下。叩齒與吞津結合為完整一次，一天早中晚各做十次，多做更佳。

每次叩齒數目、力量因人而異，可根據牙齒的健康程度，量力而行。此法短期內不會有明顯改變，須持之以恆方能見效。

扭腰功：補腎減肥兩不誤

扭腰功有助於精力旺盛、性功能增強、記憶力提高、骨骼強健，減少落髮、黑斑和皺紋。此外，它對所有腰胯以內的疾病都有一定防治作用，如前列腺炎、膀胱炎、腸道疾病、便秘和婦科類疾病等，還有利於減腰、胯、臀、腹部等贅肉易堆積部位的贅肉，瘦身作用極佳。

練功時自然站立，雙腳邁開與肩同寬，身體略微前傾；雙腳腳趾緊緊向下抓住地面，雙手用力撐開，掌心護住丹田處，兩隻手拇指、食指形成的空白正好在丹田處形成一個空空的方形，雙肘自然彎曲至90度左右，與雙手在用力時形成固定位置；以脊椎為軸心，兩胯帶動整個臀部向左做圓形扭動，經身體左側、後方，最後從右方返回，使整個肚皮和胯部正好轉完一個180度的圈，連續做此動作20下，即轉20圈；轉圈時雙肘和雙手都在原位置固定不動，向左方的轉圈扭動做完20個之後，再以同樣的姿勢向反方向轉動胯部20次；做完後再向左方轉動20次，如此反復變化方向轉動。練功過程中口須微張，與鼻孔一同呼吸。

在扭動腰部時，雙臂、雙手在扭動時不動，不可隨腰部扭動而動，這樣腎氣提升得很快。此外，要注意雙腳腳趾緊扣地面，這樣既固定了身體，又接通了地氣，還打通了腳上的經絡，如果用提肛來配合，補腎療效會更好。

貼牆功：督脈一通，腎功能自增強

面對一面牆或者門，鼻尖輕觸牆，腳尖也要觸牆，始終保持鼻尖貼牆，先慢慢向下蹲，至完全下蹲，雙臂抱住下蹲的雙腿，然後身體緩慢起立，直到完全直立，反復重複下蹲起立的動作。

貼牆功主要鍛煉的是腰部，只需鍛煉幾分鐘，整個脊柱就會很快發熱，有利於疏通督脈，可迅速提高腎功能。對於時間和所做的次數沒有嚴格要求，只要根據自己的實際情況合理安排就可以了，要以每次練完之後不感覺到疲勞，相反會感覺到精力比較充沛為標準。

此功初練時無力蹲穩，起立乏力，重心容易向後傾斜倒地，所以剛開始練時可將腳尖稍稍後移，讓重心可以保持穩定，防止摔倒等意外發生。

搓腰功：激發腰部陽氣，增強腎臟功能

腎虛易腰膝酸軟，經常搓腰可促進腰部氣血運行，不僅可改善腰膝酸軟等腰部不適，還有助於激發腰部陽氣，增強腎臟功能，加固體內元氣，疏通帶脈、強身健體，對尿頻、夜尿多、遺精、陽痿等腎虛問題有較好的防治功效。

搓腰功包括搓腰、捏腰、摩腰、叩腰、抓腰、旋腰六步。搓腰需取端坐位，放鬆身體的同時將兩手掌對搓生熱後放到腰眼穴處用力揉搓，揉搓的範圍盡可能大一點，呼吸盡可能深一些。揉搓之後，集中精神對命門穴至尾椎處的肌肉捏一下鬆一下，反復夾捏3～4次。捏腰之後，握拳用掌指關節在兩側腰眼穴處做旋轉揉摩。先以順時針方向旋

摩18圈，再以逆時針方向旋摩18圈，兩側可同時進行，也可先左後右。然後拳眼向下，用掌面輕叩骶尾部。左右拳各叩36次。叩完後，兩手反叉腰，拇指放於前方，其餘四指自然落在腰上。

用落在腰上的四指向外抓擦皮膚。兩手同時進行，各抓擦36次。最後將兩手用力幫助進行緩慢旋腰，順時針方向旋腰9圈，再逆時針方向旋腰9圈。搓腰功雖有預防和治療腎虛腰痛的作用，但結核、腫瘤、骨折和細菌感染性炎症引起的器質性腰痛不可效仿。

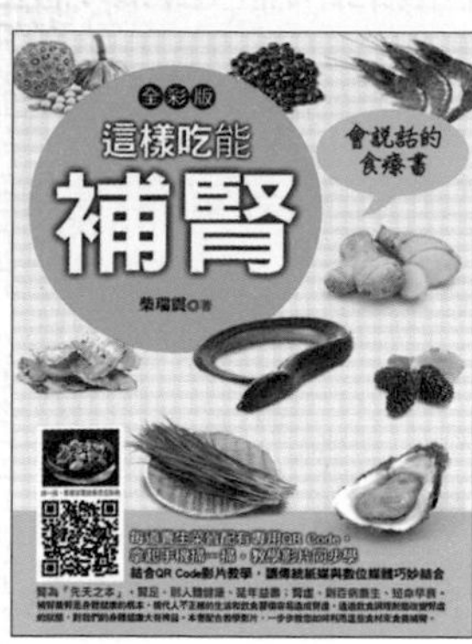

實用生活20

這樣吃能補腎

金塊文化

作　　者：柴瑞震
發 行 人：王志強
總 編 輯：余素珠
美術編輯：JOHN平面設計工作室

出 版 社：金塊文化事業有限公司
地　　址：新北市新莊區立信三街35巷2號12樓
電　　話：02-2276-8940
傳　　真：02-2276-3425
E-mail：nuggetsculture@yahoo.com.tw

匯款銀行：上海商業銀行 新莊分行（總行代號 011）
匯款帳號：25102000028053
戶　　名：金塊文化事業有限公司

總 經 銷：商流文化事業有限公司
電　　話：02-5579-9575
印　　刷：大亞彩色印刷
初版一刷：2015年7月
定　　價：新台幣320元

ISBN：978-986-91583-2-9（平裝）
如有缺頁或破損，請寄回更換

團體訂購另有優待，請電洽或傳真

本書中文繁體字版由湖北科學技術出版社有限公司授權
金塊文化事業有限公司獨家出版發行

國家圖書館出版品預行編目資料

這樣吃能補腎 / 柴瑞震著. -- 初版.
-- 新北市：金塊文化, 2015.04
面；　公分. -- (實用生活；20)
ISBN 978-986-91583-2-9(平裝)
1.腎臟疾病 2.食療 3.食譜
415.81　　104004619